개원의가 알아야 할

# 치과 진정법

저자 정 학·정준영·이덕원

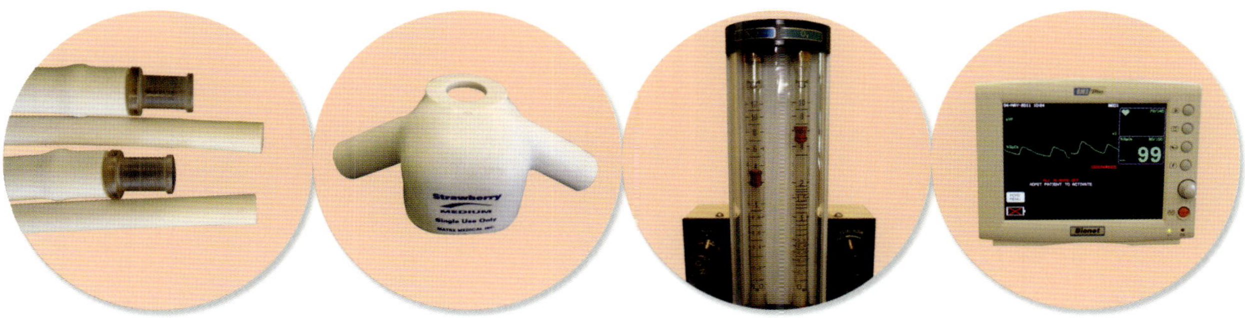

명문출판사

# The Guide of Dental Sedation For Dentist



Myung Mun Publishing. Co.
121-18 Jangan-dong, Dongdaemun-gu, Seoul, Korea
TEL. +82-2-2248-7586
FAX. +82-2-2248-0598
e-mail. mmayt@hanmail.net
Website. www.teethbook.co.kr
ISBN. 978-89-87037-93-6
First Edition by

Representative authors Hak Jung
Jun-Young Chung
Deok-Won Lee

Printed in Korea

# 인사말

치과개원의로서 열심히 진료활동을 하는 중에 의외로 치과진료에 대한 두려움과 공포심으로 적절한 치료의 시기를 놓치고 치과통증으로 고통을 받는 환자분들을 많이 경험하게 되었습니다. 그로인한 환자들의 정신적인 좌절감과 통증으로 인한 고통으로 정상적인 사회활동을 제약할뿐더러 심리적인 면에서도 많이 위축되는 환자들이 생각보다 많다는 사실을 알게되었습니다. 치과진료실 내에서 공포와 불안을 호소하는 환자들을 진료하기 위한 진정요법의 도입은 서구에서는 160여 년 전부터 시행이 되어왔고, 미국의 치과대학에서는 정규 교과과정으로 교육을 시행하고 있으며 치과대학병원뿐만 아니라 개원가에서도 활발한 진정법으로 활용되고 있음을 필자는 1990년대 중반에 미국에서 유학시절에 경험하게 되었습니다.

약 6년 전부터 본 치과에서는 치과에서 활용되어지는 진정법을 도입하면서 최근에는 다양한 방법으로 진정법을 시행하고 있고 환자들의 만족도가 매우 높을 뿐만 아니라, 치과진료에 두려움과 공포심이 있는 환자들에게 치과진료는 두렵지 않고 통증에 대한 두려움이 없이 진료가 가능하다는 설명과 교육으로 차후에는 진정법을 사용하지 않고 정상적인 치과진료를 받을 수 있다는 희망과 확신을 심어주는 것이 최종의 목표였던 것 같습니다. 특히 2000년대에 들어서면서 치과의 혁명으로 불리는 임플란트 시술이 한국의 치과의사들에게 활발한 진료활동의 영역으로 자리를 잡으면서 수술에 대한 막연한 공포심과 두려움이 있는 환자들이 많이 있음을 알게 되었고, 일반 개원치과의사들도 이런 경험이 있으리라 생각됩니다.

이번에 발간하는 개원의를 위한 치과 진정법은 최근에 한국에서는 대한 치과마취학회, 치의학회에서 진정법에 관한 가이드를 제시하는 매뉴얼도 제작이 되었지만 가장 기본인 서적은 미국USC 치과대학에 계신 Stanley F. Malamed교수가 저술한 치과 진정법에 관한 서적에 기본 바탕을 두고 저술 되었음을 밝혀둡니다. 아울러 현재 치과대학에서 활용되는 치과 국소마취학 및 의과대학어서 활용되는 마취학개론의 서적을 많이 참고 했다는 점도 밝혀둡니다.

그동안 집필에 같이 참여한 경희대학교 치과대학 구강악안면외과의 이덕원 교수님 강동경희대학교 병원 마취통증의학과에서 열심히 활동하시는 정준영 교수님께 깊은 감사의 마음을 표하고 싶습니다. 더불어 집필과정에서 원고의 수정과 자료준비에 도움을 준 본 치과에서 상담 매니저로 있는 김수진 매니저에게도 심심한 감사의 마음을 표합니다. 이번에 출간하는 진정법에 관한 서적은 한국에서는 치과의사들에게 관심 밖의 영역이었지만 앞으로는 많은 관심이 있을 거라 생각합니다. 집필진으로서 많은 부족함이 있을 거라 생각되고 부끄럽지만 앞으로 좀 더 발전하여 다른 유능한 선생님들이 보다 나은 진정법에 관한 서적이 출간되기를 기원합니다.

대표저자 정 학

# Contents

## 4. 경구 진정법 61

Contents

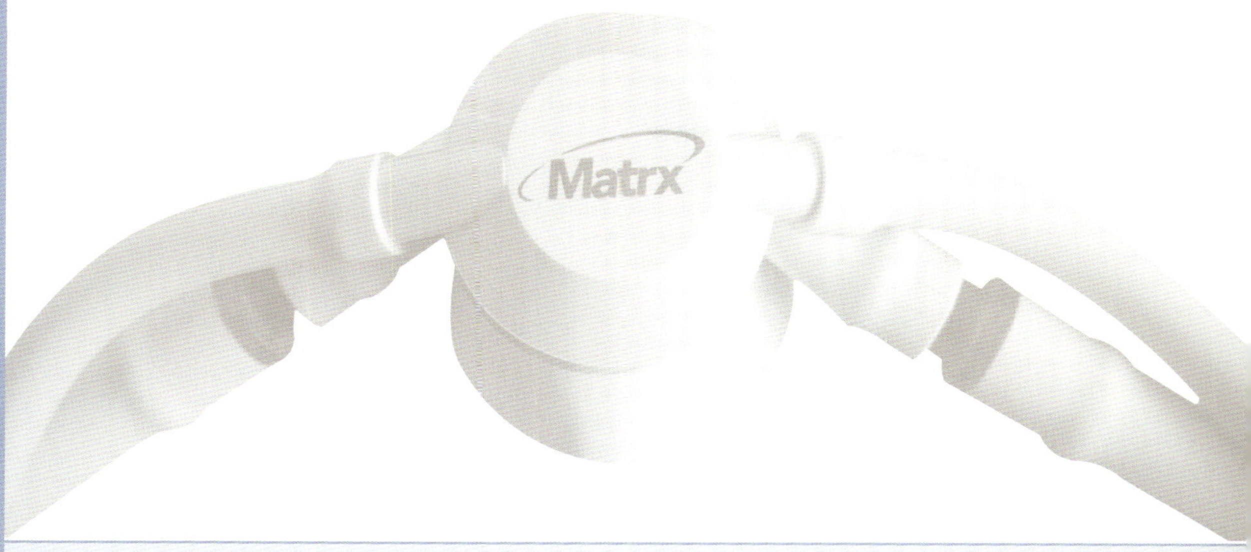


# Chapter 1_
# 치과진정법의 개요

1. 기본적인 공포(Basic Fears)
2. 치과 공포(Dental Fears)
3. 의식하 진정법의 정의
4. 진정법 수준별 정의
5. 투여 경로에 따른 진정법의 종류
6. 환자의 신체등급 분류 체계

일반 대중들속에서 치과진료의 공포심을 느낀다는 사람들이 약 30% 정도가 되며 그 중 10% 정도는 치과진료에 대한 공포심 때문에 치과진료를 기피하는 것으로 나타났다. 이는 전세계적으로 보편화된 기준으로 특히 한국의 현실에서 고찰을 해보면 지난 수 십 년간 치과의사의 하루 진료 환자수는 치과의사 1인당 환자수가 포화되었기 때문에 치과환자를 진료하는 과정에서 대부분의 환자들이 심리적으로 불안한 상태에서 치과의사와의 대면이 이루어져왔고 불완전한 국소마취하에 치과진료가 시행 되어온 것이 사실이다. 특히 어릴적 치과진료시에 통증으로 인한 공포심과 두려움의 경험은 결국 치과방문을 기피하게 되었고, 그로 인해 치과질환은 더욱 악화되고 결국은 참을 수 없는 통증으로 치과를 내원하는 경우가 많다. 그로인한 환자들의 경제적, 정신적, 시간적인 스트레스가 가중이 되어왔다. 최근에 치의학의 기술이 많이 발전되어왔지만 아직도 치과진료에 대한 공포심과 두려움을 가지고 있는 환자가 상당하다는 사실이다.

공포(fear)와 불안(anxiety)의 개념정리를 해보면 공포는 외부의 위험이나 위협이 없어지면 해소되는 짧은 현상이다. 어떤 끔찍하거나, 무서운 일이 있을 때의 느낌, 빈맥, 과도한 발한, 호흡항진 등과 같은 생리적인 변화, 그리고 초조하거나 떨림과 같은 행동의 변화 등이 나타나는 경우를 말한다. 이와 같은 임상적현상을 투쟁 또는 도주반응(flight or flight response)이라고 한다.

불안(anxiety)은 반대로 빨리 떨쳐버릴 수 없다. 정서적인 반응이 내면적이며 쉽게 알아차리기 어렵다. 불안이란 생명체에 어떤 위험이 작용함으로써 생기는 불유쾌한 긴장상태라고 볼 수 있다. 불안은 습득된 반응으로서 개인적인 경험, 다른 사람의 경험을 통해 2차적으로 얻어진다고 했다. 공포와 불안의 큰 차이점은 생명체에 가해지는 위협에 대한 속도라고 보면 된다. 위협에 대한 즉각적인 반응은 공포이다. 치과로 예를 들면 치과에서 일어나는 반응이 공포인 반면, 치과진료를 생각하거나 예측하고 나타나는 반응이 불안이라고 볼 수 있다.

과연 치과에서 공포와 불안을 야기하는 주된 원인은 무엇일까? 환자들과의 임상상담을 통해서 얻어진 결론은 어릴 적에 치과진료시 심리적 불안이 진정이 않된 상태에서 진료가 시행된 경우와 불완전한 국소마취 하에 치과진료가 이루어진 경우 통증에 대한 기억들이 강하게 심리적으로 깊이 내재되어온 문제일 가능성이 크다고 볼 수 있다. 과거보다 좀 더 빨리, 편안하게 진료하는 장비들이 개선이 되었지만 여전히 치과진료시에 느끼는 기계소음과 날카로운 치과기구들이 아직까지도 일부의 환자들에게도 대단한 공포와 불안을 야기하는 주된 원인이라고 볼 수 있다.

## 1. 기본적인 공포(Basic Fears)

우리가 치과 진료에 대한 공포를 느끼는 이유는 무엇일까? 대부분의 사람들은 보편적으로 다음과 같은 공포심을 가지고 있다.

① 통증에 대한 공포
② 미지의 것에 대한 공포
③ 무기력함이나 의존에 대한 공포
④ 신체적 변화나 불구에 대한 공포
⑤ 죽음에 대한 공포

표 1-1. 가장 일반적인 공포들 (Form Dental Health Advisor. Spring 1987.)

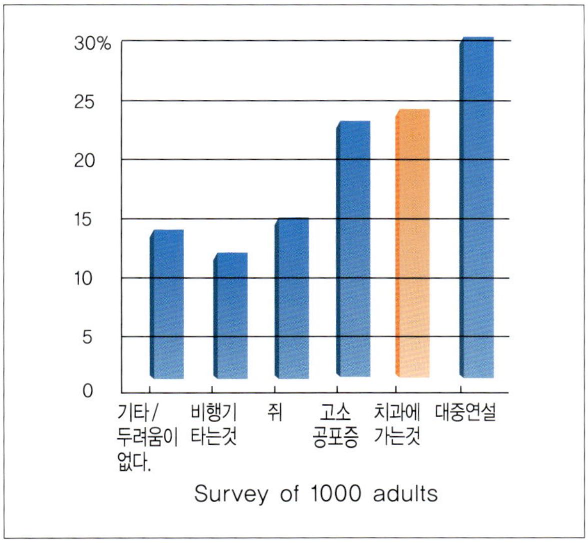


치과치료에 대한 스트레스가 이런 공포와 중첩이 될 때 많은 환자는 자신이 성공적으로 대처할 수 없음을 깨닫고 치과진료에 대한 비논리적 공포심 "치과 공포증(dentophobia)"을 나타낸다. 위의 공포들은 일반적인 치과진료시에도 쉽게 반응을 하는데 치과진료시 통증에 대한 공포심은 일반적인 치과환자들이 가장 두려워하는 반응이다. 치과의사들이 진료시에 환자에게 자주 하는 질문은" 지금 아프신가요? 모든 치과의사라면 하루에도 수십 번 환자들에게 물어보는 질문이다. 치과에 공포심과 불안이 있는 환자들이 가장 관심있는 내용은 "선생님 정말 않 아프죠?"라는 질문이다. 그 환자들이 최고의 관심은 치과의사의 탁월한 기술, 최신의 장비, 좋은 치료결과가 아니라 통증에 대한 두려움이 제일 큰 관심사항이다.

환자들이 치과의사를 평가하는 2가지의 가장 중요한 요소를 설문 조사를 한 결과, (1)통증이 없이 마취주사를 놓는 치과의사 (2)아프지 않게 치료하는 치과의사로 나타났다(표 1-2).

표 1-2. 환자들에게 가장 중요한 치과의사의 특성에 대한 조사

| |
|---|
| 1. 직원역할 : 친절하고, 전문적인, 사려깊고, 따뜻한 도움으로 치과진료를 함 |
| 2. 이제까지 의사는 대부분 철저한 치과검사를 하고 있다. |
| 3. 치과의사는 환자들의 질문에 편안하게 답변을 해줌 |
| 4. 신속한 응급 서비스 |
| 5. 높은 수준의 위생 |

(From de St Georges J : How dentists are judged by patients, Dent Today 23[8]:96-99, 2004)

## 2. 치과 공포(Dental Fears)

표 1-3. 치과진료시 환자가 공포와 불안을 느끼는 상황의 순위

| |
|---|
| 1. 치과의사가 환자의 치아를 발거한다. |
| 2. 치과의사가 환자의 치아를 삭제한다. |
| 3. 치과의사가 환자의 치아상태가 매우 나쁘다라고 말을 한다. |
| 4. 치과의사가 환자앞에서 치과마취주사기를 들고 있다. |
| 5. 치과의사가 환자의 구강내에 마취를 한다. |
| 6. 치과의사가 치아의 와동내에 기구를 접촉한다. |
| 7. 치과의사가 환자의 입을 들여다 보면서 웃는다. |
| 8. 치과의사가 치아에 에어스프레이를 한다. |
| 9. 환자가 치과의사의 대기실에서 기다린다. |
| 10. 치과의사가 치과기구를 테이블 위에 내려논다. |

표 1-3은 치과환자들에게 치과에서 흔히 발생하는 진료적 상황을 무서운 순서대로 나열한 조사결과이다. 여기서 알 수 있는 것은 사실 치과에서 행해지는 대부분의 과정들이 환자들에게는 두려움을 야기하는 부분이다. 예를 들어 발치나 환자의 치아를 삭제하는 것 등은 공포심을 조장하는 행위이지만 "참 치아가 좋지 않네요"라는 말을 하거나(3위), "환자앞에서 치과주사기와 바늘을 들고 있는 것"(4위), "치과의사가 환자의 입을 들여다 보면서 웃는행위"(7위) 등은 치과의사가 인식만 한다면 거의 발생하지 않을 수 있는 상황이다. 누구나 치과의사로서 경력을 쌓으면서 습관을 가지게 되며 그 중에 좋지 않은 습관들이 환자로 하여금 공포와 불안을 조장하게 만든다, 위와 같은 환자와의 대면시 치과의사의 품행과 행동, 언어의 습관은 매우 중요하며 적절한 치료설명과 환자를 대하는 따뜻한 품행이 있다면 치과진료시에 야기하는 공포와 불안은 줄일 수 있다.

치과라는 전문적인 특수성으로 인해서 치과진료시에 환자가 느끼는 공포와 불안을 줄이는 면에서는 많은 발전을 가져왔다. 치과의 국소마취제가 점점 발달하면서 통증에 대한 두려움이 많이 완화는 되어 왔다. 사실 국소마취제만 정확하게 사용된다면 국소마취는 완전하게 통증이나 손상 없이 치과진료가 가능하다. 그러므로

표 1-3에서 "치과의사가 환자에게 주사를 놓는다"보다도 "치과의사가 환자앞에서 주사기와 바늘을 들고 있다"는 것이 더 두렵다는 사실에 주목할 필요가 있다. 결국 주사를 맞는 것보다는 마취하기 위한 과정을 기다리는 자체가 더욱 공포를 유발한다는 것이다. 치과에 관련된 공포는 분명히 존재한다.

환자의 이런 공포를 조절하는 첫번째 단계는 공포가 있다는 사실을 인식하는 것이다. 따라서 치과에서 종사하는 치과의사 및 스탭들은 환자가 언제든지 공포와 불안을 표출할 수 있다는 생각하에 주위를 기울어야한다.

치과에 대한 공포와 불안을 무시한다면 이는 환자들에게 여러가지 부정적인 반응으로 나타날 수 있다. 가장 흔한 반응은 통증반응의 역치에서 나타난다. 통증반응이 역치에 영향을 주는 가장 중요한 요인으로 예견과 불안감이다. 근심이 많은 환자는 역치가 상당히 낮아져 있다. 안정되고 편안한 상태의 환자들은 아프다고 느끼지 않을 자극에도 불안이 있는 환자들은 민감하게 반응한다. 반면 심리진정요법(psycosedation)으로 불안감이 감소되거나 없어지면 환자의 주관적인 통증감각은 상당히 해소된다. 통증과 불안감은 순환적 관계이다. 통증은 불안감을 일으키는 원인이고, 불안감은 통증을 증가시키는 요소가 되며, 이렇게 증가된 통증은 더욱 깊은 불안감을 야기한다. 환자들이 반응하는 공포와 불안을 무시하면 치과의사나 직원들의 당혹감과 스트레스도 증가하며, 환자에게 나타나는 스트레스와 관련된 응급상황이 발생될 확률이 점점 증가하게 된다. 치과에 대한 환자의 공포를 무시한다고 해서 그 것이 사라지게 할 수는 없다. 오히려 환자가 치과를 기피하게 되는 원인이 될 것이다.

의공학의 발전으로 지금의 치과의사 및 의사들은 환자의 공포와 불안을 효과적으로 조절 할 수 있는 수많은 방법을 사용할 수 있다. 이 책에서 다룰 환자들의 불안과 공포를 야기하는 부분들을 조절하는 다양한 방법들 중 약물투여와 흡입진정을 통한 진정법을 다루기로 하지만 약물을 사용하지 않고 각각의 환자에게 적합한 심리진정요법(psychosedation)도 때로는 손쉽게 환자들로 하여금 충분한 진정효과를 볼 수 있다는 사실에도 염두를 두었으면 한다.

## 3. 의식하 진정법의 정의

치과치료에 대한 공포와 불안은 환자분들에게는 치료를 거부하는 치명적인 결과를 야기한다. 그에 따른 치료시기를 놓친 환자들의 고통과 경제적인 손실은 상당하다고 말할 수 있다. 통증에 대한 공포와 불안이 오늘날 치과진료를 받는데 가장 큰 장애가 되고 있다. 통증에 대한 공포를 갖고 있지 않은 환자라도 치과진료는 "무섭고, 아프다"라는 생각을 하게 된다. 이런 공포와 불안감이 치과를 기피하게 되는 가장 큰 이유이다. 최근에는 한국에서도 치과에서 환자의 불안과 공포를 최소화하면서 치과진료를 시행하려는 방법에 대한 관심과 시도를 하려는 노력이 배가되고 있다. 어떻게 하면 치과가 아프고 무서운 이미지를 벗어날 수 있을까? 치과하면 떠오르는 국소마취주사기가 환자의 불안과 공포를 야기하는 절대적인 원인은 아니다. 환자로 하여금 느낄 수 있는 심리적인 편안함과 환자들의 불안과 공포를 배려하는 치과스탭들의 노력도 매우 중요한 요소이다. 가령 편안한 음악과 비디오, 따뜻한 담요등을 준비하는 비약물적인 방법과 더불어 약물투여를 통해서 환자의 치과내에서의 긴장을 완화시키면서 불안과 공포를 감소시키는 방법이 매우 유용하다는 사실이다.

## 1) 통증과 불안 조절의 방법

치과의사 및 의사에게 진료시 통증과 불안을 효과적으로 조절하는 방법이 여러 가지가 있다. 표 1-2에서 보여주는 도표는 통증과 불안을 방법에 따른 조절범위를 보여주는 좋은 자료이다. 표 1-4에서 약 3/4에서의 경계치는 매우 중요한 의미의 기준점으로 의식의 소실되는 시점을 나타낸다. 3/4 경계치에서 우측은 전신마취에 가까움을 나타내며, 좌측부분은 심리진정요법, 의식하 진정요법이라 하며 최근에는 의식하 진정요법도 경도, 중등도, 고도 진정요법으로 분류를 하기도 한다. 진정요법을 안전하고 효과적으로 수행하기 위해서는 치과의사의 충분한 수련교육과 치과보조자의 진정요법의 시행의 준비과정의 교육, 기타 진정요법에 사용되는 기본 장비사용에 대한 교육과 더불어 응급상황 시 대처요령을 잘 숙지해야한다. 최근에는 일반개원가에서 임플란트 시술이 보편화되고, 심지어는 임플란트를 위한 상악동 거상술 등이 시행되고 있고 진정요법은 이런 욕구의 환자들에게 좀 더 편안한 진료환경을 제시할 수 있다.

표 1-4. 통증과 불안 조절의 스펙트럼. 의과와 치과에서 다루는 술식의 범주를 표시한다. 수직선은 의식소실 정도를 나타낸다.

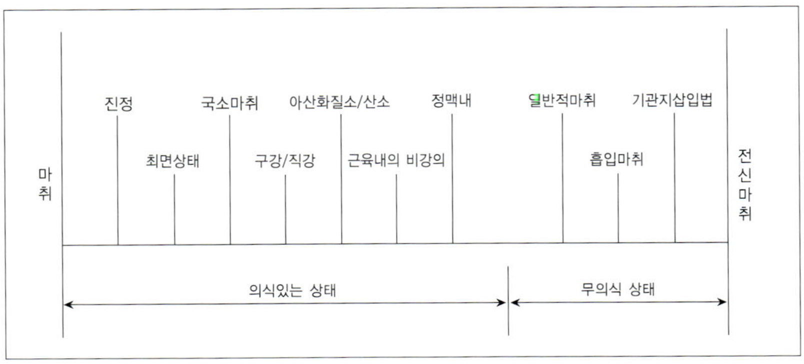


## 2) 진정의 단계

### (1) 불안해소의 정의

치과에 대한 불안을 느끼는 모든 연령의 환자에게 통증조절과 진정법은 치과치료의 중요한 요소이다. 최근 미국에서는 일반 치과의사도 진료실에서 통상의 치과치료를 할 때 진정법을 쓰고 있다. 공포와 불안 때문에 치료 받지 않던 환자들도 이런 방법을 통하여 치료를 받을 수 있게 되었다. 치과치료를 위한 진정법의 사용은 치과의사에게 가장 관심있는 주제 중 하나가 되었으며, 미국의 경우 많은 주에서 규정을 정비하고 있다(Goodchild, 2003).

불안해소(anxiolysis)의 정의는 불안의 감소이다(Newman Dorland, 2000). 약을 먹은 후 환자가 술자의 명령에 순응하도록 진정시킨 상태이며, 지각 능력과 근육 운동은 다소 떨어지지만 호흡기 또는 심혈관계 기능은 손상 받지 않은 상태이다(ADA guidelines, 2002).

불안해소는 다음과 같은 이유에서 얕은 진정과 구분된다.

① 불안해소는 모든 치과의사가 행할 수 있는 술식이다. 얕은 진정법에 관심있는 치과의사들은 진정법 수련을 받아야 하며 기본적으로 필요한 요구사항을 만족시켜야 한다.

② 불안해소는 얕은 진정보다 낮은 정도의 진정을 말한다. "무섭지 않게 치료해 주세요"라고 말하는 환자들을 부담없이 치료받게 되는 정도의 상태로 만드는 것이다.

③ 불안해소는 짧은 치과치료를 위해 이상적이다. 전형적인 불안허소 약제는 치과 시술 전 구강으로 복용하도록 한다. 1시간 이하의 치료 시간이 예상된다면 불안해소가 적절하다.

**표 1-5.** 불안해소 사용의 적응증과 금기증

| 적응증 | 금기증 |
|---|---|
| 1. 공포감을 지닌 환자 | 1. 의학적으로 불안정한 환자(예: 협심증, 당뇨) |
| 2. 걱정하는 환자 | 2. 의학적 문제가 있는 환자(예: ASA Ⅲ-Ⅳ) |
| 3. 국소마취에 보조적으로 사용 | 3. 약에 부작용이 있는 환자 |
| 4. 좀 더 긴 술식에 사용가능 | 4. 임산부 및 수유중인 환자 |
| 5. 통증을 유발하는 치료(예: 신경치료, 사랑니 발치) | 5. 노인 |
| 6. 구토 반사가 예민한 환자 | |

**표 1-6.** 요구되는 환자감시와 응급 도구

| 환자감시 | 응급기구 |
|---|---|
| 1. 맥박산소포화도 측정기 | 1. 산소 공급 설비 |
| 2. 혈압계 | 2. 적절한 길항제 |
| 3. 맥박 | 3. 기본 응급 세트 |
| 4. 호흡 | |

**표 1-7.** 불안해소 시 응급 관리

| | |
|---|---|
| 평가 | 모니터 체크<br>환자의 생징후 수동 체크<br>응급 연락 체계(병원, 119연락 등) |
| 유지 | ABC(Airway, Breathing, Circulation) |
| 명확한 관리 | 세동제거기(Defibrillator)<br>길항제<br>응급 약품 |
| 퇴원 | 보호자와 함께 환자 돌려보내기<br>병원에 보내기 |

### (2) 불안해소와 얕은 진정

불안해소와 얕은 진정 사이에 명확한 구분은 없다. 이론적으로 모든 환자들은 얕은 진정 전 불안해소의 단계를 거친다. 불안해소란 말로 하는 명령에 반응하며 정상 호흡기능과 심혈관계 기능을 유지하는 것을 뜻한다. 반면 얕은 진정법의 정의는 기도를 유지하면서 물리적 자극 또는 말로 하는 명령에 반응하는 최소한으로 억제된 의식 상태이며, 이는 약물 또는 비약물적 방법, 또는 둘 다 함께 써서 얻을 수 있다. 미국의 몇몇 주에서는 치과의사가 얕은 진정법을 시행하는데 특별한 면허를 가져야 한다. 즉, 80시간 교육과 20명의 환자 치료를 경험하는 특별 교육을 받아야 한다.

환자는 불안해소와 얕은 진정법이 거의 차이가 없는 것처럼 느낄 수도 있다. 즉 환자는 정신이 몽롱한 상태에서 치과 치료를 받으며, 치료 후에도 치료내용이 잘 기억나지 않고(기억상실 효과) 대부분의 술식 내내 잔다고 느낀다. 또한 치과치료에 대한 긍정적인 경험을 가진다. 그러나 얕은 진정법은 약물의 선택, 용량, 투여 방법에 차이가 있다. 불안해소의 경우 약속시간이 짧고 약물을 한번 투여 후 추가는 없다. 또한, 환자는 잘 깨며 자극에 반응이 쉽게 나타나므로 술자가 행동 조절에 더욱 신경써야 한다.

표 1-8. 술 전 및 술 후 지시사항

| | |
|---|---|
| 술 전 | 1. 특별한 내과의사나 치과의사에 의해 명시된 바가 없다면 정규적인 약을 계속 먹도록 하시오.<br>2. 치과진료 약속 전 8시간부터는 금식하십시오.<br>3. 환자는 보호자와 함께 병원에 와야 합니다.<br>4. 치료 진료 전 8시간부터 금연 또는 금주하십시오.<br>5. 진정제는 치과의사의 지시에 따라 복용하여야 합니다. |
| 술 후 | 1. 내과의사나 치과의사에 의해 처방된 약을 복용하십시오.<br>2. 술 후 12시간 동안 금주하십시오.<br>3. 술 후 12시간 이후에 운전하십시오.<br>4. 술 후 12시간 동안 기계를 작동하지 마십시오.<br>5. 환자를 집까지 데려가고 회복을 관찰할 보호자가 꼭 있어야 합니다.<br>6. 치과의사가 연락처를 반드시 알아두시기 바랍니다. |

또한 환자의 선택 문제, 가수면 상태에서의 환자와의 대화 조절법, 약물 선택 기준 및 적용, 환자감시법에 대한 기본 지식을 반드시 습득하여야 한다. 또한 원치 않은 응급 상태에 처했을 때 심폐소생에 대한 기본 술기도 알아야 한다. 적절한 술 전, 술 후 지시도 문서로 만들어 환자나 보호자에게 설명해 주고 동의서도 반드시 받도록 하여야한다.

*※ 환자 퇴원 시 가장 중요한 점은 책임있는 보호자와 함께 환자를 돌려보내는 것이다.*

### (3) 불안해소를 위한 약제들

불안해소를 위해 사용할 수 있는 약물의 종류와 방법은 다양하다. 그 중 치과의사가 쉽게 사용할 수 있으며,

환자가 편하게 받아 들일 수 있는 방법이 경구투여와 아산화질소가스를 이용한 흡입진정법이다.

치과의사는 사용하는 약물에 대해 충분히 이해하며, 상황에 맞는 약물을 선택하여야 한다.

① Diazepam

Diazepam(Valium)은 치과에서 진정 수면제로써 안전하고 효과적인 약으로 오랫동안 사용해 왔다. 이러한 benzodiazepine은 약한정도의 수면과 기억상실을 제공하며, 효과발현은 경구 투여 1시간 후이다. Diazepam은 신체에서 진정을 야기하는 여러가지 대사물로 분해된다. 반감기는 20~100시간이다. 이러한 특성은 치과 술식 전날 밤 술 전 투약으로 사용하기에 효과적이다. Diazepam은 2, 5, 10mg알약으로 제공되며 성인 평균 용량은 5~10mg이다.

모든 benzodiazepine과 마찬가지로 diazepam은 대뇌변연계의 GABA($\gamma$-aminobutyric acid)수용체에 작용하여 의식의 감소를 야기한다. 이는 길항제인 flumazenil에 의해 호전될 수 있다. 다른 중추신경계 억제제를 복용하는 환자, 노인, 몸이 약한 환자 또는 diazepam의 효소 대사에 영향을 미치는 약을 복용하는 환자에서는 특별한 주의가 요구된다. 금기증은 임산부, benzodiazepine에 민감한 환자, 6달 이하의 소아, 급성 녹내장 환자 등이다.

② Lorazepam

Lorazepam(Arivan)은 benzodiazepine 계열이며, 깊은 상태의 수면을 제공한다. 불안해소에 필요한 평균 사용 용량은 2~3mg이다. 경구 투여 후 효과발현은 1시간 후이며, 반감기는 12~14 시간이다. Diazepam과 달리 대사물이 없으며 효과는 6~8시간 지속된다. 보통 1, 2, 5mg으로 제공되며 flumazenil이 길항제이다. 금기증은 과민감성 환자, 임산부, 12세이하 소아, 급성 녹나 장 환자 등이다.

③ Hydroxyzine

Hydroxyzine(Vistaril 또는 Atrarax)은 $H_1$ 길항 작용을 가진 항히스타민제이다.기관지 확장, 분비물 억제, 구토방지, 근육이완, 항부정맥, 정신안정 등의 특징을 가진다. 상승 작용을 가지므로 opioid와 benzodiazepine을 같이 사용하면 두 약의 용량을 줄이는데 유용하다. 기억상실 없이 적절한 상태의 수면을 제공할 수 있다. 복용 후 15분 후 효과가 발현되며 반감기는 3~7시간이며, 4~6시간의 작용시간을 가진다. 평균 용량은 50~100mg이다. GABA 수용체에 영향을 미치지 않는다. 특별한 해독제가 없으나 아주 안전하여 부작용도 거의 없다. 금기증은 초기 임산부, 과민감성 환자, 수유중인 환자, 1세 미만 소아 환자, 급성 녹내장 환자 등이다.

④ Zaleplon

Zaleplon(Sonota)는 불안해소에 사용되는 신약으로 불면증의 단기간 치료에도 사용된다. 구조적으로 benzodiazepine과 차이가 있는 pyrazolopyrimidine계열이다. Flumazenil에 의해 효과가 길항될 수 있다. 중등도의 기억 상실을 동반한 깊은 수면상태를 제공한다. 30분의 효과 발현, 1시간의 반감기, 1~2시간의 작용시간을 가진다. 노인, 간손상 환자에서는 주의를 기울여야 한다. 12세 미만의 어린이나 심한 우울증 환자 등에는 금기이다.

⑤ Triazoiam

Triazoiam(Halcion)은 치과에서 진정 수면제로 안전하며 효과적으로 오랫동안 사용되어 왔다. 효과발현은 1시간이며 반감기는 2~5시간, 작용시간은 2~4시간이다. 치과 진료를 위한 적절한 사용은 안전하고 유용하다고 알려져 있다. 정상 용량보다 더 많은 용량에서도 호흡의 억제는 상대적으로 적다. 0.125 또는 0.25mg 알약이 있으며, 평균 용량은 0.25mg이다. GABA 수용체에 작용하며 flumazenil에 의해 회복된다. 금기증은 급성 녹내장 환자, 과민감성, 정신병, 임신이나 수유중인 환자 등이다.

⑥ Midazolam

Midazolam(Domicum 또는 Versed)은 단기 작용성 benzodiazepine이며 적정한 상태의 수면 및 기억 상실을 제공한다. 경구용을 시럽과 섞어 주거나 정주 할 수 있다. Midazolam은 간의 cytochrome p-450효소와 상호 작용 때문에 포도 주스와 섞어 주지 않는 것이 좋다(Goho, 2001). 반감기는 1~3시간이며 대사물은 활성이 없다. 성인 용량은 10~15mg이며 소아는 0.5mg/kg이다. GABA 수용체에 작용하며 Flumazenil에 의해 길항된다. 다른 중추신경계 억제제와 함께 사용시 주의를 요한다. 금기증은 과민감성, 급성 녹내장 환자, 임신 또는 수유 중인 환자등이다.

⑦ Nitrous Oxide($N_2O$)

아산화질소($N_2O$) 흡입 진정은 치과에서 가장 오랫동안 사용한 방법이며, 특히 다른 불안해소 제재의 보조용으로 사용된다. 얕은 수면 상태를 제공하며 효과발현은 몇 분 내로 나타날 만큼 매우 빠르며 대사물은 없다. 아산화질소는 신체 내에서 대사되지 않고 투여 중단 후 변화되지 않은 채로 몸 밖으로 배출된다. 아산화질소의 영향은 100% 산소에 의해 완전히 호전될 수 있다. GABA 수용체에 영향을 미치지 않으며, 평균 성인 용량은 50%(소아는 20~30%)이다. 또한 기억 상실을 야기하지 않는다. 만성적인 폐쇄성 폐질환을 가진 사람이나 영양부족인 환자에서 주의 깊게 적용되어야 한다(Clark, 1999). 임신 1기는 기관형성(organogenesis)이 이루어지므로 절대적 금기증이다(Girdler, 1998).

### (4) 추가적인 불안해소 약제들

경구로 사용되는 약제로는 opioids, phenothiazines, barbiturates, alcohols 등이 있다. 불안해소를 위한 경구 opioids로 가장 많이 쓰이는 것은 meperidine(Demerol)이다. 이를 Phenothiazine(Phenergan)과 함께 복용하는 방법으로 치과에서 오랫동안 사용되어 왔다. Demerol과 함께 phenergan의 적용은 opioids의 진정 작용을 증가시킨다(Hardman, 2001). 그러나 opioids 사용시 가장 문제가 되는 것은 호흡 억제 가능성이므로 항상 염두에 두어야 한다. 일반적으로 barbiturates는 benzodiazepine으로 많이 대체되었다. 구강 진정용으로 가장 많이 사용되는 barbiturate는 pentobarbital(Nembutal)이다. Benzodiazepine에 비해 barbiturates는 안전역(safety margin)이 좁고, 부적절하게 사용될 경우 호흡 억제 가능성도 있다.

Chloral hydrate는 아마도 오늘날 가장 많이 사용하는 소아 진정제이다. 간에서 trichloroethanol로 대사된다. 그러나 위장 장애, 헛구역질, 구토, 호흡 억제 같은 부작용이 존재하며 특별한 해독제는 없다.

Buspirone(Buspar)도 불안해소를 위하여 사용될 수도 있지만, 가장 큰 단점은 임상적으로 작용을 나타내기까지 며칠 또는 몇 주 동안 복용해야 한다는 것이다(Theoharides, 1996).

### (5) 불안해소의 실제

가끔 환자의 불안 상태를 감안하여 약속 전날 밤에 투약할 수도 있다. 추가적인 용량은 시술 1시간 전쯤에 주어야 하지만, 이 경우 치과에 오기 전에 의식수준이 깊어질 수 있으므로 매우 신중하고 조심해야 한다. 일반적으로 치료 1시간 전에 치과에서 한번 복용하도록 한다.

용량은 첫 번째 치료 후 약물에 따른 반응에 따라 다음 내원 시 조절할 수 있다. 환자의 입장에서 긍정적인 경험이란 불편감이 거의 없는 긴장 완화 상태에서 술식을 받는 것이다. 술자의 입장에서 긍정적인 경험이란 환자가 충분히 이완되어 있고, 술자가 시간에 맞게 효과적인 방법으로 예정된 술식을 행하는 것이다. 첫 번째 불안해소 경험이 환자와 술자 모두에게 좋았다면, 두 번째 내원 시 약의 조절이 필요 없을 것이다. 그러나 환자의 경험은 긍정적이나 술자에게는 그렇지 않았다면, 적절한 용량 조절이 필요하다. 환자와 술자 모두에게 부정적이었다면, 환자는 불안해소보다 다음 단계인 얕은 진정법으로 넘어가거나 그에 따른 약물 선택과 용량을 결정할 별도의 약속이 필요할 수 있다. 이 약속 시에는 아주 간단한 통증이 없는 예방 위주의 술식으로 하는 것이 추천된다.

불안해소도 숙련된 술자에 의해 적절히 적용되어야 한다. 이 기본적인 방법으로 치과치료에 공포감을 가진 환자들이 치과치료를 안전하게 치료를 받게 되며, 또한 긍정적인 경험을 하게 될 것이다. 간단하고 쉽게 적용할 수 있는 불안해소는 술자와 환자가 진료의 어려움을 극복하고 구강 건강을 확립하는데 크게 도움을 줄 것이다.

## 4. 진정법 수준별 정의

2007년 미국치과의사협회(ADA)에서 치과에서 시행되는 진정법의 수준별 정의를 다음과 같은 지침으로 발표를 하였다.

### 1) 최소 진정(minimal sedation)

약물요법이나 비약물요법을 이용하여 환자의 의식수준을 최소한으로 억제된 상태를 말한다. 기도가 자발적으로, 지속적으로 유지되고, 물리적 자극이나, 구두 명령에 적절히 반응을 할 수 있도록 의식이 최소로 억제된 상태를 말한다. 최소 진정에서는 사용하는 약제 및 진정방법은 의도하지 않은 의식소실이 발생하지 않도록 안전성을 확보해야 한다. 경구진정법은 최소 진정을 위해 사용되는 방법이다. 최소 진정을 목표로 진정법을 시행할 시, 일회 경구 투여량은 최대 용량을 넘지 않아야 한다.

#### (1) 최소 진정의 가이드 라인

① 최소 진정을 위해 사용되어지는 경구약제는 식품의약품안정청에서 승인된 약제를 사용해야 한다.

② 최소 진정의 임상효과가 나타날 때까지 약제를 늘리지만, 경구투여 총용량이 최대 권장량을 초과해서는 안 된다.

③ 최소 진정하에서 치과진료가 길어졌을 때, 투여된 최초의 용량은 필요에 따라 추가용량이 필요하게 되는데 이때 추가용량은 최초의 용량의 반을 넘어서는 안 되며, 초기용량이 임상적 반감기가 지났다고 판단되기 전까지 투여해서는 안 된다. 총 투여된 용량은 최대권장량의 1.5배를 넘어서는 안 된다.

## 2) 중등도 진정(moderate sedation)

가벼운 접촉이나 구두 명령에 적절히 반응할 수 있는 정도의 약물에 의해 의식이 억제된 상태이다. 기도를 유지하기 위해 별다른 조치가 필요하지 않으며, 자발적 호흡이 적절하게 유지가 된다. 심혈관계의 변화도 크지 않다. 중등도의 진정을 위해 사용되는 약제나 방법은 의도하지 않았던 의식상실이 발생하지 않는 충분히 안정성을 확보해야 한다. 이전 투여용량이 약물효과가 충분히 발현되기도 전에 약제를 반복 투여하면 의도하지 않았던 깊은 진정 또는 전신마취상태에 이를 수도 있다. 진정법 시행 시 환자의 유일한 반응이 반복된 통증자극에 회피반사뿐인 상태가 중등도 진정상태로 간주 되어서는 안 된다. 이는 깊은 진정 상태이다.

### (1) 중등도 진정의 가이드 라인

① 원하는 진정효과가 나타날 때까지 적은 용량으로 나누어서 투여하는 방법을 권장한다. 이는 환자에 따른 약물반응의 다양성을 최소화하는 중요한 개념이며, 투여되는 총 용량은 최대권장용량을 초과해서는 안된다.

② 약제의 발현시간, 최고효과의 발현기간에 대한 지식은 과도한 진정을 피하는 데 필수적이다. 환자에게 약제가 투여되고 적정의 용량이 유지되는 것은 환자의 안전에 필수적이다. 중등도의 진정을 위해 점증 용량을 늘리기 전에 사전에 투여된 용량을 확인 하는 것이 매우 중요하다.

③ 깊은 진정(deep sedation)

깊은 진정 하에서 환자는 의식이 억제된 상태로 반복된 구두 명령이나 통증자극에 쉽게 깨어나지는 않지만 시술자의 의도대로 반응할 수 있는 상태이다. 자발적 호흡 기능이 저하 될 수 있고, 기도유지를 위해 도움이 필요할 수 있으며, 자발적 호흡이 부적절 할 수가 있다. 심혈관계의 기능은 일반적으로 유지된다.

### (2) 깊은 진정의 가이드라인

① 깊은 진정을 유도하기 위한 약물투여는 초기에 적절한 투여용량을 설정하고, 깊은 진정이 도달할 때까지 환자의 상태를 감시한 후에 추가적인 약물투여량을 결정한다. 단 초기에 최대권장용량의 투여는 금지한다.

② 깊은 진정은 적절한 자발적 호흡이 상태를 불안정화 시킬 수 있으므로 환자의 기도유지와 호흡상태를 관찰하기 위한 환자감시장치를 활용하는 것이 필수적이다.

### 3) 전신마취(general anesthesia)

전신마취는 약물에 의해 유도된 환자가 통증자극에 조차 반응 할 수 없을 정도로 약물에 의해 의식이 소실된 상태이다. 자발적 호흡 기능의 유지에 손상을 받을 수 있으며, 자발적인 기도의 유지를 위해 도움이 필요하다. 자발적 호흡 기능의 억제나 약물 투여로 인한 신경근기능의 억제로 양압 호흡이 필요할 수 있고, 순환기능이 손상 받을 수 있어서 전신마취통증의사의 도움이 필요하다.

## 5. 투여 경로에 따른 진정법의 종류

### 1) 경구(oral sedation)

구강 경로는 가장 일반적인 투여 방법이다. 다양한 상황에서 불안고 통증관리에 편리하게 사용할 수 있다. 경구로 투여되는 약물의 대부분은 30분이 지나서 약물효과가 발현이 되고 60분 후에는 혈장 내에 약물의 흡수가 최고혈장농도에 도달한다. 이러한 작용발현의 지연과 최대 효과가 늦게 나타나기 때문에 경구투여를 통해 적정의 진정상태를 유지하는 것은 어려운 일이다. 최근에는 경구투여약물의 안전관리소홀로 약제의 분실과 관리자의 무책임으로 일부 약제는 경구용의 시판을 법으로 금지하고 있다.

### 2) 직장(rectal sedation)

치과 임상에서는 거의 사용을 하고 있지 않다. 경구투여에 비해 임상적 약효의 발현이 빠르고, 약물과 관련된 부작용의 빈도와 강도가 감소하며, 비교적 투여가 간단하다.

### 3) 설하(sublingal sedation)

약물이 설하내의 구강점막을 통해서 혈액내로 흡수 될 수 있다. 설하 내로 약물투여의 장점은 약물이 장관 내 순환을 거치지 않고 중추순환 내로 직접 도달이 되는 것이다.

### 4) 비강 내(intranasal sedation)

비강 내 투여는 약물복용을 거부하는 환자에게 주사를 대신하는 방법으로 사용되어져 왔다. 비강내로 투여된 약물의 흡수는 장관 내 순환을 거치지 않고 직접 증심으로 들어간다.

### 5) 경피(transdermal sedation)

약제를 피부에 부착하는 패치나 이온영동 등의 방법으로 피부를 통해 약물을 투여하는 방법이나 거의 사용하지 않는다.

### 6) 근육 내(intramuscular sedation)

근육 내 투여는 장관 외 투여 방법의 하나로 경구투여 방법에 비해 진정효과가 더 효과적이다. 그러나 근육 내 경로는 흡입과 정맥 투여 같은 다른 장관 외 투여와 비교하여 뚜렷한 차이를 보이지 않는다. 치과에서 사용되는 경구, 근육, 흡입, 정맥와 같은 4가지 주요기법 중에서 근육 내 투여는 잘 사용하지 않는다.

### 7) 흡입진정(inhalation sedation)

치과에서 사용되는 흡입진정은 아산화질소와 산소를 이용한 진정요법을 말한다. 약물은 구강 또는 코, 기관, 폐를 신속히 통과한 후 심혈관계로 들어가고, 아산화질소와 같은 흡입제는 흡입 후 15~30초만에 임상효과가 신속히 나타난다. 이런 짧은 잠복기는 투여자가 환자에게 약물의 적정을 쉽게 유지하는 장점이 있다. 적정을 쉽게 조절하거나 유지 할 수 있다는 장점은 아산화질소와 산소 흡입에 의한 의식하 진정요법이 현재 사용되는 가장 이상적인 진정요법으로 치과에서 가장 많이 선호되는 방법이다. 흡입진정은 의식하 진정의 깊이를 증가 또는 감소시키기 위해 약물사용을 신속히 조절 할 수 있는 유일한 방법이다. 정맥로를 이용한 진정에서는 약물의 효과를 쉽게 증가시킬 수는 있으나, 특별한 약리학적 길항제를 사용하지 않는 한 의식하 진정의 수준을 감소시키는 것은 불가능하다. 흡입진정은 비교적 치과에서 활용이 용이하고 회복이 타 진정법보다는 매우 빠르게 진행되므로 아산화질소와 산소의 흡입진정을 시행한 환자는 바로 보호자 없이 정상적인 활동이 가능하다. 흡입진정의 자세한 내용은 다음 장에서 다루기로 한다.

### 8) 정맥 내 진정(intravenous sedation)

정맥 내로의 약물투여는 모든 환자에게서 예측 가능하고 적절한 의식하 진정효과를 얻을 수 있는 가장 효과적인 방법이다. 정맥 내로 투여된 약물의 혈장농도에 도달하는 시간은 매우 빠르다. 의식하 진정을 유도하는 정맥 내로의 약물투여인 경우, 발현시간은 2~5분이 필요하다. 공포와 불안을 조절하기 위해 정맥내로 투여되는 약물은 중추신경을 억제하므로 진정효과가 발현되는 동안 기억상실을 유발하는 부가적인 장점도 있다. 반면 정맥 내로 투여된 약물의 단점은 일단 약물이 투여되면 그 약물의 작용을 반전시킬 수 없다는 것이다. 그러기 위해서는 투여된 약물에 대한 길항제를 투여함으로써 그 약물의 반응을 역전 시킬 수가 있다. 정맥 내로 주입된 약물은 반응이 매우 빠르고, 임상작용이 강하게 나타날 뿐만 아니라, 약물 투여 시 약효가 덜 나타나는 다른 방법에 의해 과용량, 부작용 알레르기 반응 등이 더욱 심화된 증상으로 나타 날 수 있다. 따라서 정맥내의 진정은 술자 및 보조자는 정확한 약물사용법과 응급상황에 대처하는 방법을 충분히 숙지해야 한다. 정맥진정의 내용은 다음장에서 자세히 다루기로 한다.

## 6. 환자의 신체등급 분류 체계

1962년 미국마취학회에서 ASA 신체등급 분류 체계를 규정했다(그림 1-1). 이런 분류체계는 외과적 시술을 받는 모든 환자가 시술도중에 환자가 처할 수 있는 위험을 예견하는 방법이다. 원래는 전신마취를 받는 환자를 위해서 만들어진 분류이지만, 이 분류가 만들어진 이후에는 도든 외과적 시술 환자에 적용된다.

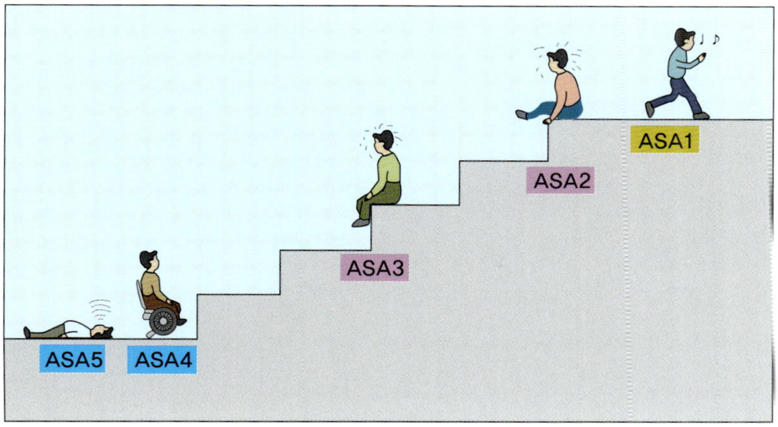


ASA CLASSIFICATION

그림 1-1. ASA 신체 상태 분류 (Courtesy Dr. Lawrence Day)

① ASA 1급 : 생리적, 신체적, 정신적으로 정상인 건강한 환자.
② ASA 2급 : 일상생활에 지장이 없는 경도 내지 중등도의 전신적 질환 또는 장애를 가진 환자.
③ ASA 3급 : 행동에 제한을 주지만, 무기력하지 않는 중증의 전신질환 또는 장애를 가진 환자.
④ ASA 4급 : 생명을 위협할 수 있는 전신적 질한 또는 장애를 가진 환자.
⑤ ASA 5급 : 수술여부와 상관없이 24시간 내 사망확률이 50% 이상인 환자.
⑥ ASA 6급 : 공여목적으로 남아있는 장기를 지닌 뇌사자.
⑦ ASA E급 : 응급수술을 해야 할 경우 E를 붙여 표시한다.

이상 7가지 등급으로 환자의 상태에 따른 전신적인 평가분류 등급을 규정해 놓았다. 일반적으로 미국마취학회에서 전신상태 1급 또는 2급의 범위에 속하는 환자를 진정법의 주 환자의 대상으로 선정하고, 3급 이상의 환자를 진료 시에는 환자의 상태에 따라 특별한 주의가 필요하다. 이런 고위험군의 전신상태를 가진 환자군에서는 환자의 안전을 위해 마취과, 응급의학과 전문의의 자문을 구할 수 있는 병원급 이상의 시설을 갖춘 장소에서 시술을 진행하는 것이 좋다.

**표 1-9.** 진정법 가이드 메뉴 부록 미국전신상태 분류표

| 등급 | 설명과 예 |
|---|---|
| ASA 1 | 전신질환이 없는 건강한 환자<br>심장, 폐, 간, 신장, 뇌 등 중요 장기의 기능이 양호한 상태<br>한 층의 계단이나 두 블록의 거리를 편안히 걸어갈 수 있는 상태 |
| ASA 2 | 환자는 경도의 전신질환을 가지고 있거나 치과 치료에 과도한 불안과 공포를 나타내는 건강한 환자<br>한 층의 계단이나 두 블록의 거리를 걸어간 후 휴식이 필요한 상태<br>조절되는 제2형 당뇨병<br>조절되는 간질<br>조절되는 천식<br>갑상선 기능항진 또는 기능저하증이 있으나 조절되어 정상 갑상선기능 상태<br>상부 호흡기계 감염을 가진 ASA 1급 환자<br>임신 중인 건강한 여성<br>알레르기, 특히 약들에 알레르기를 가진 건강한 환자<br>과도한 공포심을 보이는 건강한 환자<br>60세 이상의 건강한 환자<br>수축기 혈압 140~159mmHg, 이완기 혈압 90~94mmHg의 성인 |
| ASA 3 | 활동성은 제한되나 무기력하지는 않은 중증의 전신질환 환자<br>한 층의 계단 또는 두 블록 거리를 걸어가기 위해서 중간에 휴식이 필요<br>안정상태의 협심증<br>회복 후 6개월이상 지난 심근경색증<br>회복 후 6개월이상 지난 뇌졸증<br>조절되는 제1형 당뇨병<br>기좌호흡과 불목부종을 가진 심부전 환자<br>만성 폐쇄성 폐질환 : 약을 복용하고 있는 폐기종 또는 만성 기관지염<br>운동 - 유인성 천식<br>증상이 있는 갑상선 기능항진 또는 기능저하증<br>수축기 혈압 160~199mmHg, 이완기 혈압 95~114mmHg의 성인 |
| ASA 4 | 생명을 위협할 수 있는 전신적 질환 또는 장애를 가진 환자<br>한 층의 계단이나 두 블록의 거리를 걸어갈 수 없음<br>휴식기에도 흉통이 있음<br>불안정한 협심증<br>6개월 이내의 심근경색증<br>6개월 이내의 뇌졸증<br>200mmHg 또는 115mmHg 이상인 성인<br>과도한 울혈성 심부전 또는 만성 폐쇄성 폐질환<br>조절되지 않은 간질<br>조절되지 않은 제1형 당뇨병 |
| ASA 5 | 죽어가는 상태의 환자로 계획된 수술의 유무에 관계없이 24시간 이상 생존을 기대할 수 없음 |
| ASA 6 | 장기공여를 위하여 수술이 예정된 뇌사 환자 |
| E | 응급수술을 할 경우는 E를 붙여 표시 (예 : ASA 2E) |

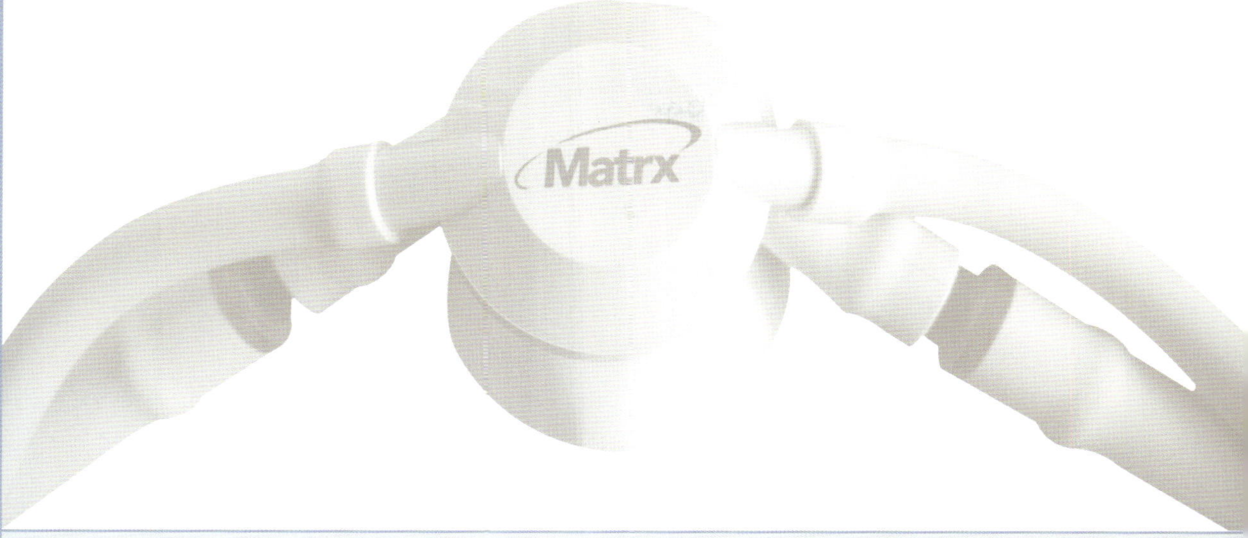


# Chapter 2_
# 환자의 신체적 및 정신적 평가

1. 마취 전 환자선택
2. 환자 과거력 평가
3. 이학적 검사 (Physical examination)
4. 흔한 동반 질환들
5. 의학적 자문
6. 정신적 평가
7. 전처치
8. 진료시간 관리
9. 대기시간
10. 통증조절
11. 치료기간

## 1. 마취 전 환자선택

마취 전 환자의 평가는 진정 및 치료 과정 중 발생할 수 있는 합병증이나 부작용을 최소한으로 하고, 마취의 질을 높이기 위해서 꼭 필요하다.

환자 평가는 환자와의 면담 및 과거 차트를 통한 과거력 문진, 신체 및 정신 상태에 대한 이학적 평가, 임상검사소견으로 나누어 평가할 수 있으며 각각이 대해 주의 깊은 평가가 이루어져야 한다.

일반적으로 마취전 환자 평가시 환자의 위험도를 분류하는 방법으로 미국 마취과 학회의 신체상태 분류(American Society of Anesthesiologists Physical Status, ASA-PS)가 가장 널리 쓰인다.

• 미국 마취과 학회 신체상태 분류

| |
|---|
| Ⅰ. 신체적, 정신적으로 질환이 없는 건강한 환자 |
| Ⅱ. 경한 전신 질환이 있으나 생리적 기능 장애는 없는 환자<br>예 합병증이 동반되지 않은 고혈압이나 당뇨병, 만성 기관지염, 비만, 고령의 환자 |
| Ⅲ. 신체 기능의 장애를 초래하는 중한 전신 질환을 가진 환자<br>예 조절되지 않는 고혈압, 혈관계 합병증이 동반된 당뇨병, 협심증, 심근 경색의 병력, 일상 생활에 장애를 줄 정도의 폐질환 |
| Ⅳ. 생명의 위험이 되는 전신 질환을 가진 환자<br>예 심부전, 불안정형 협심증, 진생된 상태의 폐, 신장, 간질환 |
| Ⅴ. 수술을 하지 않으면 생존이 불가능한 상태의 환자<br>예 복부 대동맥류의 파열, 폐색전, 뇌압이 상승된 두부외상 |
| Ⅴ'. 장기 공여를 위해 수술이 예정된 뇌사환자 |
| Ⅵ. 응급 수술환자 |

만약 기저질환이 없는 건강한 30세 환자가 충수 돌기염으로 인한 응급 수술을 받는다면 신체상태분류는 1E이다.

이 분류는 마취 종류나 기타 다른 요인은 고려하지 않고 환자의 과거력을 토대로 한 분류로서 위험도를 정량적으로 설명하기에는 한계가 있으나 술후 합병증 발생 등과는 상관관계를 보인다.

진정법 시행시 이 분류를 그대로 적응하기에는 무리가 있지만 Ⅰ 등급에서 Ⅵ 등급으로 갈수록 술중, 술후 환자의 위험도가 높아진다는 사실은 반드시 알고 있어야 한다.

조사할 기본 사항들

- 연령, 성별, 신장, 체중
- 활력징후
- 현재 치료받고 있는 약물요법과 부작용
- 과거 및 현재 가지고 있는 다른 질환
- 과거의 마취경험과 합병증 유무
- 흡연, 음주, 임신 여부
- 마취에 대한 환자의 궁금증과 불안 정도

## 2. 환자 과거력 평가

환자의 병력에 대한 평가는 치료 및 마취에 대한 계획을 수립하고, 발생 가능한 부작용 및 합병증에 대해 미리 대처할 수 있도록 해주기 때문에 특히 중요하다. 또한 환자와의 권담을 통해 의사-환자 관계를 향상시키고 환자의 불안을 어느 정도 감소시킬 수 있다.

환자의 과거력에 대한 질문은 직접 환자에게 물어보거나 설문지를 이용하는 방법이 있다. 직접 환자에게 질문하는 방법은 과거력 상 특이 사항이 있는 부분에서 좀더 집중적으로 물어볼 수 있고 이 시기에 질문과 동시에 환자에게 설명을 할 수 있는 장점이 있으나, 윤리적으로 민감한 문제들이나 말하고 싶지 않은 내용에 대해서는 환자가 숨기려 하는 경향이 있어 설문지 조사가 더 효과적일 수 있다. 질문 내용은 일반적인 환자 상태에 대한 평가와 과거의 치료경험, 마취경험, 약제에 대한 이상반응 유무, 알레르기, 가족력 등에 관한 내용으로 하여 환자의 이상 소견을 찾는다.

### 1) 기본적인 과거력 조사 항목들

#### (1) 과거 수술, 마취 경험

과거에 수술을 받은 경험이 있는지, 또 그때의 마취 방법이 국소마취, 부위마취, 또는 전신마취 중 어떤 것이었는지, 부작용이나 불편했던 점은 없었는지에 대한 내용을 항상 조사해야 한다. 진정시 사용되는 아산화질소와 같은 흡입 마취제나 여러 정맥 마취제등은 전신 마취 시에도 똑같이 사용되는 약물이므로 만약 예전에 사용했던 마취약제에 알레르기 반응이나 각성지연, 오심 및 구토, 드통 및 기타 부작용 등이 발생했었다면 다시 재발할 가능성이 있다. 특히 각성지연이나 오심, 구토와 같은 증상은 재발하는 가능성이 높다.

#### (2) 알레르기 반응

알레르기의 원인은 약물에서부터 의료용 장갑의 원료로 쓰이는 라텍스까지 다양한 원인이 있으며 원인을 찾을 수 없는 경우도 있다. 보통 약물에 의한 알레르기는 원인이 분명하므로 원인 약물을 피함으로 예방할 수 있지만, 환자 자신이 알레르기가 있는지 모르는 경우도 흔하다. 알레르기의 증상은 가벼운 두드러기부터, 의학적으로 응급인 가장 심한 형태의 아나필락시스까지 다양하며 대개 원인 물질에 노출 후 수분에서 1시간 이내에 나타난다.

알레르기반응은 생명에 위협을 주는 심각한 상태까지 초래할 수 있으므로 반드시 자세한 병력청취를 통해 조사되어야 한다.

### (3) 가족력

가족이나 친척 중 유전질환이나 마취와 관련된 심각한 부작용을 경험한 적이 있다면 꼭 조사해 봐야 한다. 악성고열증과 같은 유전질환은 가족 내에서 반복되는 경우가 흔하며 발생한다면 치명적일 수 있다.

### (4) 생활 습관

흡연, 음주여부도 반드시 조사해야 한다. 흡연자의 경우에는 기도 분비물의 증가 및 폐 기능의 감소 가능성에 있어 폐 합병증의 가능성이 높아진다. 또한 장기간 다량의 음주를 한 경우 알코올성 간질환 및 비타민 결핍, 대사장애 등을 동반 할 수 있어 이에 대한 조사도 이루어져야 한다.

여성환자의 경우에는 임신의 여부, 현재 생리중인지, 경구 피임약을 먹는지에 대한 병력청취도 이루어져야 한다.

### (5) 약물에 대한 내용

환자가 복용중인 약물에 대해서는 반드시 알고 있어야 한다. 때로는 환자가 복용 중인 약제에 대하여 잘 모르는 경우가 있으므로 이러한 경우에는 환자에게 이전 처방전이나 처방 받은 병원의 진단서등을 가지고 오도록 하는 것이 도움이 된다. 각각 약제의 효과 및 부작용에 대한 정보를 가지고 있어야 보다 안전하게 치료 계획을 짤 수 있으며, 진정시 사용되는 약물과의 상호작용에 대해 충분한 고려가 미리 이루어져야 한다. 특히 항우울제나 신경 안정제를 복용중인 환자에서는 진정 목적으로 투여되는 약물의 반응이 보다 증가되어 나타날 수 있고, 마약성 진통제를 복용중인 환자에서는 적은 농도의 진정제 투여로도 호흡 억제와 같은 부작용이 나타날 수 있다. 삼환계 항우울제를 복용중인 경우 혈관 수축제인 에피네프린에 대한 과민 반응이 나타날 수 있으며, monoamine inhibitor(MAO inhibitor) 계열의 항 우울제는 마약성 진통제인 meperidine과 함께 복용시 경련이나 혼수 등의 심각한 부작용을 초래할 수 있다.

이와 같이 잘못된 약제의 조합은 심각한 부작용이나 합병증을 초래할 수 있지만 병력 청취과정에서 주의를 기울이고 세심한 치료 계획을 세운다면 예방 할 수 있다.

표 2-1. 상호작용 약물

| drug | Interaction | drug Resulting action |
|---|---|---|
| 전신마취제 | 항우울제 | 저혈압 |
| | 항고혈압제 | 저혈압 |
| Barbiturates | 알코올 | 진정효과 증가, 호흡억제 |
| | 항응고제 | 항응고제 효과 감소 |
| | 항우울제 | 항우울제 효과 감소 |
| | 베타 차단제 | 베타 차단 효과 감소 |
| | 스테로이드 | 스테로이드 효과 감소 |
| | digitalis | digitalis 효과 감소 |
| | doxycyclin | Doxycyclin 효과 감소 |
| | Griseofulvin | Griseofulvin 효과 감소 |
| | Phenothiazine | Phenothiazine 효과 감소 |
| | Quinidine | Quinidine 효과 감소 |
| | Rifampin | Barbiturates 효과 감소 |
| | Valproic acid | Barbiturates 효과 감소 |
| Benzodiazepines | 알코올 | 진정효과 증가 |
| | Barbiturates | 진정효과 증가, 호흡억제 |
| Meperidine | Barbitutares | 중추신경계 억제 |
| | Curariform drugs | 호흡억제 |
| | Monoamine oxidase inhibitors (MAOIs) | 고혈압, 경련 |
| Phenothiazines | 알코올 | 진정효과 증가 |
| | Guanethidine | Phenothiazines 효과 감소 |
| | Levodopa | Levocopa 효과 감소 |
| | Lithium | Phenothiazines 효과 감소 |
| 교감신경작용제 (epinephrine) | 항우울제 | 진정효과 증가 |
| | 항고혈압제 | Phenothiazines 효과 감소 |
| | 베타 차단제 | Levodopa 효과 감소 |
| | 흡입마취제 | Phenothiazines 효과 감소 |
| | Digitalis | 고혈압 |
| | Indomethacin | 항고혈압제 효과 감소 |
| | MAOIs | 고혈압<br>심장 부정맥 발생<br>고혈압 위기증 발생 |

## 2) 계통별 문진

### (1) 심혈관계

간단한 치과 치료라 할지라도 환자에게 스트레스를 준다면 기저 심혈관계 질환이 있는 환자에서는 증상을 악화 시킬 수 있다. 따라서 부정맥, 허혈성 심장 질환, 판막 질환, 심부전, 심근병증, 고혈압, 죽상동맥 경화증 등의 과거력에 대한 조사가 이루어져야 한다. 심혈관계 평가를 위해서는 계단을 오르거나 일상 생활을 하는데 숨이 차는 등의 증상이 있는가, 조이는 느낌의 흉통을 경험한 적이 있는가, 과거 심장수술이나 폐수술을 받은 적이 있는가, 심장 발작을 경험한 적이 있는가, 고혈압이나 부정맥이 있는가 등의 질문이 가능하다. 미국 뉴욕 심장학회에서 정한 심장 기능의 기능적 분류는 심부전의 정도를 등급으로 나누고 예후를 평가하는데 유용하게 사용될 수 있다.

| | |
|---|---|
| Class Ⅰ | 심한 운동시를 제외하고는 무증상 |
| Class Ⅱ | 경미한 증상이나 일상 생활시 약간의 제약 |
| Class Ⅲ | 휴식시에만 안정적인 현저한 일상 생활의 제약<br>예 짧은거리 (10~100m) 보행에도 심하게 숨이차거나 흉통발생 |
| Class Ⅳ | 휴식시에도 숨차거나 흉통증의 증상이 있음 |

심장 질환을 동반한 환자에서는 아스피린이나 와파린과 같은 항응고제를 복용하는 경우가 흔하므로 이에 대한 조사도 이루어져야 한다. 또한 심혈관계 질환과 관련이 깊은 흡연여부, 고지혈증, 당뇨 등에 대해 파악하는 것이 중요하다.

### (2) 호흡기계

과거력상 폐질환이나 폐 수술의 병력을 조사하여야 한다. 과거에 결핵, 폐렴, 천식이나 폐쇄성 폐질환을 앓은 적이 있는지, 지금은 완치 되었는지를 물어보고 현재의 폐 기능을 평가한다. 폐 기능이 감소한 경우 약간의 호흡 억제로도 산소 포화도가 급격히 감소할 수 있어 주의를 기울여야 한다. 결핵의 과거력이 있다면 완치 여부와 전염 가능성 여부도 조사하여야 하는데, 일반적으로 폐결핵의 전염성은 약물 치료 시작 2주후부터는 소실되는 것으로 알려져 있다. 천식의 과거력이 있는 환자의 경우 적은 자극으로도 천식 발작이 일어날 수 있어 반드시 유념해야 한다. 또한 호흡곤란, 흉통 등의 유무, 현재 상기도 감염의 증상이 있는지, 기침을 하는지, 가래가 있는지, 흡연은 하는지에 대한 내용도 조사되어야 한다.

### (3) 기도 평가

진정 요법시 가장 주의를 기울여야 할 부분이 환자의 기도유지 및 호흡관리이다. 일반적으로 사용되는 마취, 진정 약물이나 마약성 진통제 등은 어느 정도의 호흡 억제 효과가 있으므로 수면 무호흡 등의 병력이 있는지 여부는 반드시 조사되어야 한다. 수면 무호흡 환자의 경우 진정요법 시행시 상기도 폐쇄의 발생 빈도가 높다 이에 대한 대비가 반드시 필요하다. 목이 짧거나 턱이 작은경우, 비만, 임산부, 경추부 운동장애나 수술의 과거력, 편도나 아데노이드 비대 등은 기도관리에 어려움을 초래할 수 있다.

표 2-2. 진정법 시행시 환자의 기도 평가 항목

| | |
|---|---|
| **과거력** | - 마취 또는 진정과 관계된 문제점<br>- 코골이 또는 수면 무호흡<br>- 류마티스 관절염 등으로 인한 경추부 운동 장애<br>- 선천성 악안면 기형 |
| **기도평가** | - 비만<br>- 두경부<br>• 짧은 목, 경추운동제한, 짧은 설골-디부 거리(3cm 이하인 성인), 경부 종양, 경추질환 또는 외상, 기관지 이상, 안면기형(예: Pierre-Robin 증후군, Treacher Collins 증후군)<br>- 구강<br>• 개구 제한, 무치악, 돌출된 전치부, 흔들리는 치아, 구강내 장치, 높은 구개, 큰혀, 편도비대, 보이지 않는 목젖<br>- 턱<br>• 왜소한 턱, 후퇴된 턱, 개구장애, 심한 부정교합 |

### (4) 간질환

간질환은 약제의 대사에 영향을 미쳐 약물에 대한 반응을 예상하기 어렵게 하며 의도하지 않은 부작용이나 약제 독성을 유발 할 수 있다. 또한 간에서 혈소판이나 여러 응고인자들이 생성되기 때문에 간 기능이 저하된 환자에서는 출혈성 경향이 나타날 수 있다.

우리나라는 외국에 비해 B형 간염 보균자가 상대적으로 많기 때문에 B형 간염 보균자인지 여부에 대해 미리 알아두고 혈액이나 타액에 의해 감염될 수 있으므로 의료진이 이에 대해 보호장비를 갖추고 있어야 한다.

### (5) 출혈성 질환

혈우병과 같은 선천성 응고 인자 결핍이나 간질환, 약물, 기타 질병 등으로 인한 혈소판이나 응고 인자 장애로 인해 혈액 응고 장애가 발생할 수 있다. 이에 대해 과거력이나 가족력이 있는지, 멍이 잘 생기지는 않는지, 코피가 잘 나거나 지혈이 잘 안된 경험은 있는지, 빈혈이나 백혈병과 같은 질환을 앓은적이 있는지, 아스피린이나 기타 항응고제를 복용중이거나 복용한 경험이 있는지를 조사한다.

### (6) 신장질환

신장 질환으로 인해 약물의 대사나 제거의 장애, 빈혈, 전해질 이상 등이 발생할 수 있다. 빈뇨나 혈뇨, 핍뇨등의 증상이 있는지, 몸이 잘 붓지는 않는가, 신장질환이나 투석을 받고 있지는 않는가 등에 대한 조사가 이루어져야 한다.

### (7) 내분비계 질환

당뇨, 갑상선질환, 부갑상선 질환, 부신 질환등은 치료 전후의 위험도를 증가시킬 수 있으며 약물에 대한 반응을 변화시킬 수 있다. 당뇨병이 있는 경우 치료 전 후 감염의 위험이 증가하며 심혈관계, 신장, 신경계 합병증을 동반하는 경우가 흔하다. 특히 당뇨병성 자율 신경계 질환이 있는 경우 혈압 조절 기능에도 장애가 생겨 진정 약물 사용시나 치과 치료시 지나친 고혈압이나 저혈압이 발생하는 경우가 종종 있다.

### (8) 신경학적 질환

신경학적 질환에 관한 문진으로는 경련, 발작, 마비에 대한 과거력이나 두통을 앓은 적이 있는가, 신경손상이나 신경계질환을 진단받지는 않았는가에 대한 질문을 해야한다.

만약 위의 항목중 해당하는 항목이 있다면 약물 복용 여부도 반드시 조사하여야 한다. 경련성 질환이 있는 환자에게는 복용중인 항경련제를 치과 치료 전까지 지속적으로 투여 하도록 한다. 그러나 항경련제에 의해 신체의 약물 대사 능력에 변화가 있을 수 있어 미리 내과적 자문이 필요 할 수 있다.

### (9) 정신질환

일반적으로 정신 질환이 있는 환자에게 진정법 시행은 위험성이 따른다. 환자가 복용중인 약제가 진정법 시행시 사용되는 약물과 상호 작용을 일으킬 수 있으므로 미리 환자의 정신과 주치의에게 자문을 구하는 것이 좋다.

### (10) 기타항목

만성 간염이나 결핵 등의 감염성 질환의 유무도 평가하는 것이 좋다. 이는 환자 뿐 아니라 의료진도 혹시 있을지 모르는 위험으로부터 보호하는데 목적이 있다. AIDS나 기타 불법 약물 관련 질문등과 같은 민감한 항목은 직접 면담하는것 보다는 설문지를 통한 병력 청취가 보다 효과적일 수 있다.

## 3. 이학적 검사 (Physical examination)

병력에 대한 문진 후 기본적인 항목 및 환자의 병력과 치료 계획에 따른 이학적 검사를 실시한다.

### 1) 연령, 성별, 신장 체중

(1) 환자에게 약물을 투여할 때 체중을 기준으로 투여 용량을 결정하기 때문에 정확한 신체 계측은 필수적이다. 잘못된 신체계측으로 인한 약물의 고용량 또는 저용량 투여는 환자에게 심각한 결과를 가져올 수 있으며, 의외로 자기의 몸무게를 정확히 알지 못하는 환자들이 많기 때문에 가능하면 치료 시작 직전에 환자의 몸무게를 직접 측정하는 것이 좋다.

(2) 같은 체중이더라도 환자의 비만도에 따라 약물에 대한 반응이 틀릴 수 있어 키를 고려한 체질량 지수(Body mass index, BMI)를 고려하는 것이 진정법의 선택 및 적용에 도움이 될 수 있다. 특히, 비만 환자에서 수면 무호흡증을 동반하는 경우가 많아 진정을 시행할 때 반드시 고려되어야 한다.

(3) 약제에 대한 환자의 반응에는 항상 개인차가 고려되어야 하지만, 이중에서도 환자의 나이는 가장 우선적으로 고려되어야 한다. 일반적으로 고령 환자일수록 진정제의 투여 용량을 줄여서 사용해야 하지만 개인차가 심해 임상적으로 여려움이 많다.

### 2) 활력 징후

혈압, 맥박수, 호흡수, 체온을 기본 활력 징후라 하며 진정법 시행시 호흡을 평가하는 항목으로 맥박 산소포화도를 같이 측정하는 것이 큰 도움이 된다.

#### (1) 혈압

전통적인 측정 방법으로 수은 혈압계와 청진기를 사용하는 방법이 있으나 최근 맥박수까지 측정 가능한 전자 혈압계의 보급으로 보다 간편하게 측정 가능하다.

측정부위는 주로 상완에서 측정하며 만약 다리에서 측정시에는 측정 부위가 심장과 높이가 같도록 누운 상태에서 측정하도록 한다. 환자가 병원에 내원한 직후에는 높게 나올 수 있으므로 어느 정도의 안정을 취한 후 측정하는 것이 보다 정확한 결과를 얻을 수 있다. cuff가 너무 느슨하거나 상완 둘레에 비해 너무 작은 크기의 cuff를 사용한 경우 실제보다 높은 결과치가 측정 될 수 있며 반대로 cuff가 너무 큰 경우 실제보다 낮게 측정될 수 있다. 또한 측정부위가 심장보다 높은 경우 실제보다 낮게 측정될 수 있다.

혈압약을 복용중인 환자라면 측정 당일 혈압약의 복용 여부도 체크하여야 하며 측정 결과에 이상이 있는 경우 최소 5분의 간격을 두고 다시 측정한 후 계속 높다면 내과적 진료를 권유해 보는 것이 좋다.

• 고혈압의 진단 기준은 다음과 같다.

| | 수축기혈압(mmHg) | 이완기혈압(mmHg) |
|---|---|---|
| 정상혈압 | 〈120 | 〈80 |
| 고혈압전단계 | 120~139 | 80~89 |
| 제1기 고혈압 | 140~149 | 90~99 |
| 제2기 고혈압 | ≥160 | ≥100 |

측정된 혈압을 기록 할 때에는 다음과 같은 항목들을 같이 적어놓는 것이 좋다.

• 환자의 자세 : 앉은자세, 누운자세, 선 자세
• 측정된 부위 : 좌측 혹은 우측, 상지 혹은 하지
• 처음 측정된 양측의 혈압
• 환자의 상태 : 안정, 불안
• 혈압약 복용 여부 및 복용 시간
• 기타 고혈압 유발 가능한 약물이나 요인
• 약물 : 비 스테로이드성 소염제, 피임약, 코르티코이드 호르몬, 혈관수축제, 비강충혈억제제 등
• 감초, 코카인, 염분, 과음, 흡연, 수면 무호흡증 등

### (2) 심박수 및 리듬

심박수는 심전도 기계로 측정하거나 간단하게 만질 수 있는 모든 동맥에서 촉진으로 측정할 수 있다. 주로 사용하는 부위는 상완동맥이나 요골동맥을 사용하며 잘 촉지되지 않는 경우 경동맥 부위에서 측정할 수도 있다. 진정법 시행중 맥박 산소 포화도를 측정한다면 보통 맥박수도 같이 측정된다.

맥박 측정시에는 심박수 측정 뿐만 아니라 리듬이 불규칙적이지는 않는지에 대해서도 평가하여야 하며 최소 30초 이상 측정해야 한다.

성인에서 정상 범위는 분당 60~110회 이지만, 운동선수나 베타 차단제 계통의 혈압약을 복용한 경우 60회 미만의 서맥이 나타날 수 있으며 이것은 큰 문제가 되지는 않는다. 긴장, 발열, 갑상선 항진증, 저혈량증, 빈혈 등이 동반된 경우에는 빈맥이 나타날 수 있는데 원인이 불분명하거나 증세가 심한 경우 내과적 자문을 고려하는 것이 좋다. 신생아나 소아의 경우에는 정상 맥박수가 성인보다 빠르다.

나이에 따른 정상 심박수의 범위는 다음과 같다.

| | 하한값 | 평균 | 상한값 |
|---|---|---|---|
| 신생아 | 70 | 120 | 170 |
| 1~11개월 | 80 | 120 | 160 |
| 2세 | 80 | 110 | 130 |
| 4세 | 80 | 100 | 120 |
| 6세 | 75 | 100 | 115 |
| 8세 | 70 | 90 | 110 |
| 10세 | 70 | 90 | 110 |

심실조기수축(premature ventricular contraction, PVC)과 같은 부정맥은 흡연, 피로, 스트레스, 여러 종류의 약물, 음주등에 의해 발생될 수 있으며 반드시 비정상이지는 않지만 자주 반복된다면 심근의 손상이나 허혈의 가능성이 있다.

일단 부정맥의 과거력이 있거나 신체 검사시 부정맥이 발견된다면 내과적 자문을 시행하도록 한다.

### (3) 호흡수

보통 환자들은 호흡수를 측정하는 것을 알게 되면 부자연스럽게 호흡하게 되므로 심박수 측정과 같이 하거나 심박수 측정 직후에 하는 것이 보다 정확하게 측정할 수 있다. 환자의 흉곽의 움직임을 관찰하면서 최소 30초 이상 관찰한다. 일반적으로 정상 성인의 호흡수는 14~18회이며 치과 치료와 같이 환자가 스트레스를 받거나 긴장하는 경우 빨라질 수 있다. 과환기가 일어나면 호흡성 알칼리혈증이 나타날 수 있다.

### (4) 체온

체온은 구강, 겨드랑이, 직장, 고막등 측정 부위에 따라 차이가 날 수 있으며 일반적으로는 고막 온도를 기준으로 하고 있다. 고전적인 수은체온계를 사용할 수도 있지만 전자식 고막 체온계나 피부 체온계는 간편하고 측정 시간이 짧은 장점이 있다.

정상체온은 연령에 따라 달라지거나 측정 시간에 따라 달라질 수도 있다. 보통 아침에 낮고 오후에 올라가는 경향이 있으며 나이가 많아짐에 따라 기초 대사량의 감소로 인해 감소하게 된다.

• 연령에 따른 정상체온

| 연령 | 정상체온 |
|---|---|
| 0~2세 | 36.4~38.0 ℃ |
| 3~10세 | 36.1~37.8 ℃ |
| 11~65세 | 35.9~37.6 ℃ |
| 65세 이상 | 36.8~37.5 ℃ |

38℃ 이상의 발열이 있다면 염증성 질환이나 기타 급성 질환의 가능성이 있으므로 반드시 원인에 대한 검사가 이루어져야 한다. 필요에 따라 항생제나 해열제의 투여가 고려되야 하며 내과적 진료도 고려되어야 한다. 치과적 치료는 급한 경우가 아니라면 원인 질환의 확인 및 치료가 이루어진 후로 연기하는 것이 좋다.

## 4. 흔한 동반 질환들

### 1) 상기도 감염

상기도 감염 증상이 있는 경우 특히 소아 환자에서 기도 민감성이 증가하여 마취 및 진정시 위험성이 증가한다고 알려져 있으나 일반적으로 증상이 경미한 경우에는 조절이 가능하다. 그러나 잦은 기침이나 38℃ 이상의 발열, 폐렴의 증상 등을 보이는 경우에는 이에 대한 치료가 우선시 되어야 하며 치료후 최소 4주 이상 경과하여야 기도 민감성이 정상화된다. 코막힘이나 콧물이 심한 경우 호흡이 불편해 질 수 있으므로 치과적 치료를 연기하는 것이 좋다. 편도가 크거나 부어있는 경우도 진정시 상기도 폐쇄의 위험성이 있으므로 피하는 것이 좋다.

### 2) 알레르기

알레르기의 병력이 있는 환자의 경우 사전 병력 청취를 통해 원인 물질에 대한 노출을 피해야 한다. 치과시술시 국소 마취제와 함께 사용되는 에피네프린에 대한 부작용이 알레르기로 오인될 수 있어 주의깊은 감별이 필요하다. 예방목적의 항 히스타민제나 스테로이드의 전투약은 추천되지 않는다.

### 3) 비만

비만환자는 기도 관리의 어려움을 동반하는 경우가 흔하고 고혈압, 당뇨, 위 배출 시간의 지연 등의 문제가 있을 수 있다. 폐쇄성 무호흡을 동반할 수 있고 이는 특히 진정요법 시행 중 문제가 될 수 있다.

### 4) 고혈압

고혈압은 수술 환자에게서 가장 흔히 볼 수 있는 동반 질환으로 장기간 조절되지 않은 고혈압은 심장, 뇌, 신장, 혈관 질환의 위험도를 증가시킨다. 혈압은 환자의 불안이나 긴장 정도에 따라 증가할 수 있어 대부분 고혈압 환자는 병원 방문 당시나 수술실 입실시 어느정도의 고혈압 상태에 있다. 따라서 수술 전까지 복용중인 항 고혈압제를 중단하지 않도록 교육하는 것이 중요하며 환자의 불안에 대해 미리 경구 투여 약제로 조절하는 것이 도움이 될 수 있다. 일반적으로 확장기 혈압이 110mmHg이상 지속되는 경우 수술을 연기하고 혈압 조절을 우선하여야 한다.

### 5) 당뇨

동반된 당뇨 합병증에 대해 조사하여야 하며 특히 유병 기간이 긴 환자에서는 자율 신경계 기능부전의 가능성을 고려하여야 한다. 이러한 환자에서는 고혈압 및 진정제 투여후 저혈압의 발생 위험이 높고 뇌, 신장, 심장 등 중요 장기의 혈관질환을 동반하고 있을 가능성이 있다. 오랜기간동안 고혈당증이었던 환자는 조직 단백의 포도당화와 limited-mobility joint 증후군을 초래할 수 있어 개구장애나 경추부 운동 제한으로 인한 기도 관리의 어려움을 동반할 수 있다. 이러한 어려움을 미리 예측하기 위해 측두 하악골 관절과 경추의 움직임이 적절한지의 여부를 미리 평가하여야 한다.

시술전 금식으로 인한 저혈당이 발생 할 수 있는데 증상으로 실신, 착란증세, 발한, 빈맥, 신경과민 등의 증상이 나타날 수 있다. 일반적으로 혈당치가 50mg/dl 미만이면 저혈당으로 간주하고 치료는 50% 포도당액 정맥투여로 치료하는데 일반적으로 50% 포도당 1mL는 70kg성인의 혈당치를 2mg/dl 정도 증가시킨다.

## 5. 의학적 자문

앞에서 기술한 항목 등 중에서 이상소견이 발견되거나 ASA 환자상태 분류 3등급 이상의 환자인 경우, 또는 추가적인 검사들이 필요한 경우 의학적 자문이 필요할 수 있다. 기저 질환이 있는 환자에서는 기존 주치의에게 자문을 요청하는 것이 일반적이다. 특히 복용 중인 약물과 치과 진료 및 치료시 사용될 수 있는 국소마취제나 진정제 등과의 상호 작용이나 부작용 및 치료중 주의해야 할 점 등에 대해 상세히 문의하도록 한다.

## 6. 정신적 평가

많은 환자들이 치과 치료에 대해 두려움을 가지고 있으며 이로 인해 적절한 치료 시기를 놓치는 경우가 흔하다. 진정법의 시행 목적은 이러한 환자들의 불안 정도를 미리 평가하고 감소시켜 줌으로서 보다 치료에 협조적이며 향상된 의사-환자 관계를 성립하고 보다 나은 치료 결과를 얻고자 하는데 있다. 또한 과도한 불안이나 스트레스로 인해 나타날 수 있는 증상으로는 혈압 및 맥박수의 증가, 몸의 떨림, 발한, 동공확장, 침 분비 증가 등의 교감신경계 항진에 따른 증상이 나타날 수 있으며 이로인해 고혈압, 협심증, 부정맥, 천식 등의 질환을 동반한 환자에서 증상을 악화 시킬 수 있다.

그러므로 우선적으로 환자의 불안 정도나 진정법 시행시의 기대치에 대해 미리 상담하고 평가하는 것이 도움이 된다. 이를 위해 다음과 같은 질문을 할 수 있다.

- 시술 도중 깨어있기를 원하십니까?
- 기억을 하고 싶지 않으십니까?

① 다음 중 어떤 항목에 대한 불안감이 있으십니까?
- 잠드는 것에 대한 두려움
- 통증에 대한 두려움
- 수술실에 대한 두려움
- 시술을 보는 것에 대한 두려움
- 대화나 기타 소리를 듣는 것에 대한 두려움

## 7. 전처치

치과 진료나 치료에 대한 두려움을 가진 환자는 이에 대한 공포로 전날 밤에 잠을 잘 수가 없다고 얘기하는 경우가 종종 있다. 이러한 환자의 스트레스는 고혈압과 같은 의학적 증상을 야기할 수 있고 증가된 피로로 인해 통증 반응의 역치 감소와 같은 증상을 나타낼 수 있다.

이러한 환자에서 시술전 경구용 진정제를 복용하는 것이 도움이 될 수 있다.

## 8. 진료시간 관리

불안해 하는 환자에서 진료 시간을 조절하는 것도 환자의 스트레스를 감소시키는데 도움이 될 수 있다. 만약 진료시간이 오후라면 환자는 오전부터 불안해 하고 이로 인한 심인성 반응이 증가할 수 있어 이러한 경우 이른 아침 시간으로 진료 시간을 선택하는 것이 좋다.

## 9. 대기시간

치과 진료에 공포감을 가진 환자는 치과에 도착한 이후 오래 기다리게 해서는 안된다. 이러한 환자에게 소리, 냄새 등의 치과 병원 내의 모든 것이 스트레스를 증가시킬 수 있으므로 미리 예약을 조절하여 대기시간을 최소한으로 하도록 한다,

## 10. 통증조절

결과적으로 모든 불안의 원인은 통증에 대한 공포에서부터 시작되므로 통증의 조절은 필수적이다. 이것은 진정과는 다른 개념으로 이해하여야 하며 적절한 통증의 조절 없이는 진정요법과 스트레스 감소는 불가능하다.

예상한 통증보다 예상하지 못한 통증이 더 환자에게 스트레스를 줄 수 있으므로 미리 환자에게 예상되는 통증을 설명하고 진통제를 처방하여야 한다.

## 11. 치료기간

치과 방문에 대한 공포를 가진 환자에서 치료 기간이나 횟수는 상당히 중요하다. 이러한 환자들은 가능하다면 한번 치료 시간에 상관없이 방문 횟수를 최소한으르 하고 싶어하는 경향이 있다. 반대로 통증에 대한 두려움을 가진 환자에게는 한번에 길게 치료하게 되면 안된다. 이러한 환자들은 1시간만 앉아 있어도 스트레스를 받게 되고 땀을 흘리거나 불편감을 호소하게 된다. 이러한 경우 치료를 최대한 빨리 마치고 다음 치료 약속을 잡아야 한다.

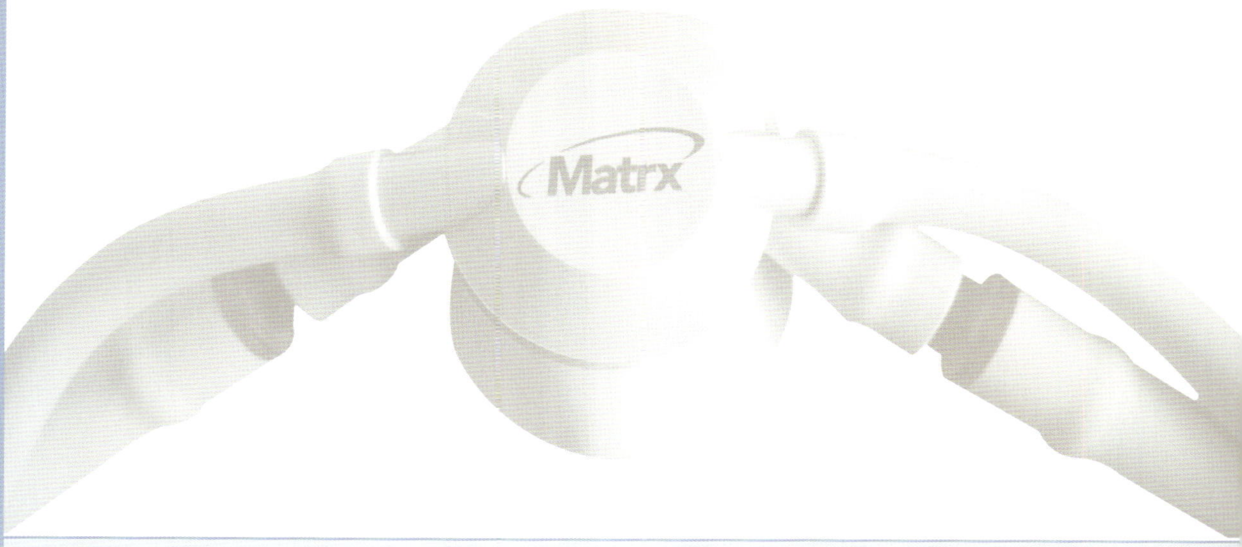

# Chapter 3_ 의식하 진정법하의 환자감시

1. 환자 감시
2. 기본적 환자 감시
3. 호흡기계 감시
4. 순환기계 감시
5. 체온 감시
6. 환자의 의식수준 감시
7. 기타 감시 항목들

## 1. 환자 감시

### 1) 목적

환자 감시에 있어서 최우선의 목표는 환자의 안전이다. 진정제와 아편 유사제 등에 의한 심혈관계 억제나 호흡 억제 등을 최소화 하고 효과적으로 감시하여 이에 따른 합병증을 최소한도로 해야 하며 만약 이러한 상황이 발생하였을 때 보다 빨리 인지하고 적절한 치료계획을 세움으로서 환자의 안전을 향상시킬 수 있다.

또한 적절한 감시하에서 안정된 진정 깊이를 유지함으로서 환자의 만족도를 보다 높일 수 있고 수술 중 환자의 움직임 등을 예방해 수술 환경을 향상시킬 수 있다.

### 2) 원칙

마취나 진정 중 환자 감시를 목적으로 많은 장비들이 개발되었고 지금도 계속 새로운 환자 감시 장치들이 개발되고 있다. 이러한 전자 장비들의 발전으르 환자 감시를 보다 편리하고 지속적으로 하면서 많은 정보를 얻음으로 환자의 안전이나 마취, 진정에 따른 합병증의 예방에도 큰 발전이 이루어졌다. 그러나 이러한 장비들을 사용함에 앞서 가장 큰 원칙은 마취과 의사나 환자의 진정을 담당하고 있는 의사 또는 의료진이 환자에 대해 지속적으로 주의 깊은 감시를 하는 것이다. 또한 이를 위해 진정 중 환자 감시에 대해 충분한 훈련이 필요하다.

## 2. 기본적 환자 감시

기본적인 환자 감시는 외래 또는 수술실에서 환자와 처음 만났을 때부터 이루어진다. 예를 들자면, 환자의 불안 정도나 의식, 대화 상태, 호흡 양상, 피부색, 발한의 정도 등은 진정 요법의 시행 전부터 체크되어야 하며 진정요법 시행 시 환자의 원래 상태와 비교 함으로서 환자의 반응이나 진정 깊이를 판단할 수 있다.

또한 기본적인 감시장치부터 수많은 감시 장비 및 감시의 범위를 정할 수 있는데 미국 마취과 학회에서 정한 바에 의하면 가벼운 진정에서부터 전신마취까지의 모든 과정에서 반드시 산소화(oxygenation), 호흡(respiration), 순환기계(circulation), 체온(tempertemp)에 대한 감시가 이루어져야 한다고 정하고 있으며 이는 반드시 마취과 의사나 수련 또는 훈련을 받은 의료진이 시행하여야 한다고 규정하고 있다.

기본적으로 사용 가능한 장비로 맥박 산소 측정기 (pulse oxymetry)와 혈압계는 반드시 갖추고 있는 것이 추천되고 있으며, 호기말 이산화탄소 측정기 (capnometer)가 있다면 호흡을 보다 쉽게 감시할 수 있다. 이외에 심전도, 체온계 등의 감시장치도 도움이 된다. 보다 전문화된 장비로 환자의 진정 정도를 수치로 표시할 수 있는 이중분광지수 (bispectral index, BIS)의 사용도 도움이 될 수 있다. 최근의 환자 감시 장비들은 한가지 기능만 있는 것들도 있지만 보통 심전도, 혈압, 산소포화도, 맥박 등을 동시에 측정하는 장비들이 많이 나와있다.

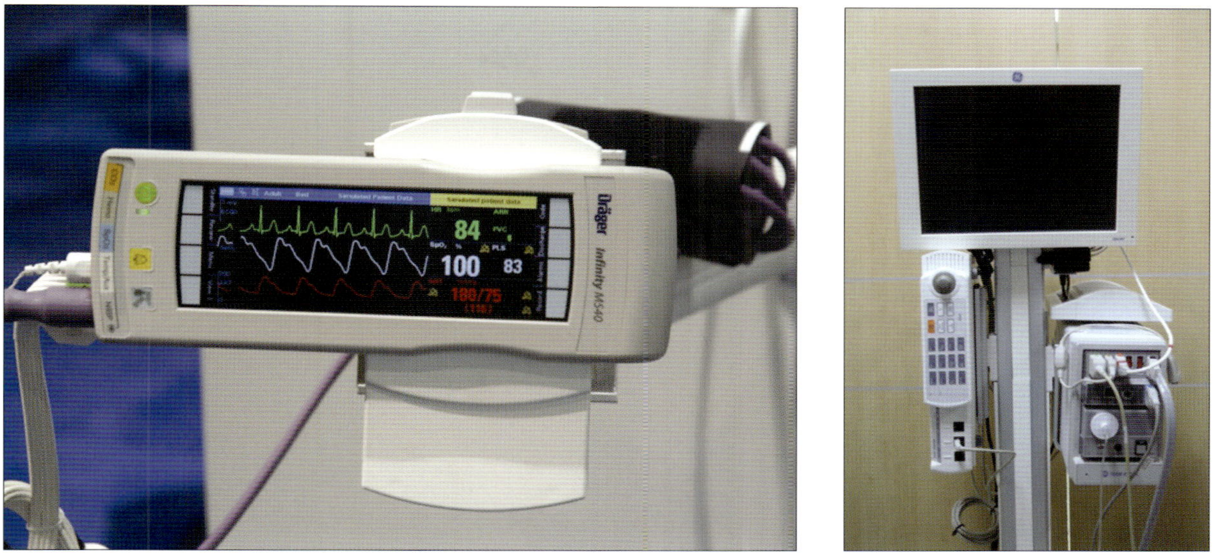


그림 3-1. 최신의 환자 감시장치

## 3. 호흡기계 감시

진정요법 시행 중 가장 문제가 되는 것이 호흡의 억제이며 이로 인하여 저산소성 뇌손상이나 심정지와 같은 심각한 결과를 초래할 수 있다. 어떤 경우에도 환자의 호흡과 산소화는 유지되어야 하며 이를 위해 다음과 같은 방법을 사용할 수 있다.

### 1) 이학적 감시

진정 및 마취를 목적으로 사용되는 대부분의 약물들이 호흡수의 감소와 일시 호흡량을 감소시키며 심한 경우에는 호흡 정지를 유발할 수도 있다. 특히 마약성 제제의 경우에는 이러한 경향이 크며 여러 약제를 같이 사용하는 경우 예상한 것보다 더 큰 반응을 가져오는 경우가 흔하다.

호흡 상태를 눈으로 판단하는 것은 가장 간단하면서도 직관적으로 정확하게 감시를 할 수 있는 방법이다. 흉곽의 움직임이나 복부의 움직임 만으로도 호흡수나 대략적인 호흡량을 알 수 있으므로 가능하다면 환자의 흉부나 복부를 기구 등으로 가리지 말고 잘 보이도록 하는 것이 좋다.

적절한 환기가 이루어질 때에는 흡기시 흉부와 상복부가 같이 올라오고 호기시 내려오는 양상을 관찰할 수 있다. 호흡량이 감소한다면 움직임의 정도가 줄어들게 되고 호흡수가 감소한다면 움직임의 빈도가 줄어들게 된다.

만약 자발 호흡은 유지되지만 상기도 폐쇄가 발생한 경우에는 흡기시 흉부가 내려가고 상복부가 올라오며, 호기시 흉부가 올라가고 상복부가 내려가는 불합리한 호흡(paradoxical respiration)의 양상을 보이게 된다. 또한 흡기시 흉골 상부가 올라오고 갑상 연골이 아래쪽으로 내려가는 기관견인감(Tracheal tugging)을 관찰할 수 있다.

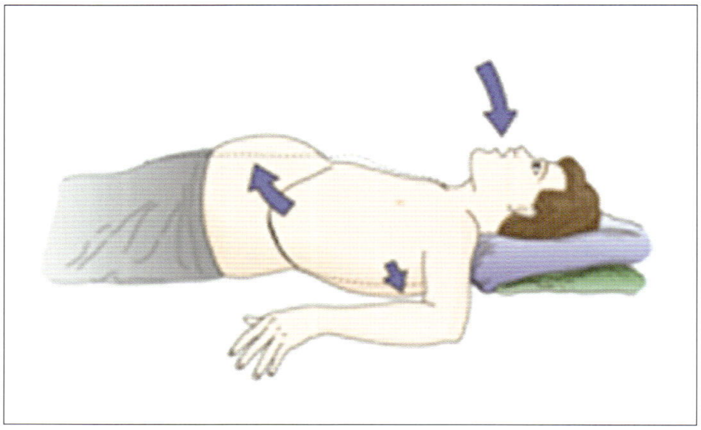

**그림 3-2.** 불합리한 호흡양상 (Paradoxical respiration)
(출처 : William E. DeTurk, Lawrence P. Cahalin: Cardiovascular and Pulmonary Physical Therapy: An Evidence-Based Approach, Second Edition. 2011 by The McGraw-Hill Companies, Inc)

또한 시술 중 코나 입에 손을 대봐서 환자의 호흡에 따른 공기의 움직임을 느끼는 것도 환자의 호흡을 감시하는데 중요하다. 장갑으로 인해 잘 느낄 수 없는 경우도 있으므로 환자의 콧구멍 옆에 얇은 종이를 붙여 놓으면 호흡에 따른 종이의 움직임으로 환자의 호흡 상태를 확인할 수 있다.

환자가 호흡이 감소하거나 호흡이 없어져서 저산소증이 발생하게 되면 청색증이 발생하게 된다. 전체 피부색이 어두워지는데 가장 먼저 나타나는 곳이 입술이므로 시술중 입술이나 구강 점막의 색이 변한다면 호흡 억제를 의심해 봐야 한다.

환자의 숨쉬는 소리로도 호흡을 감시할 수 있는데 만약 수면 무호흡증이 있는 환자라면 진정요법 시행시 흔히 코고는 소리를 들을 수 있다. 만약 호흡음이 갑자기 없어지거나 그렁거리는 소리(stridor)가 들린다면 상기도 폐쇄의 가능성이 있으므로 즉시 확인해 보아야 한다.

총 환기량 감소에 의해 저산소증 이외에도 흔히 발생하는 문제로 고탄산혈증이 있다. 이는 환기 감소로 인해 체내에서 생성되는 이산화탄소를 배출해 내지 못해서 발생하는 현상으로 호흡성 산증을 유발한다. 증상으로는 혈압상승, 빈맥, 피부홍조, 기면, 혼동 등이 나타날 수 있으며 심한 경우 경련을 일으킬 수 있다. 이러한 부작용은 환자를 주의깊게 관찰한다면 초기에 발견할 수 있고 적절한 조치를 취한다면 빠른 시간내에 해결 할 수 있다.

## 2) 맥박 산소 포화도 감시

맥박산소측정기(pulse oxymetry)는 마취 및 진정요법의 시행에 있어서 조직의 산소화 정도를 측정하는데 가장 기본이 되며 중요한 장비이다. 간단하게 거치함으로서 지속적으로 환자의 말초 헤모글로빈의 산소포화도($SpO_2$) 및 맥박 수를 측정할 수 있다. 주로 손가락, 발가락 또는 귓볼에 장착하며 소아나 영아의 경우 손바닥이나 발바닥에 부착할 수도 있다.

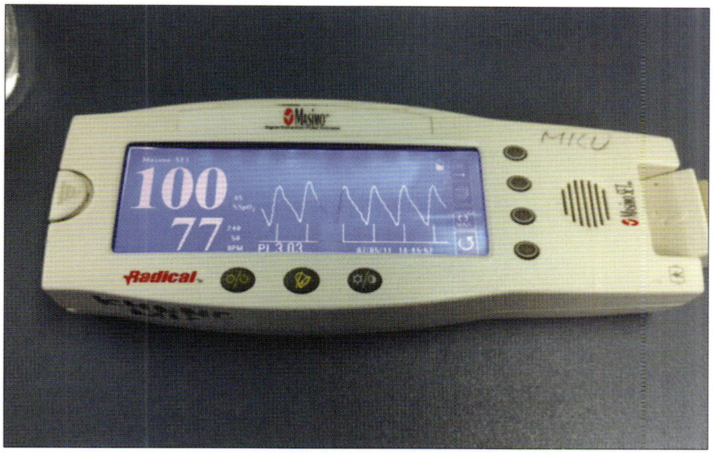


그림 3-3. 맥박 산소 측정기

원리로는 센서를 통해 두 가지 다른 파장의 빛을 통과시켜 말초 모세혈관에서의 헤모글로빈과 산화 헤모글로빈의 빛에 대한 투과성 차이를 이용해 산소 포화도를 결정한다. 전체 혈색소 중 80%가 산소와 결합하고 있다면 산소 포화도는 80%로 나타나게 되며 전체 혈색소 모두가 산소와 결합하고 있다면 100%로 나타나게 된다. 일반적으로 정상 성인에서 대기호흡시 정상 산소 포화도는 96~100% 정도이다.

측정치는 보통 숫자로 나타내게 되며 단위는 %이다. 또한 맥박의 파형도 같이 나오게 되는데 파형의 높이가 낮거나 잘 나오지 않는다면 센서의 위치를 바꿔보거나 말초 혈액 순환 부전의 가능성을 의심해봐야 한다. 또한 환자의 체온이 지나치게 낮거나 손톱에 매니큐어 등을 칠한 경우, 환자의 떨림등에 의해 부적절한 결과치를 얻을 수 있다.

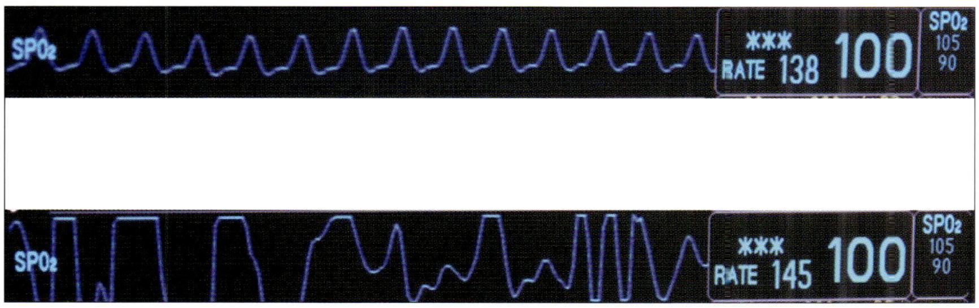


(A)

(B)

그림 3-4. 맥박산소측정기의 정상 파형(A) 및 비정상적인 파형(B)

맥박 산소 측정기의 가장 큰 장점으로는 사용 방법이 간단하고 장비도 비교적 작고 이동이 용이해서 거의 모든 상황에서 환자의 말초 산소 포화도를 지속적으로 감시할 수 있으며, 임상적 증상이 없는 경우에도 저산소증을 보다 용이하게 발견할 수 있다는 점이다. 또한 대부분의 장비에서 측정치를 시각적으로 뿐만 아니라 음의 높낮이를 통해 소리로서 나타내는 기능이 있어 소리만으로도 환자의 산소 포화도의 변화를 알아챌 수 있다. 따라서 모든 진정법 시행시 맥박산소측정기는 반드시 시행하여야 할 감시 장비이다.

하지만 몇 가지 단점이 있는데 우선, 환자의 상태 변화와 기기의 수치 변화 사이에 어느 정도의 시간차가 존재하여 즉각적으로 반응하지 못한다는 점이 있다. 따라서 환자의 호흡이 억제된 후 맥박 산소 포화도의 수치가 떨어지기 까지 수초에서 길게는 수분까지의 차이가 생기게 되는데 이를 예방하기 위해 환자의 호흡 양상을 같이 감시하는 것이 도움이 된다. 같은 맥락으로 맥박산소 측정기는 동맥혈 산소 분압 ($PaO_2$)이 높은 경우의 변화를 감지하지 못하는 단점이 있다. 대기 호흡시 정상 $PaO_2$의 범의는 80~100mmHg 이지만 환자에게 경비 케뉼라 등으로 산소를 공급한다면 $PaO_2$는 200mmHg정도까지 올라갈 수 있다. $PaO_2$가 200 mmHg에서 100mmHg로 변하더라도 환자의 측정되는 산소 포화도는 정상수치를 나타낼 수 있다. 다른 단점으로는 체온이 낮거나 순환부전이 있는 경우에는 신호의 검출이 불가능할 수 있으며, 전기 소작기나 환자의 움직임에 의해 잘못된 수치를 나타낼 수도 있다.

### 3) 호기말 이산화 탄소 분압 측정 (Capnometry)

임상에서 이산화탄소 분압을 측정할 수 있는 방법으로는 동맥혈 이산화탄소 분압($PaCO_2$)과 호기말 이산화탄소 분압 ($PETCO_2$) 두 가지가 있는데 전자는 침습적인 방법으로 동맥혈에서 혈액을 채취하여 검사실에서 검사하는 방법이고 후자의 경우에는 호기말 이산화탄소 측정기 (capnometer)를 통해서 비침습적인 방법으로 연속적으로 측정하는 것이다.

호기말 이산화 탄소 측정기는 측정 방법에 다라서 적외선 흡수법 (infrared light absorption)과 질량 분광법(mass spectrometry)등으로 나눌 수 있고 샘플의 채취 위치에 따라 주류 (mainstream)와 측류 (sidestream)로 나눌 수 있다. 이중 임상에서 주로 사용하는 것은 측류 적외선 분광법을 사용한 기구들이다. 이는 기구가 비교적 단순하고 가벼운 장점이 있지만, 채취관이 수증기등에 의해 잘 막힐 수 있고, 가스 채취 시각과 측정 시각 사이에 시간 간격이 존재하는 단점이 있다.

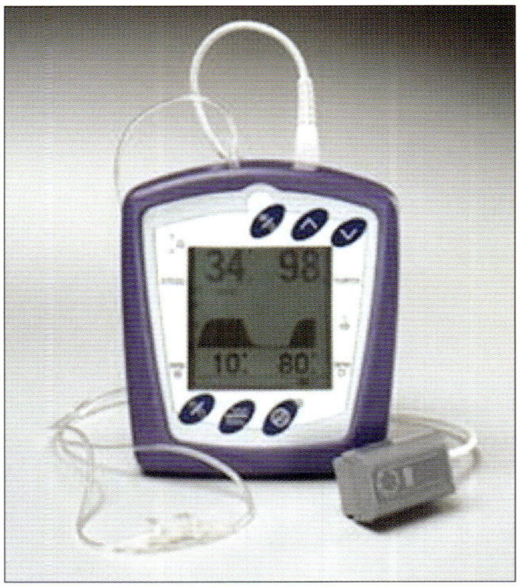

그림3-5. 호기말 이산화탄소 측정기(capnometry) (BCI® Capnochek® Ⅱ Capnometer Oximeter)

호기말 이산화 탄소 분압을 사용함으로서 얻을 수 있는 가장 큰 이점은 환자의 호흡상태를 장비에서 그래프로 보여준다는 것이다. 장비의 모니터에 표시되는 이산화탄소 레벨의 숫자와 그래프로 환자의 환기에 대한 정보를 시각적으로 얻을 수 있다.

또한 호기말 이산화탄소 분압을 측정함으로서 환자의 환기 상태를 평가할 수 있다. 환자의 환기 상태를 가장 정확하게 나타낼 수 있는 수치는 폐포 이산화탄소 분압 ($PACO_2$)이지만 이것을 측정하는 것보다는 동맥혈 이산화탄소 분압 ($PaCO_2$)이나 호기말 이산화탄소 분압 ($PETCO_2$)을 측정하는 것이 보다 간단하다. 이론적으로는 환자에게서 완전한 환기/관류가 이루어진다면 $PACO_2$는 $PaCO_2$와 같고 또한 $PETCO_2$와도 차이가 없어야 한다. 그러나 정상인에서도 생리학적 사강(dead space)과 우 → 좌 션트가 존재하며 정상적으로 폐 부위에 따라서 환기/관류 불균형이 존재하기 때문에 세가지 이산화 탄소 분압 사이에 차이가 존재하게 된다. 정상 성인에서 $PaCO_2$의 정상 범위는 35~45 mmHg인데 $PETCO_2$와의 차이는 정상인에서 2~5mmHg 정도 존재하므로 측정치를 판독할 때 정상 범위를 30~40mmHg 정도로 고려하면 되겠다. 만약 $PETCO_2$가 갑자기 급격히 감소한다면 이는 샘플 채취관의 파열이나, 단절, 각힘 등에 인한 경우가 가장 흔하지만 혈압의 급격한 하강, 폐 색전, 심정지, 호흡정지와 같은 응급 상황에서도 이러한 소견이 나타날 수 있으므로 반드시 확인해 보아야 한다. $PETCO_2$가 천천히 지속적으로 감소하는 경우는 주로 과환기에 의해 체내 이산화탄소 생성양 보다 호흡에 의한 배출양이 많아져서 발생하고 이러한 경우 호흡성 알칼리혈증이 발생할 수 있다.

**표 3-1.** $PETCO_2$ 수치 변화의 원인들

| $PETCO_2$가 증가하는 경우 | $PETCO_2$가 감소하는 경우 |
|---|---|
| 이산화탄소 생성의 증가<br>• 고열<br>• 패혈증<br>• 갑상선 기능 항진증<br>• 경련, 떨림 | 이산화탄소 생성의 감소<br>• 저체온<br>• 갑상선 기능 저하증 |
| 이산화탄소 배출의 감소<br>• 호흡저하 | • 과환기<br>• 샘플 채취선의 오류<br>• 폐색전증<br>• 관류저하 |

호기말 이산화탄소 분압의 그래프 패턴으로도 많은 정보를 얻을 수 있는데 이는 자발호흡시 보다 전신마취시나 기계호흡시에 보다 유용하다. 진정시 그래프 파형을 감시할때 주의깊에 봐야 할 점은 일정한 패턴이 유지되는지, 호흡수는 적절한지, $PETCO_2$ 수치는 정상 범위를 유지하는지 등이다.

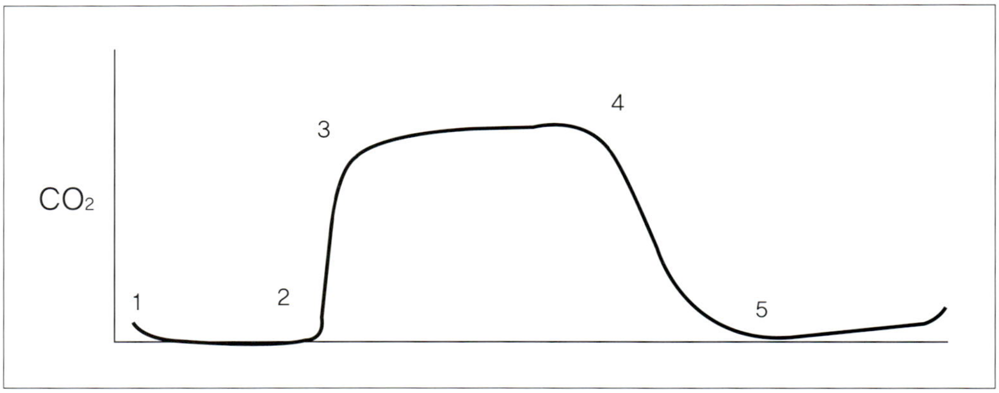


그림 3-6. 호기말 이산화탄소 분압 파형
1 → 4 : 호기
4 → 1 : 흡기

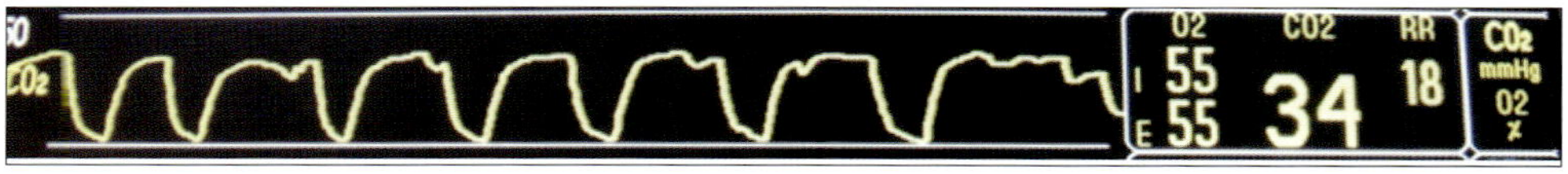


그림 3-7. 실제 환자 모니터 화면

실제 진정시 간단하게 측정할 수 있는 방법으로는 보통 경비 캐뉼라에 샘플 채취관을 같이 연결하거나 환자의 콧구멍 옆에 바로 채취관의 끝부분을 거치시켜 사용하는 방법이 있고 최근에는 경비 캐뉼라 자체에 채취관이 같이 부착된 상용화된 제품도 나오고 있다. 주의할 점은 채취관의 직경이 보통 1.5mm 정도로 가늘어서 환자에게서 배출되는 수분에 의해 생성되는 물방울이나 기타 오염 물질로 쉽게 막힐 수 있으므로 사용 전 항상 점검해 보는 것이 중요하다.

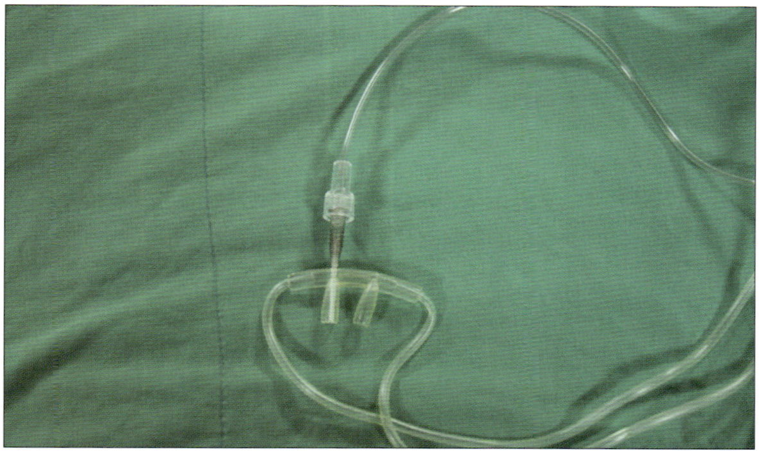

그림 3-8. 경비 캐뉼라에 샘플채취관을 연결한 모습

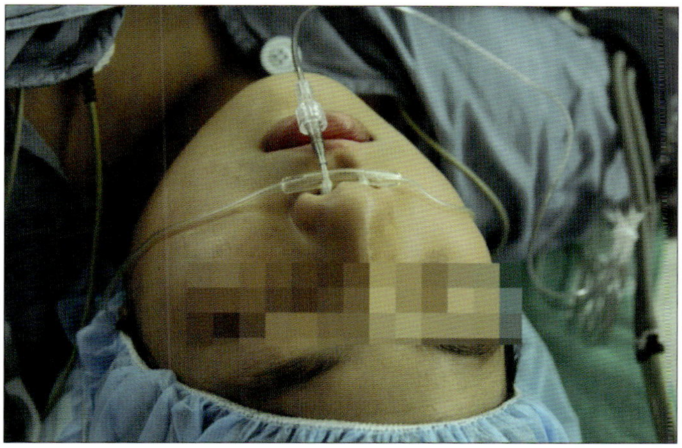

그림 3-9. 실제 환자 적용의 예

## 4) 청진

가장 기본적이고 고전적인 호흡감시는 청진이다. 전흉부 (precordial region)에 청진기를 고정시키거나 식도청진기 (esophageal stethoscope)를 사용해서 지속적으로 감시할 수 있는데, 식도청진기는 환기와 숨소리의 질을 확인할 수 있을 뿐 아니라 심박동이나 심 잡음까지도 지속적으로 감시할 수 있는 장점이 있지만 식도 내로 거치시켜야 하므로 의식이 있는 환자나 진정 환자에서는 사용의 제한이 있다.

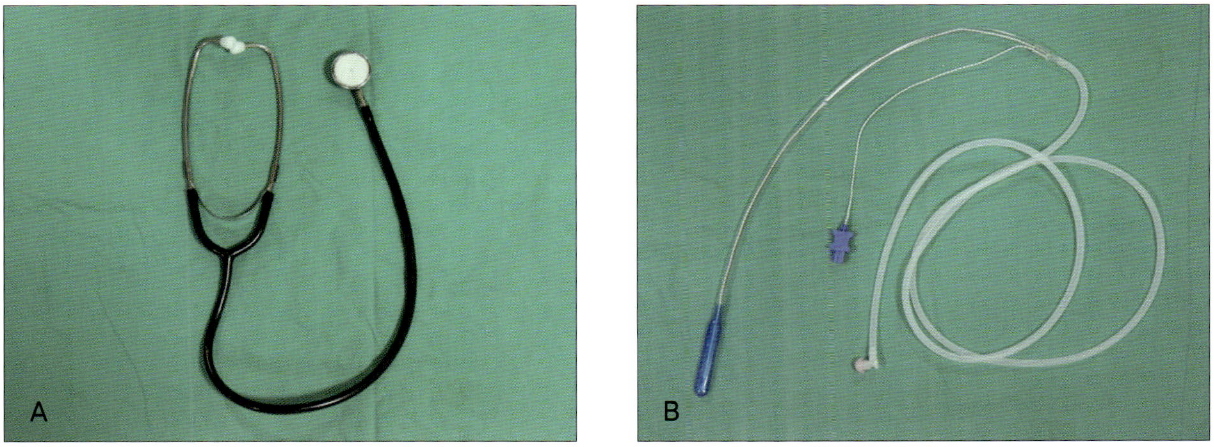

그림 3-10. 전흉부 청진기(A) 및 식도 청진기(B)

## 4. 순환기계 감시

### 1) 심박수 및 맥박수

가장 비 침습적이고 기본적인 심장의 감시법은 심박수의 측정이다. 심박수와 맥박수는 보통 같은 의미로 사용되지만 엄밀히 말하자면 차이가 있다. 심박수는 심장의 박동수이며 이는 보통 심전도상 측정되는 수치로 나타난다. 반면 맥박수는 말초에서 측정되는 박동의 수를 말하며 맥박 산소 측정기(pulse oxymeter)나 전자 혈압계 등에서 측정되는 숫자를 말한다. 보통은 심박수와 맥박수가 같지만 심실 세동이 있는 환자에서는 심박수보다 맥박수가 적은 결과가 나타날 수 있다. 이는 심 박출량이 충분치 않은 경우 말초에서 맥박을 촉지하지 못해 나타나며 따라서 임상에서 말초 혈관까지의 전체적인 조직 관류를 평가하는데 있어서는 맥박수가 보다 유용할 수 있다.

정상적인 심박수의 범위는 60~100 회/분 이며 환자의 스트레스 상태나 진정 깊이 등에 따라 변할 수 있어 전체적인 변화 양상을 관찰하는 것이 중요하다.

### 2) 심전도

심전도는 심장의 흥분과 수축, 이완과정에서 발생하는 전기적 신호를 피부에 부착한 전극을 통해 측정해 그래프로 나타낸 것이다. 수술중 심장 기능의 감시에 가장 기본적으로 사용되는 장비이고 이 심전도로부터 얻을 수 있는 정보로는 심박수, 부정맥, 심근 허혈, 심근경색 등이 있다.

보통 수술중 모니터 하는 것은 표준 유도로서 전극을 각각 오른손, 왼손, 왼발에 연결해 유도 I (lead I), 유도 II (lead II), 유도 III (lead III)를 얻는다. 이중 lead II에서 P 파를 가장 잘 볼 수 있어 일반적으로 수술실에서는 lead II를 사용한다.

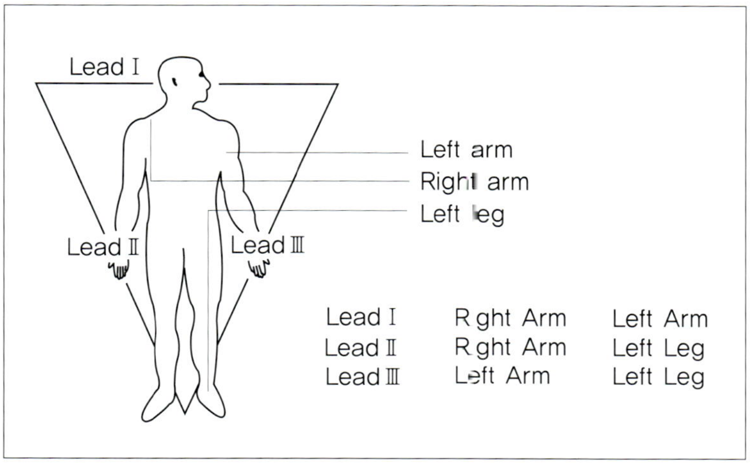


그림 3-11. 표준 유도에서의 유도 I, II, III

심전도를 평가할 때 관찰해야 할 항목으로는 심박수, 리듬의 규칙성, 파형 등이 있으며, 특히 맨처음 심전도 모양을 주의깊게 관찰하여 중간에 변하지 않았는가의 여부를 반드시 체크하여야 한다.

심전도의 판독에는 많은 경험과 공부가 필요해 치과 영역에서 사용시 판독에 제한이 있을 수 있지만 정상 심전도를 익혀두고 비정상적인 심전도와 구분할 수 있는 것은 환자의 심기능 감시에 큰 도움이 된다.

운동선수나 베타 차단제 계통의 항 고혈압제를 복용중인 환자의 경우는 심박수가 60회 이하로 감소해 있는 경우가 흔한데 이는 비정상 소견이 아니다. 하지만 심실차단이나 동방차단, 과도한 진정과 같은 경우 심박수가 느려질 수 있다. 심박수가 100회 이상으로 증가되는 빈맥의 경으는 과도한 신체활동이나 긴장, 스트레스, 너무 얕은 진정, 통증, 발열 등에 의해 유발 될 수 있다. 이외에 심실세동이나 심실빈맥, 상실성 빈맥등과 같은 경우에도 심박수가 과도하게 증가되는데 이경우는 내과적 응급 상황이며 적절한 약물 투여나 심각한 경우 제세동기의 사용을 고려해 보아야 한다.

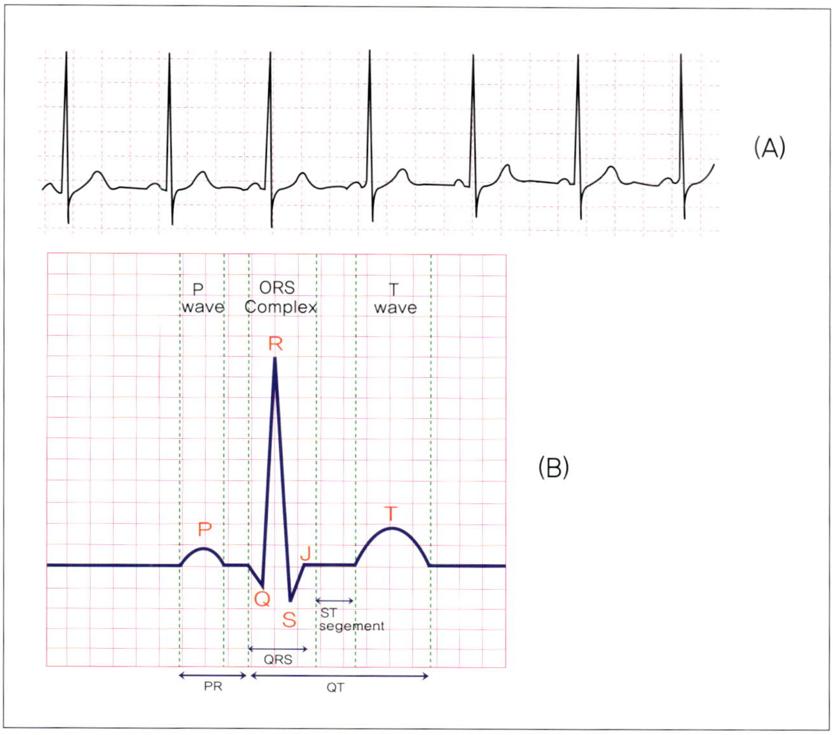


**그림 3-12.** 정상 심전도 리듬 (A) 및 정상 파형 (B)

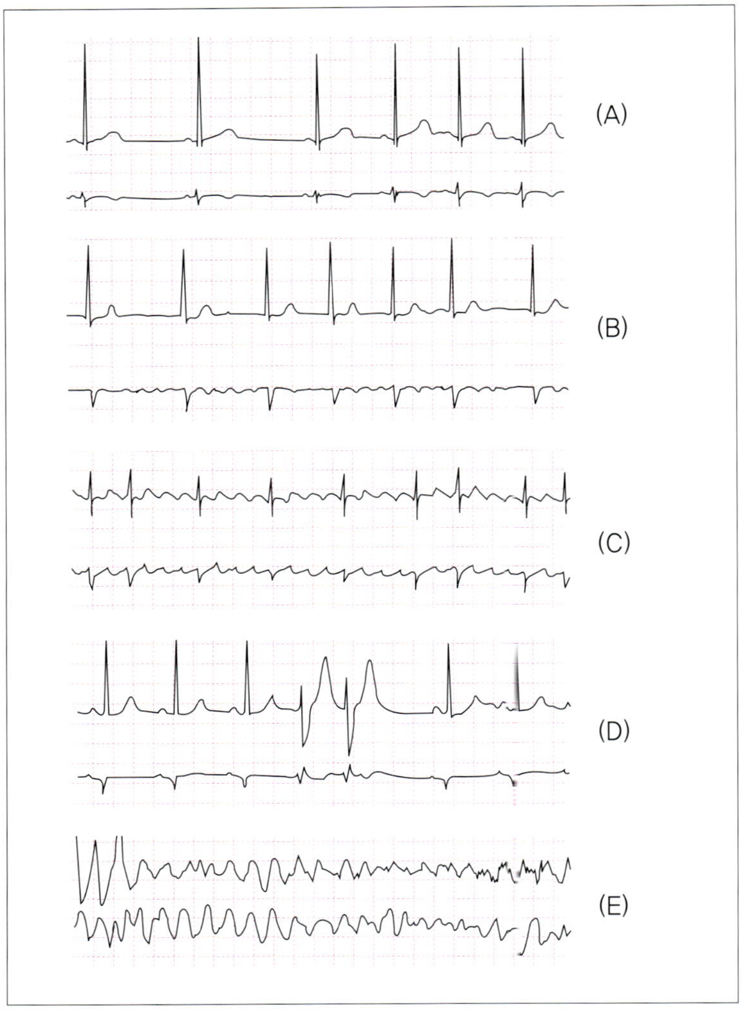


**그림 3-13.** 다양한 부정맥
A : 동성 부정맥 (sinus arrhythmia)
B : 심방세동 (atrial fibrillation)
C : 심방조동 (atrial flutter)
D : 심실조기수축 (ventricular premature contracture, VPC)
E : 심방조동 (ventricular flutter)

또한 심근 허혈 (myocardial ischemia)이나 심근 경색 (myocardial indfarction)시 볼수 있는 심전도 상의 변화로 주의깊게 관찰 하여야 한다. 이러한 경우 특징적으로 ST 분절의 하강이나 상승, T 파의 뒤집힘 등의 소견을 볼 수 있다.

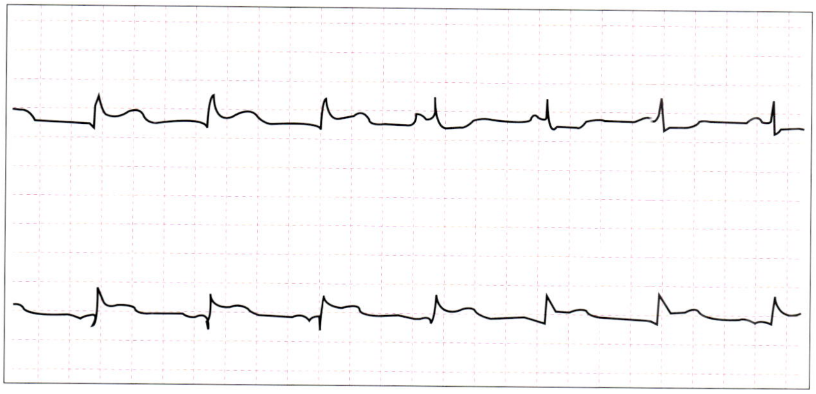

그림 3-14. 급성 심근 경색증시 심전도. Lead Ⅱ에서 ST 분절의 상승 소견을 관찰할 수 있다.

원인으로는 스트레스, 빈맥, 고혈압, 고체온 등의 요인으로 심근의 산소 소모량이 증가한 경우나 관상동맥 협착, 확장기 혈압 감소, 출혈, 산소포화도의 감소 등 산소 공급량이 감소한 경우가 있으며 의심시 원인에 맞은 조치를 우선 취하여야 하며 응급질환이므로 빠른 대처가 필요하다.

## 3) 혈압

혈압의 측정은 환자의 심혈관계를 평가하는데 있어 가장 기본적인 항목이다.

심장의 박동에 의해 유지되는 동맥 혈압은 모든 조직의 관류에 중요하며, 특히 심장 관상동맥, 뇌, 신장 등의 주요 장기로의 혈류가 감소시 심각한 손상을 초래할 수 있어 항상 적절한 동맥 혈압을 유지하는 것이 중요하며 따라서 진정법 시행중 지속적인 혈압 측정과 주의깊은 감시가 중요하다.

측정 방법으로는 비침습적 방법과 침습적 방법이 있는데 침습적인 방법은 직접 동맥 혈관 안으로 카테터를 삽입하여 압력 변환기를 통해 측정하는 방법으로서 실시간으로 혈압의 감시를 할 수 있고, 지속적으로 동맥혈 가스 분석을 시행할 수 있으며 혈압 외에도 다른 감시 장치를 사용함으로서 심박출량 등의 보다 많은 정보를 얻을 수 있다는 장점이 있지만 진정법을 시행받는 환자에게 사용하기에는 무리가 있다. 보통 침습적 혈압 측정은 전신마취시 수술 중 급격한 혈압 변화가 예상되거나, 다량의 출혈이 예상되는 경우, 지속적으로 동맥혈에서 혈액 샘플을 채취할 필요가 있는 경우 등에서 사용한다.

우리가 흔히 사용하는 커프를 이용한 혈압 측정법은 비침습적인 방법으로서 보통 상지의 위 팔에서 측정하나 환자가 너무 비만한 경우에는 손목에서 측정 할 수도 있다.

보통 고전적으로 수은 혈압계나 아네로이드 혈압계를 사용 할 수 있으나 요즘은 간단하고 소형화된 자동 혈압계들이 많이 나와있다. 자동 혈압계는 진동법에 의해 평균 동맥압을 구하고 자체적인 계산에 의해 수축기 혈압과 이완기 혈압을 산출하는 방식으로 결과를 나타내며 보통 맥박수도 함께 표시된다.

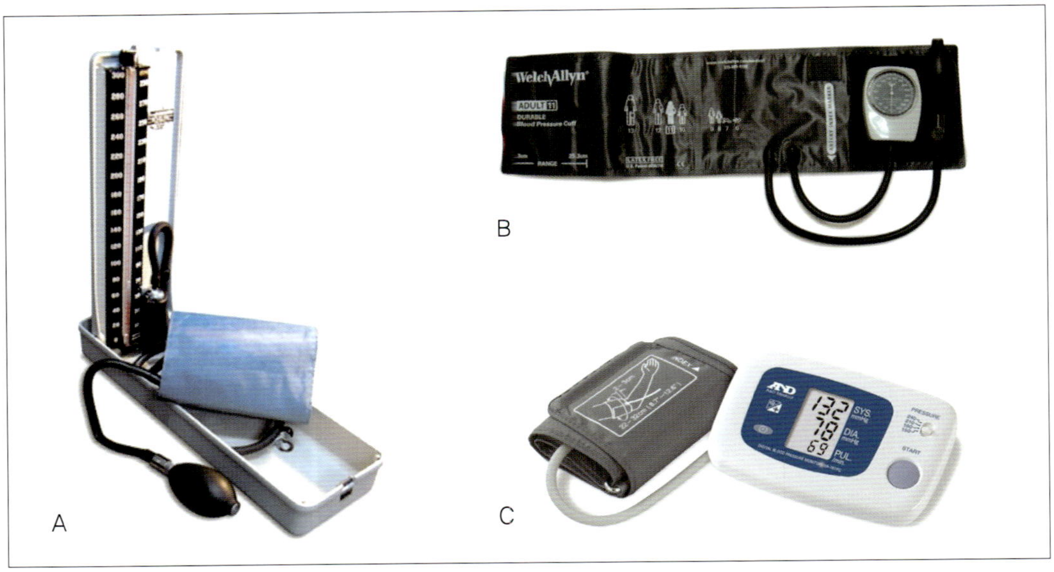


**그림 3-15.** 여러 종류의 혈압계
A. 수은 혈압계 B. 아네로이드 혈압계 C. 전자혈압계

환자에게 혈압을 잴 때는 미리 환자에게 설명하고, 특히 시술 중 일정한 간격을 두고 반복적으로 측정할 경우에는 환자가 불편감을 느낄 수 있으므로 반드시 설명을 하여야 한다.

보통 측정 부위는 심장 높이와 같게 해서 측정하는데 만약 측정 부위가 심장보다 높다면 실제 혈압보다 낮은 결과가 나오게 되며 반대로 측정부위가 심장보다 높다면 실제 혈압보다 높은 측정치가 나오게 된다. 일반적으로 심장과 측정부위의 높이 차가 20cm 난다면 혈압은 15mmHg정도 차이가 나게 측정된다.

커프의 크기도 정확한 측정치를 얻는데 중요한데, 커프 낭대의 너비가 위팔 둘레의 40%정도, 길이는 위팔 둘레의 80~100% 정도 되는 것 (길이:너비=2:1)을 선택한다. 비만 인구가 많은 미국에서는 잘못된 크기의 커프 선택이 잘못된 혈압 측정 결과를 얻는 가장 흔한 원인으로 보고되고 있다. 커프가 작은 경우에는 혈압이 실제보다 높게 측정되며, 커프가 큰 경우에는 실제보다 낮게 측정되게 된다.

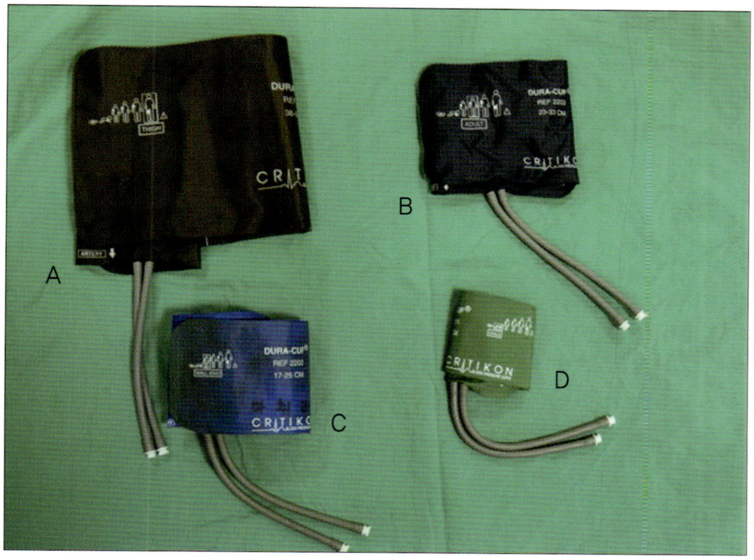


**그림 3-16.** 다양한 크기의 커프
A. 성인용 대형 커프 B. 성인용 표준 커프 C. 소아용 커프 D. 유아용 커프

미국 심장 학회에서 권고하는 낭대의 크기는 다음과 같다.

- 왜소 성인 크기 : 12×22cm, 팔둘레 22~26cm
- 표준 성인 크기 : 16×30 cm, 팔둘레 27~34cm
- 거대 성인 크기 : 16×36 cm, 팔둘레 35~44cm
- 성인 넓적다리 크기 : 16×42 cm, 팔둘레 45~52cm

커프는 위팔의 팔꿈치 주름 (elbow crease) 3cm 위에 위팔동맥 (brachial artery)이 중앙으로 오도록 위치시키고, 위팔 오목 (antecubital fossa)이 심장의 위치와 수평이 되도록 흉골의 중앙 부위에 위치시킨다.

측정 되어지는 결과에는 수축기혈압(systolic blood pressure), 확장기 혈압(diastolic blood pressure), 평균 동맥압(mean arterial pressure), 맥압(pulse pressure)이 있다.

수축기 혈압은 심실의 수축에 의해 심장에서 혈액이 박출될 때의 혈관내 최고 혈압을 말하며 정상 성인에서 대략 120mmHg정도 되지만 나이가 많아질수록 확장기 혈압과 함께 높아진다. 확장기 혈압은 심장이 수축 이후 확장시 최저 혈압을 말하며 정상 성인에서 80mmHg 정도가 된다. 맥압은 수축기 혈압과 이완기 혈압의 차이를 말하며 이는 혈관의 탄성도와 일회 박출량에 크게 영향을 받는다. 보통 일회 박출량이 많아지는 경우 맥압이 상승하고 반대로 일회 박출량이 감소하는 경우 맥압은 하강하게된다.

평균 동맥압은 수축기 혈압과 이완기 혈압의 평균치를 말하며 전자혈압계를 사용하는 경우 자동으로 얻어지지만 다음과 같은 공식을 통해 얻을 수 있다.

- 평균동맥압 = (수축기혈압+ 2* 이완기 혈압)/3

평균 동맥압은 수축기 혈압보다는 확장기 혈압에 더 많이 영향을 받으며 나이가 많아질수록 확장기 혈압과 가깝게 된다.

수축기 혈압이 120mmHg 미만이고 이완기 혈압이 80mmHg 미만인 경우를 정상 혈압으로 판정하며 둘중 하나라도 이범위를 벗어난다면 고혈압이나 고혈압 전단계로 판정한다.

표 3-2. 고혈압 판정 기준

| | 수축기혈압(mmHg) | | 이완기혈압(mmHg) |
|---|---|---|---|
| 정상혈압 | 〈120 | And | 〈80 |
| 고혈압전단계 | 120~139 | Or | 80~89 |
| 제1기 고혈압 | 140~149 | Or | 90~99 |
| 제2기 고혈압 | ≥160 | Or | ≥100 |

다른 수치들과 마찬가지로 혈압도 일시적인 측정치도 중요하지만 진정법 시행중 시간의 흐름에 따라 변동되는 패턴을 함께 보는 것도 중요하다. 만약, 혈압이 계속 160/100 mmHg로 유지되던 환자의 혈압이 갑자기 100/60 mmHg로 감소하였다면 과도한 진정이나 다른 혈압 강하의 원인을 고려해보아야 한다.

## 5. 체온 감시

일반적인 진정법 시행중 체온의 감시는 필수적이지는 않다. 하지만 시행 전 환자가 정상 체온인지를 기록해 두는 것은 중요하며 만약 체온이 정상 범위를 벗어나 증가해 있거나 감소해 있다면 그 원인을 반드시 찾아보아야 한다. 일반적으로 깊은 진정이나 전신 마취시에는 신체의 대사 활동이 감소해 체온 조절 기능도 저하되어 체온이 쉽게 감소하는 경향이 있다. 특히 소아나 노인에게서 이러한 경향이 더크다.

체온의 측정은 고전적인 방법으로 유리-수은 체온계를 사용할 수 있는데 가장 간단한 가장 간단한 장비이긴 하지만 반응이 느리고 손상시 수은 노출등의 위험이 있어 최근에는 전자 체온계를 많이 사용한다. 외래에서 많이 사용하는 것들로는 고막 체온계와 피부 체온계가 있다. 피부체온계는 사용이 간단한 장점이 있지만 측정 결과가 심부체온과 차이가 많이 날 수 있어 신뢰도에 문제점이 있다. 최근 나온 감시장치들에는 전자 체온 측정 장치를 연결하여 지속적으로 체온을 감시할 수 있는 장비들이 있다.

심부 조직은 말초부위에 비해 온도가 높으면서 일정하고, 또한 관류가 잘 되는 곳으로 이루어져 있으며 보통 폐동맥, 식도 원위부, 고막 및 비인후에서 측정된 값과 같다고 간주하면 된다. 또한 체온이 급속히 변하는 특별한 상황이 아니라면 심부 체온은 구강, 액와, 직장 및 방광에서도 비교적 정확하게 측정된다. 이중 진정법 시행시 사용할 수 있는 방법으로 고막 및 액와부 에서 측정할 수 있다.

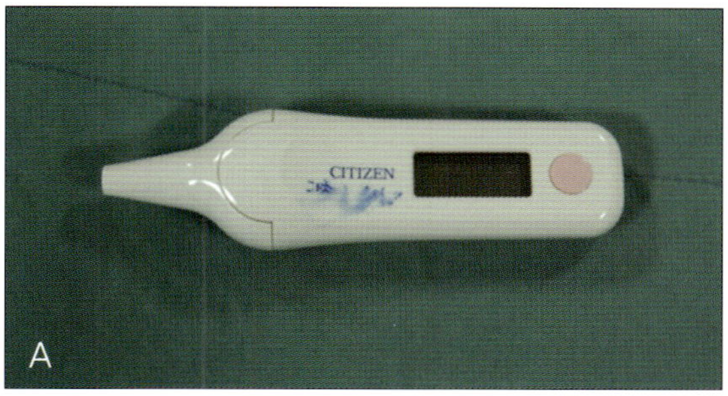
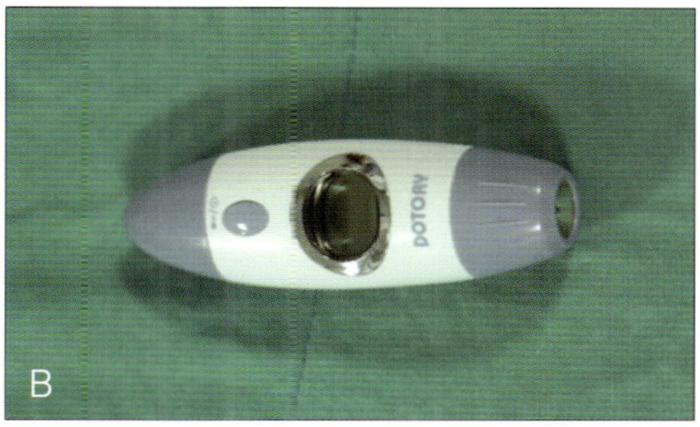
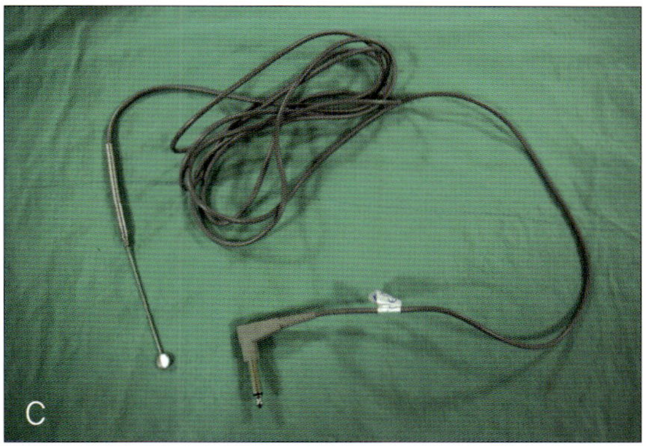

**그림 3-17.** 고막 체온계(A), 피부체온계(B) 및 전자식 온도센서 (C)

## 6. 환자의 의식수준 감시

진정제에 대한 반응은 모든 환자에서 다르게 나타날 수 있어 환자의 안전을 위해서는 진정의 깊이에 대한 감시도 반드시 이루어져야 한다. 같은 나이, 같은 체중의 환자에게 같은 용량의 진정제를 투여했다 하더라도 환자에 따라 무반응에서부터 깊은 진정까지 다양한 반응이 나올 수 있어 약제의 투여시, 투여중, 투여후에 항상 환자의 상태에 대한 주의깊은 관찰과 이에 대한 훈련이 필요하다.

일반적으로 의식상태를 평가하기 위해서는 관찰자가 관찰하여 기록하는 Modified Observer Assessment of Alertness/Sedation (MOAA/S), ramsay score 등이나 뇌파를 스펙트럼 분석하여 보다 객관적으로 수치화하여 나타내는 이중분광지수 (bispectral index, BIS)가 있다.

**표 3-3.** Modified Observer Assessment of Alertness/Sedation (MOAA/S)

| 점수 | 반응 |
|---|---|
| 5 | 이름을 부르는 것에 즉시 반응함 |
| 4 | 이름을 부르는 것에 둔감하게 반응함 |
| 3 | 크게 또는 반복해서 이름을 부르는 것에만 반응함 |
| 2 | 가볍게 찌르거나 흔드는 것에만 반응함 |
| 1 | 등세모근에 통증 자극을 주는 것에만 |
| 0 | 등세모근에 통증 자극을 주는 것에도 반응 없음 |

표 3-4. Ramsay Sedation Scale

| 점수 | 반응 |
|---|---|
| 1 | 불안, 격앙 상태 |
| 2 | 협조적, 지남력이 있으며 평온한 상태 |
| 3 | 단지 명령에만 반응 |
| 4 | 미간을 가볍게 두드릴 때 또는 큰 소리에 빠르게 반응 |
| 5 | 미간을 가볍게 두드릴 때 또는 큰 소리에 느리게 반응 |
| 6 | 미간을 가볍게 두드릴 때 또는 큰 소리에 무반응 |

대부분의 의식하 진정법 시행시에는 앞의 두가지 평가 방법으로 대략적인 평가가 가능하지만 보다 깊은 진정이 시행되거나 환자와 의사소통에 장애가 있는 경우에는 보다 적극적인 감시장비인 BIS의 사용이 큰 도움을 줄 수 있다.

BIS는 뇌에서 마취제 및 진정제의 진정, 최면 효과를 뇌전도(electroencephalography)의 빈도(frequency), 진폭(amplitude), 간섭(coherence)을 측정해서 기계 자체의 알고리즘을 통해 계산하여 나온 결과치로 표시한다.

이 결과치는 숫자로 표시되는데 완전한 각성 상태에서는 100, 뇌사와 같이 뇌기능이 전혀 없는 경우를 0으로 표시하게된다.

보통 85~65사이를 진정상태로 보고 깊은 진정이나 전신 마취시에는 65~40사이를 유지하도록 하게 된다.

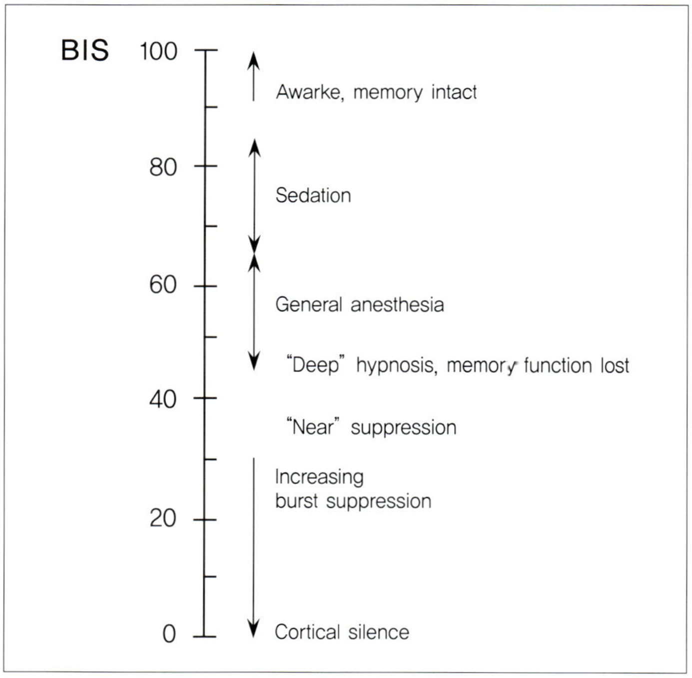


그림 3-18. 진정 및 마취 심도의 변화에 따른 BIS 결과치의 범위

BIS를 사용함으로서 보다 객관적이고 지속적인 진정 감시를 통해 환자가 과다 진정이 되는 것을 예방할 수 있고, 의사 소통이 불가능 한 경우에도 측정할 수 있으며, 진정에 필요한 약제의 최소한의 용량으로 최대한의 효과를 얻는 등의 장점을 가져올 수 있다.

하지만 장비와 센서 자체가 비싸 비용적인 문제가 있을 수 있으며 환자의 이마에 센서를 부착해야 해서 환자가 불편감을 느낄 수 있는 등의 단점도 가지고 있다.

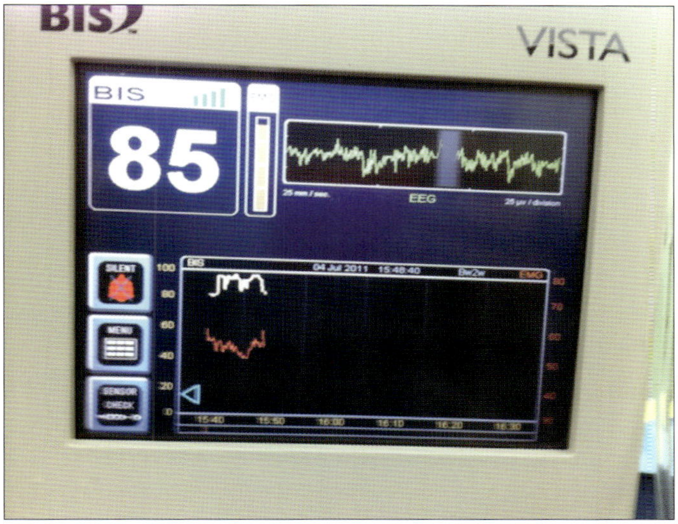


**그림 3-19.** Bispectral Index(BIS) 감시장치

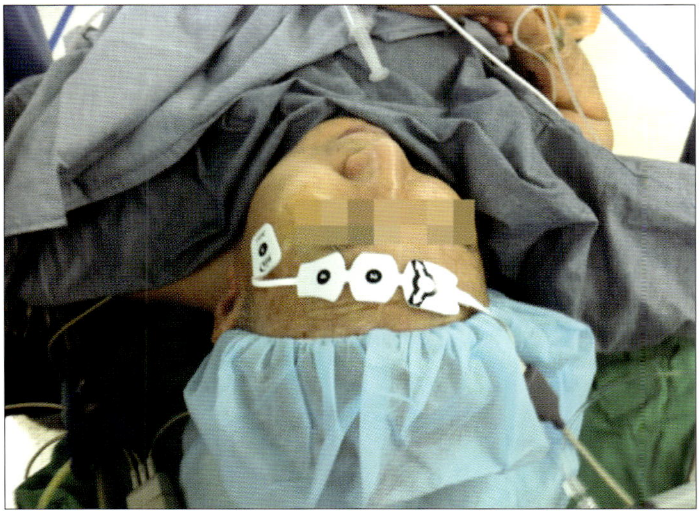

**그림 3-20.** Bispectral Index (BIS) 센서의 실제 부착 예

## 7. 기타 감시 항목들

### 1) 혈당

혈당은 특히 당뇨 환자에서 중요한데 진정법 시행시 미리 금식을 하는 경우가 흔하므로 특히 저혈당에 주의하여야 한다.

정상인에서 혈당은 약 70~150mg/dL로 유지되는데 혈당이 이 이하로 감소시 여러가지 증상이 나타날 수 있다. 저혈당 발생시 뇌와 여러 기관으로 공급되는 포도당이 부족해져서 현기증, 피로감등의 증상부터 심하면 간질 발작과 의식소실이 발생할 수 있다. 특히 의식이 저하되는 경우 진정제에 의한 것인지 저혈당에 의한 것인지의 구별이 반드시 필요하다. 저혈당이 발생하는 가장 흔한 원인으로는 증상으로는 당뇨병 치료제인 경구 혈당 강하제나 인슐린에 의한 것인데 특히 금식 기간 동안 환자가 당뇨약을 복용한다면 쉽게 발생한다. 이 외에도 아스피린이나 페닐부타존 같은 일부 진통제나 항생제 계통에 의해서도 드믈게 발생할 수 있다. 음주 후에도 흔하게 저혈당이 발생 가능한 것으로 알려져있다.

하지만 저혈당을 피하기 위해 혈당을 높게 유지하는 것은 백혈구의 활성도를 감소시켜 창상 감염의 가능성이 높아질 수 있다.

혈당의 측정은 현재 많이 시판되고 있는 간이 혈당 측정기로 쉽게 할 수 있다.

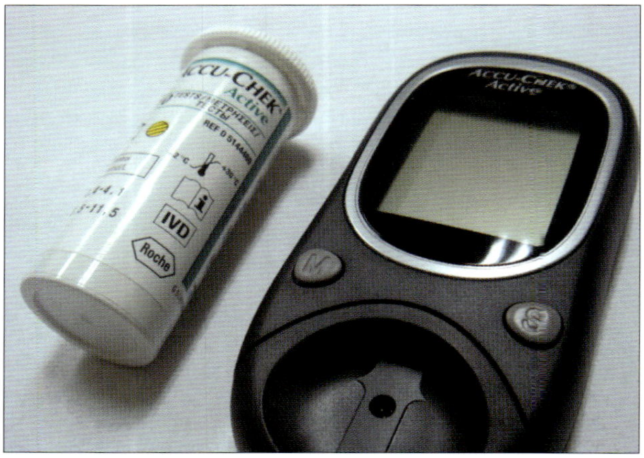


**그림 3-21.** 간이혈당측정기

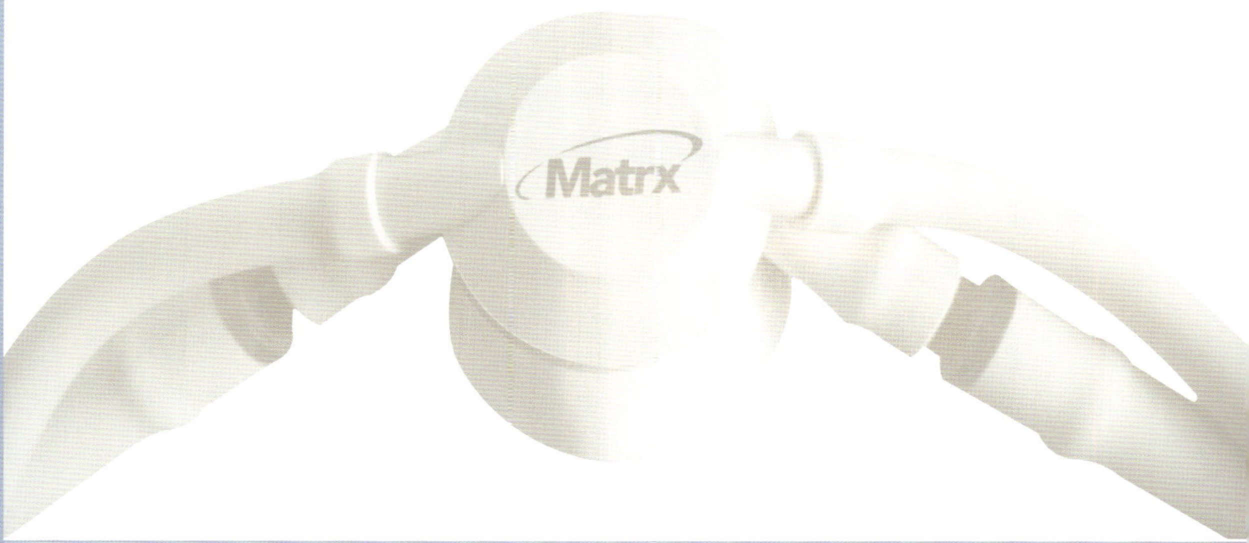


# Chapter 4_ 경구 진정법

1. Oral sedation
2. 경구진정의 장점
3. 경구진정의 단점
4. 경구진정시 꼭 필요한 조치
5. 경구진정시 약물의 흡수
6. 경구진정시 약물의 복용 방법
7. 경구진정 약 복용시 주의사항
8. 의료진의 고려사항
9. 경구진정에 사용 되는 약물
10. 항불안제의 사용
11. Benzodiazepine
12. Benzodiazepine 종류
13. Diazepam(Valium)
14. Alprazolam(xanax)
15. Lorazepam
16. Clorazepate
17. 진정수면제
18. Benzodiazepine
19. Flurazepam
20. Triazolam
21. Barbiturate
22. Chloral Derivatives
23. Histamine blockers
24. Hydroxyzine

## 1. Oral sedation

구강을 통한 약물의 투여는 가장 오래된 그리고 현재까지도 가장 많이 사용되는 방법이다. 환자 입장에서는 정서적인 거부감이 적고 적응하기 쉬우면서도 어려서 부터 이용해온 친숙한 방법이기 때문에 쉽게 받아들일 수 있다. 또한 정상적인 성인과 아동에서 적절한 용량의 투여는 가장 안전하면서 효율적인 효과를 매우 경제적으로 얻을 수 있기에 임상적으로 매력적인 방법이다. 이는 아주 간단한 방법이면서도 부가적인 장비의 사용이 필요 없기 때문에 환자와 의사 모두에게 부담을 주지 않는다.

## 2. 경구진정의 장점

정상적으로 구강을 통해 식사하고 섭취하는 사람에서 이 방법을 사용함에 있어서 저항을 하거나 두려워하는 경우는 드물다. 예외적으로 나이 어린 아동과 극도의 불안감을 가진 성인에서 이 방법에 대한 저항을 가지는 경우도 있을 수 있으나 이런 예외적 경으에서 조차 대부분 자세한 설명과 정서적 교감을 통한 확신을 주면서 사용하면 대부분 받아들인다. 정맥을 이용하거나 근육주사를 이용하는 경우에서와 같이 주사바늘에 대한 공포 등도 없기에 가장 무난한 방법이 될 것이다. 정상적인 위장관을 통한 흡수와 배설은 부작용의 발생 가능성을 현저하게 줄여주므로 전신상태가 정상적인 환자에서는 특별한 모니터링 없이 사용하는 것이 가능하며 부작용이 발생한 경우에도 그 부작용의 강도가 약하므로 대처가 용이하다. 또한 경제적으로 다른 방법에 비하여 매우 적은 비용이 발생하므로 환자에게는 더욱 매력적인 방법이다.

## 3. 경구진정의 단점

약물의 흡수와 유지 및 배설이 일정하지 않기 때문에 의사의 입장에서 조절하기 어려운 단점이 있다. 환자의 정확한 복용에 대해서 의사의 입장에서는 신뢰하기 어려우며 복용 여부 뿐만 아니라 과도한 용량이나 부족한 용량의 복용에 따른 문제 발생 가능성 역시 의사에게는 부담스럽다. 많은 환자들이 의사의 지시를 정확히 따르기 위해 노력하겠으나 일부는 지시에 반하거나 그 지시를 의도적이든 의도적이지 않든 따르지 않는 경우도 있으며 심지어 자신의 지시 이행 여부에 대하여 거짓을 말 할 수도 있으므로 이에 대한 정확한 확인과 기록이 필요하다. 이를 위하여 병원에서 진료진의 확인 하에 투여하는 방법이 가장 확실한 방법이 되겠으나 현실적인 한계로 인하여 모든 경우에 직접 확인하기는 어려우므로 환자에 대한 적절한 교육과 동기부여 및 진료진과의 상호 신뢰 형성이 필요하겠다. 지시를 정확히 이행한 환자에서도 각 개인마다 위장관에서의 불규칙적이고 불완전한 흡수는 약의 농도 유지와 배설에 차이를 만들게 되므로 진정의 깊이를 깊거나 얕게 조절하기가 어렵다. 추가적인 투여를 시행할 경우에도 흡수 시간이 오래 걸리므로 임상적으로 적용하는데 한계가 있다. 또한 약물의 제거 시간 역시 사람 마다, 심지어는 동일인에서도 전신상태에 따라 차이가 많이 나며 지속시간이 비교적 길므로 그 사용에 있어 주의가 필요하다.

따라서 경구진정을 사용시에는 다음과 같은 조치가 필요하다.

## 4. 경구진정시 꼭 필요한 조치

① 환자와 보호자에게 복용약의 종류와 역할에 대한 자서한 설명을 한다.
② 복용약의 용량과 복용방법 및 복용시간에 대한 사전 교육을 시행한다.
③ 환자의 나이, 몸무게, 전신상태를 고려한 정확한 용량을 처방한다.
④ 과도한 용량의 처방이 시행되지 않도록 중복 확인한다.
⑤ 약물 과복용 등의 문제 발생시 발현 증상과 대처 방법을 미리 설명한다.
⑥ 가능하다면 진료진의 확인 하에 투약을 시행하는 것이 좋다.
⑦ 시술 전에 환자가 실제로 시행한 복용 용량과 시간, 방법을 확인 한다.
⑧ 위의 사항들을 챠트에 정확히 기록한다.
⑨ 약물 복용 후 환자의 반응과 진정 깊이 등을 자세히 기록한다.
⑩ 시술 후 약물의 진정 효과에 의한 억제 작용이 해소되었음을 확인하고 귀가 시킨다.

## 5. 경구진정시 약물의 흡수

위장관을 통한 약물의 일차적 흡수는 위와 소장에서 불규칙하고 불완전하게 일어나는데 이때 약물의 지용성 정도, 위장의 산도, 위와 장의 점막 표면적, 장관의 공복시간, 약물의 물리적 성상(알약, 가루약 여부 등), 음식물이나 물의 병용 섭취 여부, 약의 생체이용률, 간의 더사 정도 등에 의하여 많은 차이를 나타내게 된다.

가장 먼저 약물의 흡수가 시작되는 곳은 위장이고, 점막의 주름으로 인한 넓은 표면적과 흡수 효율성 등의 이유로 대부분의 약물 흡수는 소장에서 일어나게 된다. 그러한 이유로 위 공복 시간이 짧을수록 약물 흡수의 효율성이 높아지고 일관될 수 있다. 위장 내에 지방이 있는 경우 위 공복시간이 길어지며, 음식물이 과도하게 함께 복용될 수록 흡수 시간이 길어지고 효율이 떨어지게 되며, 혈중 흡수도가 불규칙하게 된다. 그러므로 되도록 경구투여 약물은 공복 상태에서 한 잔의 물과 함께 복용하게 하여 최대한 일정하게 효율적으로 약물을 흡수 시키는 것이 바람직하다. 위장관의 문제가 있는 환자에서는 상태에 따라 제산제나 충분한 물 혹은 약간의 음식물과 함께 복용 할 것을 고려해 볼 수 있다. 그러나 음식물과 함께 복용시 흡수가 지연되고 흡수율이 떨어진다는 것을 고려해야 한다.

불안에 의해 약물의 흡수 효율이 절반 정도까지도 감소 할 수 있으므로 복용시 지시 사항에 대한 자세한 설명과 시술에 대한 이해를 통해 정서적 안정감을 주어 약물 효과를 증대 시킬 수 있다.

지용성 용액 제제가 가장 흡수가 효율적이므로 같은 상황 하에서는 수용성 혹은 알약 형태 보다는 먼저 고려해 보면 좋다. 그러나 복용과 사용 및 저장의 편의성 때문에 알약 형터가 일반적으로 많이 사용되고 있다.

## 6. 경구진정시 약물의 복용 방법

주로 사용이 추전되는 대부분의 경구약제는 섭취 후 30분 전후로 혈중농도의 증가가 시작되고 섭취 후 60분을 전후하여 최고 혈중농도에 이르며 3~4시간 정도 임상 효과가 지속된다. 그러나 이러한 시간별 변화는 흡수율에 의하여 차이가 많이 날 수 있으므로 지속적으로 환자의 임상 상태를 확인하며 시술을 시행하여야 한다.

특히나 약물의 과도한 투여로 과진정이 발생 할 경우에는 경구투여 약물은 이를 회복 시키기가 쉽지 않으므로 주의가 필요하다. 또한 저진정의 경우에도 추가 약물 투여시 다시 흡수에 60여분 정도의 시간이 소요되고 뒤늦은 효과의 과발현 가능성이 있으므로 함부로 추가 투여를 시행해서는 안된다.

치과 시술 시간은 대략 1~2시간 내외 정도 걸리게 된다. 진정법을 사용하면서 가능하면 여러 시술을 함께 시행하려 하기 때문에 혹은 오래 걸리고 통증이 크거나 두려움이 큰 시술을 시행하면서 진정법을 사용하기 때문에 일상적인 치과 외래 시술 보다 오랜 시간 시술이 이루어지게 된다. 그러나 대부분의 약물 지속 시간은 이 보다 길기 때문에 시술 후에도 진정 효과가 완전히 제거되지 않는 경우가 대부분 이다. 그러므로 시술 후에 바로 보호자 없이 진료실을 떠나거나 약물 복용자가 운전 혹은 기계 조작 같은 일들을 바로 하지 않도록 사전에 의료진의 조치가 반드시 필요하며, 환자와 보호자에게 이러한 사실들을 약물 섭취 사전과 사후에 충분히 고지하여야 한다.

## 7. 경구진정 약 복용시 주의사항

경구진정제의 복용시에는 과진정, 호흡억제, 의식감소, 의식상실이 발생 할 가능성이 있으므로, 의사는 사용하는 약에 대한 정보(작용, 금기증, 부작용, 주의사항 등)를 충분히 숙지하고 처방 투여하며 이에 대한 적절한 대비를 미리 해두어야 한다. 이러한 부담감으로 인해 경구진정제를 이용한 투여는 주로 낮은 수준의 진정에서 주로 사용하게 되는데 이때 환자의 공포감이나 불안을 줄여서 환자와 의사가 보다 편안하게 진료를 시행할 수 있게 도와주게 된다. 그러나 공포의 완전한 제거가 가능한 것은 아니므로 사전에 이에 대한 설명도 충분히 이루어져야 한다.

위의 사항에 대한 적절한 준비가 이루어진 후 경구진정제를 사용한다면 시술 전날의 불안감과 시술 당일의 공포감과 불안을 현저히 줄여 보다 편안하게 치과 진료를 받을 수 있게 도와주며 통증에 대한 역치를 높여 시술 중과 후의 고통과 이에 대한 기억도 줄여줄 수 있다.

## 8. 의료진의 고려사항

약물의 선택과 용량의 결정은 전적으로 의사의 처방과 책임하에 의해 이루어진다. 이는 다른 병원 직원에 의해 대신 이루어질 수 없으며 의사 본인이 책임있게 시행해야 할 것이다. 이의 결정을 위해서 의사는 환자의 병력, 나이, 체중, 과거 약물에 대한 반응, 전신상태에 대한 사전 확인을 정확히 시행하여야 하며 사용하고자 하는 약제에 대한 정확한 정보를 사전에 숙지하고 있어야 한다. 대부분의 약물 정보는 각각의 약제와 함께 동봉되어 있으며, www.kimsonline.co.kr, www.ePocrates.com과 같은 온라인 정보와 comparison,

Physicians Desk Reference, Mosby' s Dental Drug Reference 같은 책자를 통해 약품정보를 확인해 볼 수 있다.

일상적인 용량보다는 치과에서 시술 전에 사용하는 용량이 많이 필요하겠으나 일괄적으로 많은 용량을 처방하기 보다는 초기 내원시 저용량을 투약하면서 챠트에 그 환자의 반응을 기록하며 차츰 적절한 용량으로 증량해 가는 것이 바람직하다.

전신상태에 따른 신체의 변화를 계속적으로 확인하여 적절한 효능을 발휘하도록 하여야 하며 임신, 수유와 같은 간과하기 쉬운 변화들을 미리 확인하여야 한다. 특히 사용이 금기되는 환자군에 투약을 해서는 안된다.

## 9. 경구진정에 사용 되는 약물

| | | |
|---|---|---|
| 항불안제 (Antianxiety drug) | Benzodiazepine | Diazepam |
| | | Alprazolam |
| | | Lorazepam |
| | | Clorazepate |
| 진정수면제 (Sedative-Hypnotics) | Benzodiazepine | Flurazepam |
| | | Triazolam |
| | Non-Benzodiazepine | Zolpidem |
| | Chloral derivative | Chroral hydrate |
| 안티히스타민 (Histamine Blockers) | Promethazine | |
| | Hydroxyzine | |

## 10. 항불안제의 사용

항불안제는 중추신경억제제로서 약한 정도에서 부터 중등도의 걱정과 불안,긴장 완화를 위하여 사용할 수 있다. 원래는 불안장애의 치료 및 불안 증상의 단기완화를 위해 사용되는 약제로 우울증에 수반하는 불안, 정신신체장애(위 · 십이지장궤양, 과민성대장증후군, 자율신경실조증)어서의 불안, 긴장, 우울, 수면장애, 공황장애 개선을 위해 사용되는 약제이다.

Anxiolytic sedatives, psychosedatives라고 언급되기도 하였으나 최근에는 항불안제(antianxiety drug)라고 불리며 낮은 용량으로 환자의 의식수준이나 운동수행 능력의 결함 없이 불안을 완화시켜 평안함과 이완을 목적으로 사용할 수 있다. 대부분 benzodiazepine계의 약물로 비교적 치료 용량 범위가 넓은 특성을 가지고 있어, 부작용 발생 가능성 없이 안정적으로 사용되고 있다.

주로 내과, 정신과, 마취과 또는 수술 전 수술을 시행하는 해당 과에서 처방하여 사용하고 있는데, 치과에서는 아직까지 많이 사용하고 있지는 않다. 이는 약물에 대한 사용이 아무래도 의과에 비해 낯설어서 익숙하지 않고 이에 대한 지식과 사용에 대한 준비가 되어 있지 않아서이기도 하고 대부분의 환자들이 치과 시술을 무서워하면서도 다른 방법이 없다고 여기고 환자 본인이 스스로 극복해야 한다고 생각하기 때문이다.

그러나 시술 전 날과 시술 직전에 이루어지는 항불안제의 적절한 사용은 시술이 이루어지는 전 날의 불안감으로 인한 수면장애를 줄여주고 시술 당일 시술 전의 치과 내원과 시술의 공포감을 감소 시켜 환자와 의사의 진료가 수월하게 이루어질 수 있도록 도와줄 수 있다.

## 11. Benzodiazepine

1933년 처음 합성되어 소개된 향정신성의약품으로 벤젠고리와 여기에 결합한 디아제핀 고리를 기본골격으로 하는 항불안, 진정최면제 이다. 신경증에서의 불안,긴장, 정신신체장애(소화기 질환, 순환기 질환, 자율신경실조증, 갱년기장애)에서의 불안, 긴장, 우울, 마취전 투약, 알코올 금단증상 치료, 골격근경련 또는 간질의 치료 보조제로 사용되고 있다.

대표적인 약물로는 diazepam, oxazepam, aplrazepam, lorazepam, clorazepate 등이 있다.

경구 투여 후 30분에서 8시간 정도 지나면서 최고 혈중농도에 도달하여, 중추형 및 말초형 벤조디아제핀 수용체에 결합하여 GABA 수용기에 결합하고 GABA의 효과를 증강시킨다. 복용자의 중추신경을 억제하여서 진정, 최면, 항불안, 근이완, 항경련작용 등을 일으켜 술을 마신 듯한 평안함과 이완을 가져온다. 벤조디아제핀제제의 정확한 작용기전은 모두 밝혀지지 않았으나 몇 가지 기전에 의한 것으로 알려졌다. 이는 중추신경내 여러 부위의 특정 수용체에 결합하여 효과를 나타내는 것으로 생각되는데, GABA를 매개로 하는 신경근연접(시냅스)이나 전신경근연접을 억제하거나 또는 잠재성의 유발기전에 직접 영향을 미치는 것으로 생각된다.

치과에서 경구 투여를 통한 불안 조절에 있어서는 매우 적합한 약제로 시술 전 약한 수준이나 중등도 수준의 걱정과 두려움을 조절하는데 매우 유용하다. 약제의 종류도 다양하며 약제 각각의 발현과 지속시간도 다양하여 필요에 따라 선택하여 사용할 수 있다. 치료용량과 독성용량의 차이가 커서 약물의 안정성이 비교적 크기 때문에 과도한 초과 용량을 투약하지 않는 이상 위험하지 않은 것으로 알려져 있다.

치과외래에서 일반적으로 가장 많이 사용되어 왔던 약물은 diazepam(valium)과 oxazepam(serax) 그리고 Lorazepam(ativan)이다. diazepam은 전통적으로 비교적 빠른 작용과 안정성 그리고 부가적인 근이완작용과 익숙함 때문에 꾸준히 선호되어 왔으며 oxazepam은 빠른 반감기로 인해 시술 후 회복에 있어서의 유리하므로 사용되어 왔다. 최근에는 빠른 반감기와 확실한 약효 그리고 노인이나 쇠약한 환자에서도 안정적이라고 생각되는 alprazolam의 사용이 선호되고 있으며, 입원환자의 경우에는 충분히 긴 작용시간을 가지는 lorazepam의 사용을 고려해 볼 수 있다.

Benzodiazepine은 간에서 생체 대사를 거치지만 hepatic microsomal enzyme의 유도를 자극하지 않기 때문에 항응고제와 같은 다른 약물과의 상호작용이 없는 것으로 알려져 있다. 다만 다른 중추신경 억제제를 같이 사용할 경우 효과가 증강되므로 알코올, phenothiazine, 마약성진통제, barbiturate, MAO억제제, 기타 항우울제와 병용 처방은 피해야 한다.

가장 흔한 부작용은 일시적 졸림, 피곤 및 운동실조이며, 투여를 중단하면 이는 소실된다. 졸음, 주의력, 집중력, 반사운동능력 등의 저하가 일어날 수 있으므로 이 약을 투여중인 환자는 자동차 운전 등 위험을 수반하는 기계조작을 하지 않도록 주의 한다. 특히나 치과치료를 대수롭지 않게 생각하고 집에서 복용하고 치과로 내원하거나 시술 후 귀가중 자동차 운전을 하게 해서는 안된다. 반드시 보호자와 함께 움직이도록 해야하며 시술 후에는 안전한 귀가가 가능하도록 확인하고 보내야 한다. 간혹 흥분, 환각, 불면증, 분노 같은 반대되는 반응이 나타날 수도 있다. 심한 우울증 또는 자살 의도가 있는 환자에게 투여할 경우에는 적절한 처방용량으로 신중하게 투여해야 한다. 공황장애환자나 우울증 환자 또는 자살할 소인이 있는 환자를 치료할 때는 특히 주의한다. 과다 사용하면 졸리고 무기력해지며 혼수상태에 이를 수도 있다. 간접적으로는 호흡계와 심혈관계를 억제하여 관상혈관 확장과 심경근 차단 등의 증상이 나타난다. 특히 임산부가 사용하면 선천성 기형을 유발할 수도 있으므로 투약 전 주의를 요한다.

향정신성의약품으로 치료 용량이라 하더라도 장기간 복용하면 정신적 의존뿐만 아니라 신체적 의존이 생길 수 있다. 중독성 변화가 일어나면 불안과 불면증, 동요, 진전, 두통 등의 금단증상에 일어나고 드물게 오심, 구토, 이상고열, 심계항진 등이 나타날 수 있으며 사용을 중단한 뒤 몇 주일 후에 간질과 발작이 나타나기도 한다. 장기간 사용시에는 혈액검사, 간기능 검사, 요검사를 정기적으로 실시하도록 한다.

그러나 1회나 1, 2일 투여 만으로는 신체적, 정신적 의존이 발생하기는 매우 어렵다. 치과에서 사용하는 경우와 같이 단기적 복용에는 의존성 발생이 매우 드물며 특히나 신체적 의존성 발생 빈도는 매우 낮다. 그러나 불필요한 경우의 남용과 장기간의 처방은 피해야 할 것이다. 일반적으로 시술 전날 저녁 혹은 시술 1~2시간 전 1, 2회 정도만 처방하게 된다.

## 12. Benzodiazepine 종류

| Anxiolytic Benzodiazepines | Peak Plasma Level(hr) | Half-Life (hr) |
|---|---|---|
| Aalprazolam (Xanax) | 1-2 | 12-15 |
| Bromazepam (Lexotan: Lexotanil) | | |
| Chlordiazepoxide (Librium) | 4 | 24-48 |
| Clorazepate (Tranxene) | 1 | 48 |
| Clonazepam (Rivotril: Klonopin) | 1-2 | 18-50 |
| Cloxazolam (Olcadil) | | |
| Diazepam (Valium) | 2 | 20-70 |
| Flumitrazepam | - | 13.5-36 |
| Flurazepam | 0.5-1 | 2.3 |
| Halazepam (Paxipam) | 2 | 14 |
| Ketazolam (Anxon) | | |
| Lorazepam (Ativan: Temesta: Tavor) | 2 | 12 |
| Medazepam (Nobrium) | 1-2 | - |
| Midazolam | 0.5 | 12-12.3 |
| Nitrazepam | 2 | 18-28 |
| Nordazepam (Madar, Stilny) | | |
| Oxazepam (Serax: Serepax) | 1-4 | 5.7-10.9 |
| Prazepam (Centrax: Lysanxia) | 4-6 | 63-70 |
| Pinazepam (Domar) | | |
| Temazepam | 2-3 | 10 |
| Triazolam | 1.3 | 1.5-5.5 |

이 약을 과량투여하면 약리작용의 연장으로 졸음, 운동협조 · 실조, 불명료 언어, 혼수, 호흡억제를 유발하게 된다. 다른 약물을 병용 또는 에탄올을 섭취하였을 경우에는 더욱 가능성이 높아지므로 사전에 설명과 확인을 통해 이러한 일이 일어나지 않도록 한다. 정상적인 상태에서의 정상 요량 처방시에는 중대한 속발증은 굉장히 드물게 일어난다.

과량투여시에는 1차적으로 호흡기계와 심혈관계 기능에 대한 처치를 한다. 즉각적인 구토물의 제거 및 위세척을 하고 모든 약물의 과량투여시와 마찬가지로 호흡, 맥박 및 혈압을 관찰하여, 필요시 통상적인 처치를 하며, 적절한 수액을 투여하고 기도유지를 해주어야 한다. 인위적인 이뇨나 투석이 반드시 필요하지는 않다. 과량투여를 치료할 때에 의사는 환자가 여러 약물을 복용했을지도 모른다는 것을 염두에 두어야 한다. 이 약을 과량투여한 경우, 또는 과량투여가 의심되는 경우 플루마제닐(벤조디아제핀 수용체 길항제)은 호흡기계와 심혈관계 기능의 처치와 함께 사용될 수 있다.

## 13. Diazepam (Valium)

수술 전 심하지 않은 두려움과 걱정을 조절하는데 매우 탁월하고, 빠른 작용시간의 발현은 치과치료나 수술 시 사용하기에 적절하다. 발륨이라는 상품명으로 많은 치과의사에게 익숙한 약물이기도 하다. 경구투여 후 위장관에서 빠르게 흡수되어 1시간 내에 최고 임상 효과의 90%가 나타나므로 주로 치료 1시간 전에 투여한다.

일반적인 긴장이나 걱정 해소를 위한 성인 용량은 2-10mg을 하루 2-4회 투여한다. 노인과 쇠약한 환자에게는 처음에 2-2.5mg을 1, 2회 투여하고 필요할 경우에만 용량을 증가시킨다. 치과에서는 일반적으로 2-10mg을 시술 전날 잠자기 전 혹은 치료 1시간 전에 투여한다. 주로 알약의 형태로 2, 5, 10mg 단위로 포장되어 있기 때문에, 체중이 가벼운 환자나 노인에서는 2mg 1정을, 건강한 성인에서는 2mg 2정 또는 5mg 1정 정도를 처방하여 사용하게 된다.

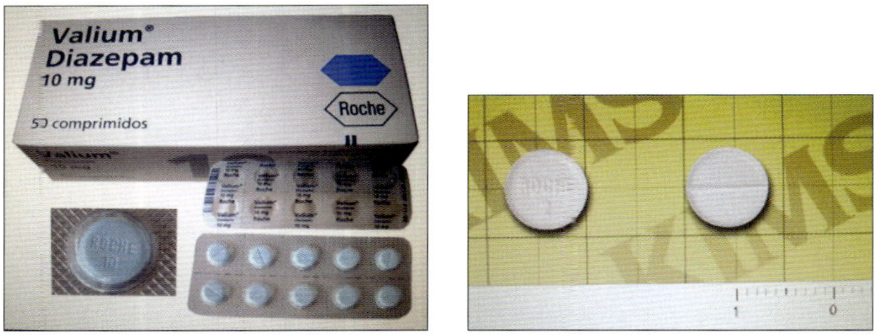


그림 4-1. Diazepam. 발륨이라는 상품명으로 많은 치과의사에게 익숙한 약물이다. Roche사에서 제조하여 한국로슈, 인비다코리아에서 판매하고 있다. 그 밖의 여러 회사에서 디아제판정, 메로드정, 바리움정 이라는 제품명으로 여러 제품이 판매되고 있다. 주로 알약의 형태로 2, 5, 10mg 단위로 포장되어 있다.

FDA의 임신중 약물투여 가이드 D(임상자료나 시판 후 자료에서 태아에 대한 위험성을 보인 경우. 그럼에도 불구하고, 약물사용의 유익성이 잠재적 위험성을 상회하므로 생명을 위협하는 상황이나 중증 질환에 사용이 필요한 경우, 보다 안전한 약물을 사용할 수 없거나 보다 안전한 약물이 효과가 없다면 사용할 수도 있는 경우)에 해당하므로 임산부에 대한 주의가 요하며 가임기 여성 환자에서는 반드시 임신 여부를 확인해야 한다. 모유를 통해 이행하여 신생아에 가면, 체중감소 등을 일으킨 경우가 있고 또한 황달을 증강할 가능성이 있으므로 수유부 투여는 피하는 것이 바람직하지만 부득이하게 투여하는 경우에는 수유를 중단한다.

DEA schedule IV(제한적인 약간의 남용 및 의존성이 있는 일부 진정제, 항불안약물 등)로 장기간의 중복된 투여를 주의하면 일반적인 1회성 투여에서는 중독이나 금단 증상은 위험하지 않다. 향정신성의약품으로 정신신경용제로 분류되어 항불안제로 사용된다.

• 용법과 용량

① 일반적으로 성인 1회 2~10mg을 1일 2~4회, 골격근경련은 1일 3~4회 까지 사용 가능하다. 소아에서는 0.1~0.3mg/kg/day을 3~4회 분복하며, 6개월 미만 아동은 사용 금기이다.

② 치과치료를 위한 경구 투여시 성인에서 2~10mg을 취침 전 또는 수술 1시간 전에 복용시킨다. 고령자 및 쇠약자는 2~2.5mg을 취침 전 또는 수술 1시간 전 복용시키고 필요시에 증량한다. 소아에서는 최저 유효량 1~2.5mg으로 시작, 필요에 따라 증량하는데 투여를 가급적 최소화한다.

③ 발현시간(sedation 30분)과 최대혈중농도 도달시간(55~80분)은 개인마다 차이가 많이 날 수 있다.

④ 간에서 대사 되며, 대부분 신장으로 배설된다.

• 금기

① 항콜린작용에 의해 안압이 상승하여 증상이 악화될 수 있으므로 급성 협우각형 녹내장 환자에서는 금기이다.

② 근이완작용에 의해 증상이 악화될 수 있으므로 중증의 근무력증 환자에서는 금기이다.

③ 벤조디아제핀계 약물에 과민증 환자

④ 중증의 호흡부전 환자, 수면무호흡증후군 환자

⑤ 6개월 이하의 영아

⑥ 알코올 또는 약물의존성 환자

⑦ 중증의 간부전환자

⑧ 이 약은 유당을 함유하고 있으므로, 갈락토오스 불너성(galactose intolerance), Lapp 유당분해효소 결핍증(Lapp lactase deficiency) 또는 포도당-갈락토오스 흡수장애(glucose-galactose malabsorption) 등의 유전적인 문제가 있는 환자에게는 투여하면 안 된다.

• 주의사항

① 심장애 환자(증상이 악화될 수 있다), 간 · 신장애 환자(배설이 지연될 수 있다), 뇌의 기질적 장애 환자(작용이 강하게 나타난다), 고령자 또는 쇠약 환자, 중등도의 호흡부전 환자(호흡부전이 악화될 수 있다), 우울증 환자, 알코올, 수면제, 진통제, 항정신병약, 항우울약  리튬 복용 환자에서는 투여에 신중해야 한다.

② 임부에서의 투약은 피한다.

③ 모유를 통해 신생아에 가면, 체중감소 등을 일으킨 경우가 있고 드한 황달을 증강할 가능성이 있으므로 수유부 투여는 피하는 것이 바람직하지만 부득이하게 투여하는 경우에는 수유를 중단한다.

## 14. Alprazolam(Xanax)

불안장애의 치료 및 불안증상의 단기완화, 우울증에 수반하는 불안, 정신신체장애(위 · 십이지장궤양, 과민성대장증후군, 자율신경실조증)에서의 불안, 긴장, 우울, 수면장애, 공황장애에서 사용되는 약제로 경구투여 후 신속히 흡수되어 1-2시간이 내에 최고혈중농도에 도달한다. 이 약의 평균제거 반감기는 건강한 성인에서 대략 11.2시간이며 주대사산물은 본제로부터 유도된 alphahydroxy-alprazolam 및 benzophenone이다. 그러나 대사산물들의 반감기는 이 약과 유사하며, 이 약과 같이 주로 소변으로 배설된다. 사용 용량이 적고 빠른 반감기로 인하여 회복 시간이 타 약제에 비하여 상당히 빠르기 때문에 치과 시술을 비롯한 국소 부위의 수술시 사용에 매우 유용하다. 최근에는 이러한 장점으로 기존에 사용되어 오던 발륨이나 아티반 같은 약제들을 대체하고 있다. 1~2 시간 정도 소요되는 치과 치료에는 매우 적합한 약제가 될 것이다.

다른 benzodiazepine 계열의 약물과 같이 비교적 안정된 약으로 알려져 있으며 정상인에서의 체내의 간효소계에 미치는 영향이 적으며 전신적 영향이 적어 사용에 따른 부담감이 상당히 적다. 그러나 다른 벤조디아제핀과 유사하기 때문에 태반을 경유하여 도유로 분비될 가능성이 있다.

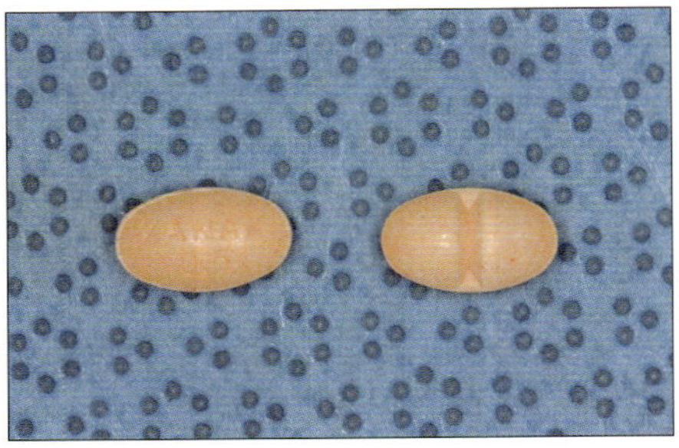

**그림 4-2.** Alprazolam. Xanax라는 상품명으로 알려져 있다. 0.25mg, 0.5mg, 1.0mg, 2.0mg 단위로 포장되어 자세틴정, 알프라졸람정, 새프람정, 자나팜정, 자이렌정, 자낙스정, 아졸락정, 알작스정, 아졸락정, 알작스정 등의 이름으로 한국화이자를 비롯한 여러 제약회사에서 생산과 판매를 하고 있다.

### • 용량과 용법

① 불안 감소를 위한 성인 용량은 0.25-0.5mg을 시술 1시간 전에 1회 투여한다. 1일 4mg을 최대용량으로 한다.

② 노인이나 쇠약한 환자의 경우 0.25mg을 투여하며, 환자의 상태에 따라 용량은 조절할 수 있으나 부작용이 나타나면 감량한다. 고령자에서는 은동실조, 과진정 등의 부작용이 나타나기 쉬우므로 소량 부터 투여를 시작하는 등 신중히 투여한다.

③ 소아에 대한 안전성 및 유효성은 확립되어 있지 않으므로 투약에 신중을 기한다.

④ 간에서 대사 되며, 대부분 신장으로 배설된다.

• 금기

① 벤조디아제핀계 약물에 과민증 환자.
② 급성 폐쇄각녹내장 환자.
③ 케토코나졸, 이트라코나졸을 투여받고 있는 환자.
④ 중증의 근무력증 환자.
⑤ 중증의 호흡부전 환자.
⑥ 중증의 간부전 환자.
⑦ 정신병적 특징, 양극성 장애 또는 내인성 우울(예: 심한 우울증으로 입원환자)이 있는 우울증 환자.
⑧ 수면 무호흡증 환자.
⑨ 알코올 또는 약물의존성 환자.
⑩ 임신 후기 여성.
⑪ 이 약은 유당을 함유하고 있으므로, 갈락토오스 불내성(galactose intolerance), Lapp 유당분해효소 결핍증(Lapp lactase deficiency) 또는 포도당-갈락토오스 흡수장애(glucose-galactose malabsorption) 등의 유전적인 문제가 있는 환자에게는 투여하면 안 된다.

• 주의사항

① 심장애 환자(혈압저하가 일어나 심장애가 악화될 수 있다), 간 · 신장애 환자(배설이 지연될 수 있다), 뇌에 기질적 장애 환자(작용이 강하게 나타난다), 고령자 또는 소약 환자(운동실조나 과진정이 나타날 수 있다), 중등도의 호흡부전 환자(호흡부전이 악화될 수 있다)에서는 투약에 주의가 필요하다.
② 드물게 중증의 폐질환자에서 치료초기에 이 약에 의한 사망이 보고되었다.
③ 투여한 약물이 특별히 정해지지 않은 상태에서 플루마제닐을 투여받은 환자에게 새로 이 약을 투여할 경우 이 약의 진정, 항경련 작용이 변화 또는 지연될 수 있다.
④ 우울증 환자에 투여시 경조증 또는 조증이 보고되어 있다.
⑤ 임신 후기 3개월이나 분만시 벤조디아핀계 약물에 노출된 영아에서 이완소이증후군(근긴장저하)이나 신생아금단증상(신경과민, 진전, 과긴장 등), 졸음, 황달증가가 일어났다는 보고가 있다. 이 약을 임신 중에 복용하거나 복용중에 임신이 된 경우는 태아에게 위험의 가능성이 있음을 환자에게 알려줘야 하며 임신후기의 여성에게는 투여하지 않는다.
⑥ 모유중 벤조디아제핀계 약물의 농도는 낮게 발견되지만, 모유를 통해 이행하여 신생아에 가면, 체중감소 등을 일으킨 경우가 다른 벤조디아제핀계 약물(디아제팜)에서 보고되고 있고 또한 황달을 증가시킬 가능성이 있으므로 수유부에게 투여를 피하고 부득이하게 투여할 경우에는 수유를 중단한다.

## 15. Lorazepam

아티반이라는 상품명으로 익숙한 약제로 불안과 관련된 각종 증상 및 우울과 관련된 불안에서의 각종 증상들을 신속히 해소시켜 준다. 신경증에서 불안, 긴장, 우울, 정신신체장애(자율신경실조증, 심장신경증)에서의 불안, 긴장, 우울, 마취전 투여에 많이 사용된다.

경구 투여 후 신속히 흡수되어 약 2시간 뒤에 최고 혈중농도에 도달하며 12-16 시간의 평균 반감기를 가지며, 임상적 적정농도에서 약 90%가 혈장단백과 결합한다. 항불안과 수면제로 효과적이며, 활동성 대사산물을 갖지 않는다.

이 약은 glucuronic acid를 포함하여 불활성 glucuronide를 형성하는 것이 주 대사과정이다. 투여량의 70~75%가 glucuronide로 요중 배설되며, 이 glucuronide는 특이 할 만한 중추신경계 작용이 없다. 즉, 이 약의 활성 대사물은 없다. 이 약의 혈장농도는 투여량에 비례한다.

젊은층과 노년층 환자의 비교시험에서 lorazepam의 약동력학은 연령이 증가함에도 변함 없이 유지되는 것으로 밝혀졌다.

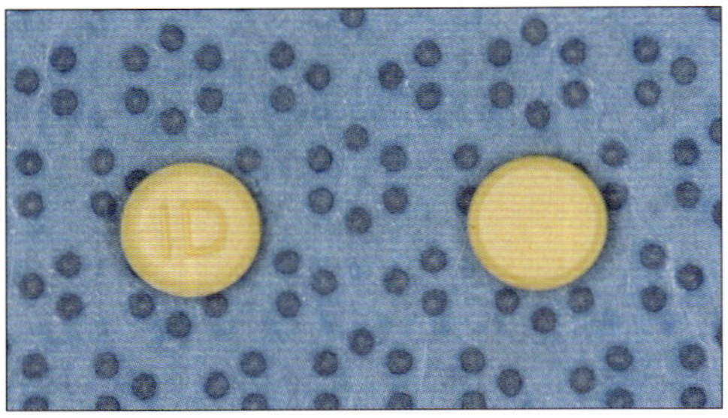

그림 4-3. Lorazepam. 아티반정이라는 상품명으로 익숙한 약물이다. 0.5mg, 1.0mg단위로 포장되어 일동제약 등에서 아티반정이라는 이름으로 판매되고 있다.

이 약은 6개월까지 투여해도 지나친 축적현상이 없을 뿐만 아니라 약물-대사효소를 억제하는 경우도 없다. 간염, 간경화 같은 간 기능 장애는 영향을 주지 않는다. cytochrome P-450계의 N-dealkylating 효소의 작용을 받지 않을 뿐만 아니라 현저하게 수산화 되지도 않는다. 간질환 환자(감렴, 알코올성 간경변)의 경우 흡수, 분포, 대사, 배설 등에 변화가 없음이 보고 되었다. 다른 벤조디아제핀제제와 같이 lorazepam의 약동력학은 신기능부전인 경우에 변화될 수 있다.

### • 용량과 용법

① 성인 : 성인 용량은 2~6mg을 두 번 또는 세 번에 나누어 주는 것이다. 로라제팜으로 수술 1시간 전 또는 수술 전일 1일 1~3mg을 1회 경구 투여한다

② 고령자 : 운동실조, 과진정 등의 부작용이 나타나기 쉬우므로 소량부터 투여를 시작하는 등 신중히 투여한다. 노인과 쇠약한 환자들은 초회용량 1~2mg/일을 나누어서 투여해야 한다.

③ 12세 이하의 소아에 대한 안전성 및 유효성이 확립되어 있지 않다.

④ 연령, 증상에 따라 적절히 증감한다

• 주의사항

① 임부(3개월이내) 또는 가임부에는 투여하지 않는다. 임신 후기에 다른 벤조디아제핀계 약물을 연용한 환자에서 출생한 신생아에 포유곤란, 근긴장저하, 졸음, 황달의 증강 등이 일어났다는 보고가 있으므로 임신후기의 여성에는 투여하지 않는다.

② 모유를 통해 이행하여 신생아에 가면, 체중감소 등을 일으킨 경우가 다른 벤조디아제핀계 약물에서 보고되어 있고 또한 황달을 증강할 가능성이 있으므로 수유부에의 투여는 피하고 부득이하게 투여하는 경우에는 수유를 중단한다.

## 16. Clorazepate

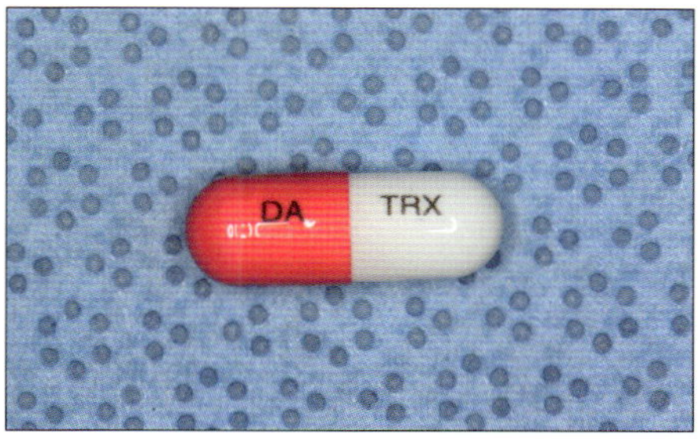


**그림 4-4.** Clorazepate. 트랑센캅셀이라는 상품명으로 5mg, 10mg 단위로 포장되어 동아제약 등에서 공급하고 있다.

• 용량 및 용법

① 불안 : 클로라제핀산칼륨으로서 1일 5-30mg을 분할 경구투여하고, 증상에 따라 1일 15-60mg 범위내에서 조정한다.

② 고령자 또는 신부전 환자 : 평균용량의 1/2로 감량한다. 고령자에서는 운동실조, 과진정 등의 부작용이 나타나기 쉬우므로 소량 부터 투여를 시작하는 등 신중히 투여한다.

③ 연령, 증상에 따라 적절히 증감한다

④ 9세 이하의 소아에 대한 안전성 및 유효성이 확립되어 있지 않다.

• 금기

① 급성 폐쇄각녹내장 환자.

② 쇽 상태.

③ 중증의 근무력증 환자.

④ 중증의 호흡부전 또는 요폐 환자(특히, 대사 실조성 호흡부전 환자).

⑤ 이 약 또는 벤조디아제핀계 약물에 과민증 환자.

⑥ 우울성 신경증 환자.

⑦ 정신병적 반응 상태 환자.

⑧ 수면무호흡증후군 환자.

⑨ 알코올 또는 약물의존성 환자.

• 주의사항

① 항간질약을 복용한 환자에서 자살충동 王는 행동을 보이는 위험성이 증가된다. 항간질약을 치료받은 환자는 자살충동 또는 자살행동, 우울증의 발현 또는 악화 및 기분과 행동의 비정상적 변화에 대하여 모니터링되어야 한다.
② 임신초기 투여에 의해 선천성 기형이 보고되어 있으므로 임부 또는 가임부에게는 투여하지 않는 것이 바람직하다.
③ 임신 후기에 다른 벤조디아제핀계 약물을 연용한 환자에서 출생한 신생아에 포유곤란, 근긴장저하, 졸음, 황달의 증강 등이 일어났다는 보고가 있으므로 임신후기의 부인에는 투여하지 않는다.
④ 분만전에 연용한 경우 출산후 신생아에서 금단증상(신경과민, 진전, 과긴장 등)이 나타난 경우가 다른 벤조디아제핀계 약물에서 보고되어 있다
⑤ 모유중으로 이행하므로 수유부에게 투여하지 않는다.
⑥ 투여한 약물이 정해지지 않은 상태에서 플루마제닐을 투여받은 환자에게 새로 이 약을 투여할 경우 이 약의 진정, 항경련 작용이 변화 또는 지연될 수 있다.

## 17. 진정수면제

투여되는 약의 용량에 따라 적은 용량에서는 진정효과가 나타나 차분해지며 졸리면서 운동실조를 보인다. 많은 용량 투여시에는 수면을 발생 시킨다. 크게 benzodiazepine, barbiturate, 기타수면약물계, chloral derivatives로 나누어 볼 수 있다. 중추신경 억제를 통한 진정작용은 충분한 효과를 나타낼 수 있으나, 긴 작용시간과 추가 투약과 제거 등 조절의 어려움 때문에 임상적으로 많이 사용되지는 않는다. 과거에는 barbiturate 계열의 약물들이 사용되었으나 환자가 회복되면서 느끼는 숙취효과와 통증에 대한 과민 반응 그리고 치료용량의 안정성 등의 이유로 최근에는 benzodiazepine약물들이 주로 사용되고 있다. 치과에서 경미한 정도의 근심을 다루기 위해서는 midazolam, oxazepam, diazepam이 가장 자주 사용되고 높게 추천된다. 진정-수면제로 분류되는 flurazepam과 triazolam은 심하지 않은 근심에 사용되고, 수술 전날 저녁에 복용될 수 있고, 때로는 시술 당일에도 복용된다. 새로 나온 약물인 zolpidem과 zaleplon은 수술 전 불안 조절에 효과적인 것으로 나타났다.

## 18. Benzodiazepine

• Midazolam

수술전 진정(수면 또는 가면상태유도 및 불안경감) 및 수술 전후의 기억력 장애목적으로 기관지경검사, 위경검사, 방광경검사, 혈관조영술 및 심장 카테터법과 같은 단시간 진단 또는 내시경 검사전 의식하의 진정목적으로 단독 또는 마약성 진통제와 병용하여 사용한다. 단시간 외과 처치시 $N_2O/O_2$(균형 마취)의 정맥용 보조제로도 많이 사용된다. 경구투여 보다는 정맥투여의 방법이 더욱 선호되나 얕은 진정을 위해서는 경구 투여도 가능하다. 작용 시간이 빨라 경구 투여 후 30분 이내 최대효과가 나타난다. 로슈사에서 도미컴정 7.5mg 형태로 판매되고 있다.

• 용량 및 용법

① 성인 수면 유도를 위해 취침 1시간 전에 경구 투여하는 용량은 성인에서 7.5~15mg이다. 구강외과 수술 전 불안 조절을 위해 수술 전 7.5mg을 투여하여 성공률이 적으므로 건강한 성인에서는 15mg을 투여한다.

② 일반적으로 고령자에 투여시 운동실조 등의 이상반응이 나타나기 쉬우므로 저용량에서 시작하는 등 신중히 투여한다.

③ 고령자, 쇠약자 및 간, 신기능장애환자는 7.5mg을 투여한다.

## 19. Flurazepam

각성역치를 소뇌편도 및 시상하부의 자극수준까지 증가시키며 시상하부의 전기적 자극에 대한 승압반응을 감소시킨다. 수면도입시간 및 각성기의 횟수를 감소시키는 반면 총 수면시간을 증가시킨다. 환자들은 평균적으로 약 20분 이내에 수면상태에 들어가 7-8시간 동안 수면이 지속된다. Flurazepam HCl은 위장관에서 신속히 흡수되며, 신속히 대사되어 주로 뇨중으로 배설된다. 단회 경구투여 30-60분 후에 최고 혈장농도 0.5-4.0mg/mL에 도달된다. Flurazepam의 평균반감기는 약 2-3시간이다. 30-60분 내에 최고 혈중 농도가 되고 간에서 생체대사가 되기 때문에 간 기능 장애 환자들에게는 특별한 주의를 요한다. 반감기는 47-100시간이다. 복용한 후 부작용의 빈도는 약 7%이다. 가장 흔한 부작용은 현기증, 졸음, 어지럼증, 비틀거림, 운동실조이다.

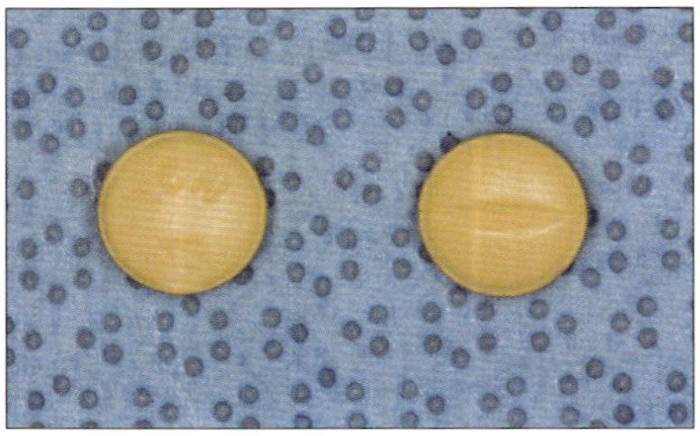

그림 4-5. Flurazepam. 달마돔정이라는 상품명으로 15mg 단위로 고려제약 등에서 공급하고 있다.

• 용량 및 용법

① 건강한 성인에서 시술 1-2시간 전에 15-30mg을 경구투여하고 중증의 경우에는 30mg을 투여한다. 수술 전 날 불안감으로 잠을 이루지 못할 경우에도 처방 할 수 있다.
② 소아에 대해서는 충분한 안전성이 확립되어 있지 않으므로 연령, 증상에 따라 적절히 증감한다.
③ 노인과 쇠약한 환자에게는 15mg이 추천된다.

• 금기증

Benzodiazepam에 과민반응이 있거나 임신 중인 여성에는 사용할 수 없다.

• 주의사항

다른 중추신경 억제제 즉 알코올, barbiturate, 또는 마약성 진통제 등을 복용 중인 환자에게 flurazepam을 투여하면 부가적인 중추신경 억제 작용이 일어날 수도 있다.

## 20. Triazolam

1.5~5.5시간의 짧은 반감기와 활동성 대사산물이 없다는 사실 때문에 치과에서 유용하다. 용량을 개인별로 정하는 것이 바람직하며, 최소유효용량이 투여되어야 한다. 처방용량을 증가시키지 않도록 주의하여야 하며, 저용량에서 반응하지 않아 부득이하게 용량을 증량하는 경우 이상반응이 용량의존적으로 나타나므로 환자를 충분히 관찰하면서 신중히 투여해야 한다. 최고의 혈중 농도는 1.3시간에 도달하고 졸림 현상이 거의 없다. CNS-depression의 적절한 단계에 도달하기 위해서 약물을 나누어 투여하며 맞춘다. 기억상실 발생의 가능성이 있으며 환자가 다른 중추신경 억지제 즉, 알코올 또는 마약성 진통제를 복용하는 경우에 triazolam을 투여하면 부가적인 중추신경 억제작용이 일어날 수 있고 자살을 포함한 몇 가지 심각한 합병증이 발생할 가능성이 있다.

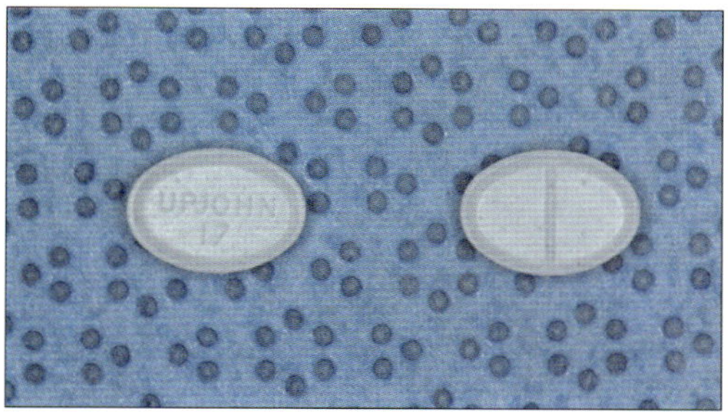

**그림 4-6.** Triazolam. 할시온정, 졸민정, 트리람정이라는 상품명으로 화이자, 명인제약, 환인제약 등의 제약회사에서 0.125mg, 0.25mg 형태로 판매하고 있다.

### • 용량 및 용법

① 성인 환자에 따라 트리아졸람으로서 0.125~0.25mg을 1회 경구 투여 한다. 0.25mg의 수면 용량을 잠자기 1시간 전이나 치과치료 1시간 전에 투여하면 대부분의 환자에게는 유용한 반면 특정 환자에게는 0.125mg만으로도 충분하다.

② 이상반응이 용량 의존적으로 증가하므로 0.25mg을 초과하는 용량은 투여가 권장되지 않는다.

③ 고령자 및 쇠약 환자는 초회량으로 트리아졸람으로서 0.125mg을 투여한다. 저용량에서 반응하지 않을 경우 0.25mg을 투여할 수 있으나 0.25mg을 초과하지 않는다.

④ 소아에 대한 이 약의 안전성 및 유효성이 확립되어 있지 않다.

### • 금기

① 이 약 또는 다른 벤조디아제핀계 약물에 과민증 환자

② 임부 및 가임부

③ 급성 폐쇄각녹내장 환자

④ 다음 약물을 투여중인 환자 : 케토코나졸, 이트라코나졸, 플루코나졸, 미코나졸, 토루코나졸, 에리스로마이신, 조사마이신, 네파조돈

⑤ 약물 또는 알코올 의존성 환자

⑥ 급성 호흡부전 환자

⑦ 수면무호흡증후군 환자

⑧ 소아

⑨ 중증의 근무력증 환자

⑩ 비대상성 호흡부전 환자

⑪ 이 약은 유당을 함유하고 있으므로, 갈락토오스 불내성(galactose intolerance), Lapp 유당분해효소 결핍증(Lapp lactase deficiency) 또는 포도당-갈락토오스 흡수장애(glucose-galactose malabsorption) 등의 유전적인 문제가 있는 환자에게는 투여하면 안된다.

• 주의사항

다른 중추신경 억제제 즉 알코올 또는 마약성 진통제를 복용하는 경우에 triazolam을 투여하면 부가적인 중추신경 억제작용이 일어날 수 있고 자살을 조함한 몇 가지 심각한 합병증이 발생할 가능성이 있다.

## 21. Zolpidem

이 약은 imidazopyridine 계열의 약물로서, FDA에서 승인된 수면제이다. 수면작용을 발휘하는 수용체에만 특이적으로 작용하므로 근이완, 항경련 효과 등의 부작용이 적고, 자연생리수면 구조를 그대로 유지시켜 수면효율을 증대시키는 약물이다. 가벼운 불안을 완화하고 근육 이완과 항경련 작용을 가지며, 성인에서 잠을 유도하고 유지하는데 효과적이어서 진정-수면제로 불면증의 단기간 치료시 주로 사용되고 있다. 위장관에서 빠르게 흡수되어 작용 발현시간은 45분이며 최고 효과는 1.6시간에 나타난다. 간에서 대사가 되며 제거 반감기는 2.6시간이다. 신장을 통해 배설된다.

건강한 환자에게 수면 용량의 zolpidem을 투여해도 호흡억제는 잘 발생하지 않는다.

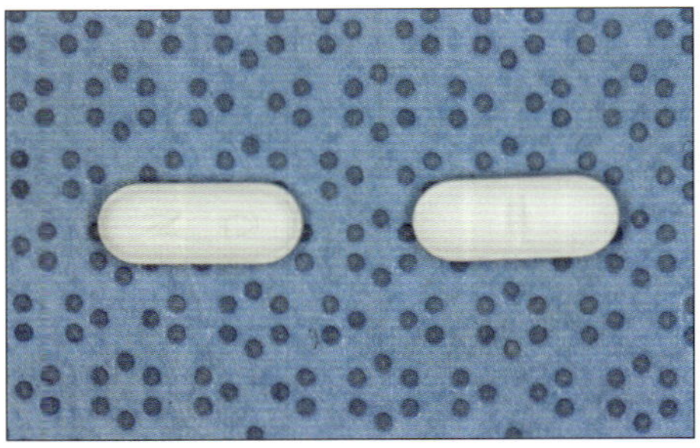

그림 4-7. Zolpidem. 한미약품에서 상품명 졸피드정 10mg 형태로 공급하며, 한독약품에서는 졸피드 정 스틸녹스 씨알정 6.25mg, 12.5 mg 형태로 공급하고 있다.

• 용량 및 용법

① 성인의 1일 권장량은 10mg이다.

② 노인 또는 쇠약한 환자들의 경우, 이 약의 효과에 민감할 수 있기 때문에 권장량을 5mg으로 한다. 간 손상으로 이 약의 대사 및 배설이 감소될 수 있으므로, 노인 환자들에서 처럼 특별한 주의와 함께 용량을 5mg으로 하나, 약물의 순응도가 좋으면서 임상적 반응이 불충분한 경우 용량을 10mg까지 증량할 수 있다.

③ 소아에게는 이 약을 투여하지 않도록 한다.

• 금기증

① 이 약 또는 이 약에 함유된 성분에 대해 과민증이 있는 환자
② 소아
③ 폐색성 수면무호흡증후군 환자
④ 중증근무력증 환자(myasthenia gravis)
⑤ 중증의 간부전 환자
⑥ 급성 또는 중증의 호흡부전 환자
⑦ 정신병 환자
⑧ 이 약은 유당을 함유하고 있으므로, 갈락토오스 불내성(galactose intolerance), Lapp 유당분해효소 결핍증(Lapp lactase deficiency) 또는 포도당-갈락토오스 흡수장애(glucose-galactose malabsorption) 등의 유전적인 문제가 있는 환자에게는 투여하면 안된다.

• 주의사항

① 신장이나 간기능장애, 약물중독의 가능성이 있는 환자, 임신과 수유 시는 조심스럽게 사용해야 한다.
② 마약을 복용한 느낌, 두통, 알레르기, 졸림, 무기력함, 오심, 소화불량, 설사, 근육통, 관절통, 및 구강 건조가 발생할 수 있다.

## 22. Chloral Derivatives

### 1) Chloral Hydrate

paraldehyde, barbiturate와 비슷한 CNS 억제효과를 나타내며 CNS 억제효과는 주로 대사체인 trichloroethanol에 의한 것이다. 수술하기 30분 전의 경구 투여로써 안정된 상태에서 처치, 시술, 검사 등을 할 수 있어서 의사와 환자에게 모두 만족을 준다. 혈관조영술, 척수천자, 혈과주사, 정맥주사 등의 의학적 수기를 실시할 때와 안정을 요하는 경우 널리 사용할 수 있다. EEG검사, CT촬영, MRI촬영 등 장시간 검사를 요하는 소아과 환자를 안정시키는데 적절한 제품이다. 난치성 유아 간질에도 유효하며 정신착란 노인환자에게도 진정효과를 발휘한다. 유효성 및 안정성이 뛰어나 유아부터 노인에 이르기까지 모든 연령층이 이용할 수 있다. 불안 조절에 대중적인 약이며, 특히 소아치과 영역에서 많이 쓰인다. 시럽으로 경구 투여할 수 있다. 피부나 점막에 매우 자극적이며, 환자에게서 높은 빈도로 위장관 자극을 유발한다. 약을 희석하거나 복용 직후에 한 컵의 물이나 우유를 먹는 것이 도움이 되며, 특히 소아치과에서 시럽이 유용하다. 진통 효과가 없으므로, 이 약은 통증이 있는 환자에게는 그 통증 반응이 더욱 과장되기 때문에 투여해서는 안된다. 유도체는 간, 신장 기능 장애 환자에게 안전하게 투여할 수 있으며 반감기는 7~9.5시간이다. 경구 투여 후 적용 발현은 빠르며, 졸림 또는 얕은 잠은 보통 30~45분에 나타나고, 작용 기간은 2~3시간이다. 고령자에는 호흡 억제작용 등의 이상반응이 쉽게 나타날 수 있으므로 저용량으로 투여를 시작하는 등 신중히 투여한다. 심한 심혈관계 질환 환자들에게는 많은 용량 투여시 심근을 억제할 수도 있기 때문에 주의 깊게 이용해야 한다. 치료 용량에서는 심장 질환이 심한 환자들에게도 금기증이 아니다. 장기 복용은 습관성을 나타낼 수 있다.

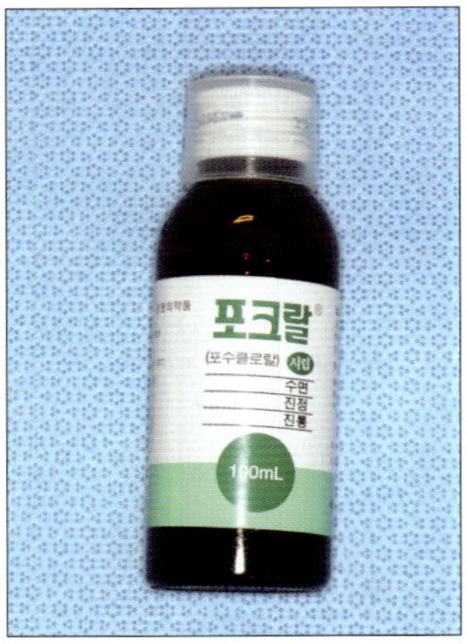


**그림 4-8.** Chloral Hydrate. 한림제약에서 포크랄 시럽 10% 100mg/ml 100ml 형태로 공급하고 있다.

### • 용량 및 용법

① 수면 용량은 500~1000mg으로 취침 15~30분 전에 적용한다. 치과나 외과 수술을 위해 복용할 때는 500~1500mg이 필요하다.

② 불면증 및 수술전 진정.
- 성인 : 포수크로랄로서 0.5g~1g을 취침 15~30분전 또는 수술 30분전에 경구투여한다.
- 소아 : 이 약으로서 체중 kg당 50mg을 취침 15~30분전 또는 수술 30분전에 투여한다.

③ 수술 후 동통 경감.
- 성인 : 이 약으로서 1회 250mg 1일 3회 식후에 투여한다. 일반적으로 1회 또는 1일 2g을 초과하지 않는다.
- 소아 : 이 약으로서 1회 체중 kg당 8.3mg을 1일 3회 식후에 투여한다. 일반적으로 1회량 또는 1일량으로 최고 1g을 초과하지 않는다.

④ 물 또는 과즙 반컵에 희석하여 투여한다.

⑤ 연령, 증상에 따라 적절히 증감한다.

### • 금기증

심한 간, 신장 기능 이상, 심한 심장 질환 및 위염은 금기증이다.

① 간 · 신장애 환자
② 중증의 심질환 환자
③ 위염 환자
④ 본제물에 과민반응 또는 특이체질의 기왕력자
⑤ 급성 간헐성 포르피린증 환자
⑥ 쿠마린계 항응고제 투여 환자

## 23. Histamine blockers

• Promethazine

phenothiazine유도체로서 주로 오심이나 구토를 위한 진토제로 사용하거나 수술 전 진정 용도로서, 진정과 두려움과 불안을 없애기 위해 사용되며, 환자가 쉽게 깰 수 있는 가벼운 잠을 자기 위해서나 여러 가지 유형의 알레르기 반응을 다루기 위해서 사용된다.

Phenothiazine 계통에 속하며 향정신제로 분류된다. 이러한 제제들의 주된 용도는 흥분, 적개심, 호전성, 증가된 활동성을 감소시키는 것이다. 다른 진정수면제와 크게 다르다. 가장 큰 차이점은 (1) phenothiazine은 많은 용량을 복용하여도 의식상실이나 호흡/심혈관계 저하를 야기하지 않고 (2) phenothiazine은 중독성이 없다.

네 종류의 추체외로 반응이 관찰될 수 있다. 정좌불능은 환자가 지속적인 동작을 하기 위해서 강제의 노력이 필요한 것을 말한다. 급성 근긴장 부전증은 구강 주위의 경련, 얼굴을 찡그림, 목과 몸통의 과신전, 간헐성 경련을 포함한다. 떨림, 경직, 발을 질질 끄는 걸음, 자세 이상, 가면을 쓴 것 같은 얼굴, 과도한 타액 분비로 구성된 parkinsonism 또한 일어날 수 있다. 지발성 안면마비는 항정신제 사용과 연관되는 지연된 신경학적 증후군을 나타낸다.

• 용량 및 용법

진정을 위한 성인 용량은 치료 1시간 전 25~50mg이다. 수술 전 진정을 위한 용량은 취침 1시간 전에 50mg이다. 소아의 진정을 위한 용량은 치료 1시간 전에 12.5~25mg이다.

• 주의사항

① 발작의 병력이 있는 환자에서는 주의 깊게 사용되어야 한다. 수두, 홍역, 장염 같은 급성 질환을 갖는 소아들은 성인에 비해서 추체외로 반응, 특히 근육긴장 장애에 훨씬 더 민감한 것으로 보인다.

② 가장 빈번히 보고되는 부작용은 입이 마르거나, 시야가 흐리거나, 드물게는 졸림증이 나타나는 것이다. 과진정은 가장 흔히 관찰되는 부작용이다. 대게 높은 치료지수를 나타내며 상당히 안전한 약물이다. 추체외로 반응은 이러한 제제에서 가장 중요한 부작용이다.

## 24. Hydroxyzine

염산히드록시진제제로서 화학구조적으로 벤조디아제핀, 페노치아진, 레제르핀, 메프로바메이트 유도체와 다른 항히스타민 작용을 겸한 정신 신경용제이다. 이 약은 다른 항불안약과는 달리 망향체에 선택적으로 작용하여 감정 증폭과정을 차단함으로서 정신 긴장을 해소시키고 정신, 신체의 평형상태를 유지시키는 emotional regulator이다. 이 약은 10년간 세계 각국에서 1억 5천만 이상의 환자에게 투여하여 90% 이상에서 그 유효성이 입증되었으며 치료 효과가 신속하고 혈액, 심장, 간장, 신장에 대한 독성이 없어서 장기치료에 사용할 수 있다.

감정적 스트레스를 원인적으로 해소시켜 주고 지속적이고 강력한 항히스타민 작용을 나타낸다. 또한 골격근 이완작용 및 진경작용을 나타내며 진정, 진토, 항경련, 항콜린성 성질을 갖고 있어 수술 전·후 신경증에서의 불안, 긴장, 초조함을 줄여 준다.

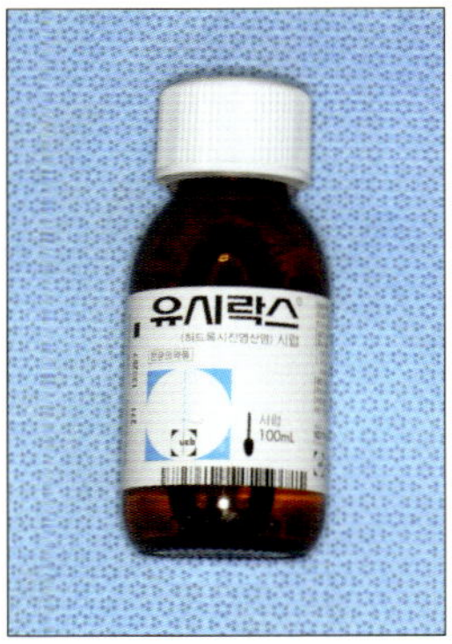


**그림 4-9.** Hydroxyzine. 유한양행에서 유시락스시럽 2mg/ml 100ml 형태와 유시락스정 10mg 형태로 공급하고 있다.

### • 용량 및 용법

① 치과 시술에서 단독 사용하는 경우는 심하지 않은 공포가 있는 소아의 관리 정도로 제한된다.

② 성인 용량은 하루에 25mg씩 3번에서 100mg씩 4번까지 가능하다.

③ 6세 이하의 어린이들을 위한 용량은 경구로 2mg/kg/day을 6~8시간으로 나누어 투여한다.

④ 6~12세의 어린이들에게는 경구로 12.5~25mg을 6~8시간 간격으로 투여한다. 성인에서 수술 전 약물로 사용 시는 수술 1시간 전에 50~100mg을 투여한다.

⑤ 연령, 증상에 따라 적절히 증감한다.

⑥ 일반적으로 고령자는 생리기능이 저하되어 있으며, 이 약의 약리 작용이 연장될 수 있기 때문에 감량(예: 권장 용량의 1/2용량에서 시작)하는 등 주의한다.

• 금기

① 이 약에 과민증의 병력이 있는 환자
② 급성 폐쇄각 녹내장 환자
③ 세티리진, 피페라진 유도체, 아미노필린, 에틸렌디아딘에 대하여 과민증의 병력이 있는 환자
④ 포르피린증 환자
⑤ 임산부 또는 가임부 및 수유부
⑥ 이 약은 백당(sucrose)을 함유하고 있으므로, 과당불내성(fructose intolerance), 포도당-갈락토오스 흡수장애(glucose-galactose mal-absorption) 또는 수크라제-이소말타아제 결핍증(sucrase-isomaltase insufficiency) 등의 유전적인 문제가 있는 환자에게는 투여하면 안 된다.

• 주의사항

① 진정-수면제, 항불안제와 같은 약물의 중추신경 억제 작용을 증폭시킬 것이다.
② 히드록시진은 태반을 통과하므로 모체보다 태아에서의 농도가 더 높아진다. 현재까지 임신기간 중 이 약 노출에 관한 유용한 역학 자료는 알려진 바 없다. 임신 중 또는 분만시 산모가 이 약을 투여받은 경우 신생아에서 근육긴장저하, 추체외로장애를 포함한 운동이상, 간대성운동, 중추신경계억제, 신생아 저산소증, 뇨저류 등이 출생 즉시 또는 몇 시간 내에 나타났다는 보고가 있으므로 임산부 또는 가임부에게는 이 약을 투여하지 않는다.
③ 수유부에 투여해서는 안 된다. 만약 이 약의 투여가 필요할 경우에는 수유를 중단해야 한다.
④ 부작용의 발생률은 상당히 낮으며, 가장 흔하게 관찰되는 것이 일시적 졸림증이다.

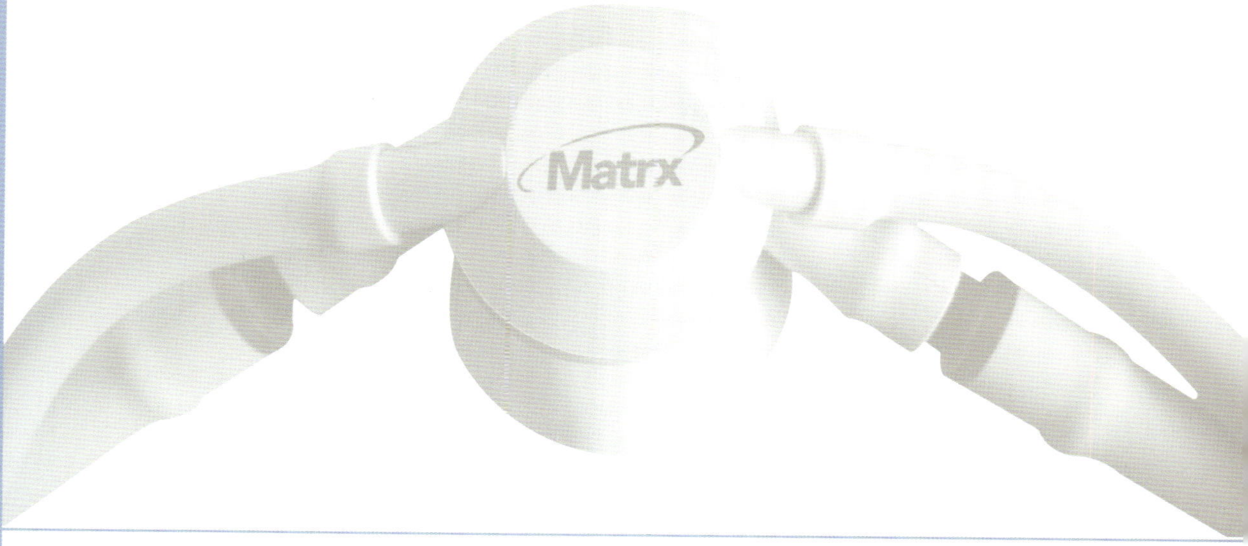


# Chapter 5_ 흡입 진정법

1. 역사 및 고찰
2. 흡입진정의 장 · 단점 및 적응증, 금기증
3. 흡입진정의 이론적 근거(약리학, 해부학 및 생리학)
4. 흡입진정 장비
5. 흡입진정 기법
6. 흡입진정 시 과진정의 징후와 증상
7. 흡입진정의 합병증

## 1. 역사 및 고찰

흡입진정법은 1800년대 중반부터 환자의 통증을 완화시키는 목적으로 사용되어온 진정기법이다. 비교적 매우 안전하게 환자들에게 사용되어진 진정법으로 이미 서구에서는 오래 전부터 치과진료시 공포와 불안을 해소하기 위해 사용되어 왔지만 한국에서는 대학병원의 소아치과 및 소아전문 치과에서 제한적으로 사용이 되어왔고 최근에 들어와서는 불안과 공포심이 심한 성인에게서도 사용도가 점점 증가하는 추세이다. 아산화질소와 산소($N_2O-O_2$)를 이용한 흡입진정은 다른 진정기법에 비해 상당한 장점을 갖고 있다. 현재 대다수의 미국의 치과진료실에 필수 장비처럼 설치가 되어 있으며, 최근에 졸업하는 미국의 치과의사들은 기본적으로 흡입진정기법은 교과내용에 포함되어 있어 기본적인 흡입진정기법을 이용할 수 있는 기술과 이론적인 배경을 습득하고 졸업하고 있다. 최근에 한국에서도 진정요법을 이용한 치과진료 시스템을 갖출려고 하는 치과가 늘어가고 있는 실정이다. 더불어 2007년 11월에 미국의 26개주에서는 치과진료시 치과위생사가 기본적인 흡입진정요법을 시행할 수 있는 지침이 마련되었고, 치과뿐만 아니라 다른 진료 영역에서도 흡입진정요법을 도입하는 실정이다. 현재 성형외과, 피부과, 안과 의사들도 공포와 불안이 있는 환자들을 대상으로 소수술이나 진단목적으로 아산화질소와 산소를 이용한 흡입진정요법에 관심을 보이고 있다. 이는 매우 안전하면서 간단한 장비를 이용하기 때문에 앞으로 다른 영역의 의사들에게도 관심이 집중 되리라 본다. 아산화질소와 산소 흡입진정요법은 1800년대에는 전신마취제로 사용되었지만, 1940~50년대까지는 수술시에 통증을 완화하는 진통기법으로 사용되었고, 현재는 진정요법으로만 사용되고 있다. 아산화질소와 산소를 투여 받은 환자는 시술중에 의식과 반응이 존재하기 때문에 환자에 대한 안정성이 상당히 증가한다. 그리고 최근의 흡입진정을 위한 장비들이 매우 안전하게 구성이 되어 있어서 활용도는 매우 증가 하리라 본다. 앞으로 한국에서도 10년 이내에 개원치과의 10% 정도는 흡입진정을 시행하는 치과가 나타날 것이다.

### 1) 흡입진정의 역사적 고찰

• 1800년대 중반

1771년 독일의 과학자 Karl Scheele와 영국의 과학자 Joseph Priestley경이 $O_2$를 발견하였고 다음해에 Joseph Priestley경이 $N_2O$를 발견하였다. 수술 중에 아산화질소를 흡입하면은 통증을 감소시킬 수 있다는 사실을 경험하면서 1800년대 중반에 이르러 미국의 Gardner Quincy Colton 교수가 임상에서 아산화질소 흡입진정을 이용한 수술을 시행하였으며, 미국의 치과의사인 Dr. Horace Wells도 치과진료시에 통증을 저하시키기 위한 아산화질소 진정요법을 치과진료에 도입을 하였다. 문헌의 고찰에 의하면 Dr. Horace Wells가 시행한 치과진료에서 성공적인 진정요법이 시행된 경우에는 환자는 깨어나서 진료시의 상황을 전혀 기억을 못한다는 사실을 알았다. 1986년에 Gardner Quincy Colton은 아산화질소를 사용한 마취상태에서 발치를 시행하는 치과를 설립하였으며, 환자의 입으로 아산화질소를 투여하는 방법을 사용하였다. 1881년에 Colton은 121,790명의 환자에게 아산화질소 마취를 시행하여 치과진료를 시행하였으나, 단 한명의 사망자도 없었다는 보고서를 발표하게 된다. 미국 시카고 의과대학의 설립자의 한 사람인 Dr. Edmund Andrew는 아산화질소에 산소를 20% 추가하는 마취기법을 발표하였으며 1868년 Paul Bert는 100% 아산화질소를 2분

이상 투여하면 질식의 징후와 증상이 나타난다는 보고서를 내었으며 25% 산소와 75% 아산화질소를 공급할 수 있는 장비를 고안해 내었다.

1881년 미국의 산부인과의사인 S. Klikovitsch가 분만에 의한 산모의 통증을 감소시키기 위해 처음으로 아산화질소를 사용했다. Frederic Hewitt경은 1887년 아산화질소와 산소를 일정한 비율로 투여할 수 있는 실용적인 마취기를 처음으로 고안을 하였으며, 1889년에 영국의 Liverpool에서는 치과에서 아산화질소를 흡입진정에 사용하면서 치과진료를 시행하였다. 그 당시 진통을 위한 아산화질소와 산소의 사용에는 몇 가지 문제점이 있었는데 치아 절삭기구가 매우 느리고, 국소마취를 하지 않고 치과진료를 시행하였으며, 국소마취가 잘 수행이 안되었고, 당시에 사용된 아산화질소와 산소에는 불순물이 함유되어 환자로 하여금 오심, 구토, 흥분 등의 부작용이 많았다.

• 1990년대

1898년 영국의 Hewitt와 미국의 White는 $N_2O$와 $O_2$를 공급할 수 있는 새로운 장치를 개발했고, 1910년 Dr. E. I. Mckesson은 처음으로 $N_2O-O_2$의 농도를 정확히 조절 할 수 있는 간헐유량기계를 고안해 소개를 하였다. 1923년 치과 영역에 사용되었던 $N_2O-O_2$ 진정작용에 대해서 Nevin과 Puterbaugh가 다음과 같이 기술하였다.

"$N_2O$를 코 흡입기로 투여하면은 환자는 감각이 무뎌지그(numbness), 몸이 경직(stiffness)되는 느낌이 손끝까지 퍼질때까지 코로 숨을 쉬게되고, 이때 치아를 서로 부딪칠 때 나무로 된 턱에 통나무가 닿는 느낌을 경험하게 된다. 환자는 이 단계에서 아무런 통증을 느끼지 못하게 된다. 이 상태에서는 치아의 와동형성, 가공의치, 스케일링 치료가 가능하며, 근관치료나 깊은 치주치료 및 구강외과의 치료는 완전한 마취가 요구되므로 $N_2O$마취는 적절하지 않다."

1930~40년대의 대부분의 치과의사들은 $N_2O$와 $O_2$의 비율을 80%와 20%의 비율로 사용하였고, 1940년대가 지나면서 $N_2O$를 사용하는 치과의사들이 증가하고 가스의 순도가 높아지고, 마취기계들이 발달하였지만 $N_2O-O_2$의 진통의 성공률은 낮은 수준이었다. 1940년대 치과영역의 통증관리측면에서 근본적인 변화가 일어나는데, 1945년 amide계통의 국소마취제인 lidocaine이 임상에 도입이 되면서 통증을 제거하는 방법으로 사용되었던 $N_2O$는 통증을 제거하기보다는 환자의 불안과 공포를 덜어주는 진정작용으로 주로 사용 되어진다.

1947년 Dr. Harry M. Seldin은 치과에서 $N_2O-O_2$의 투여방법에 대해서 1. 공기나 산소 없이 100% $N_2O$를 투여하는 것, 2. 대기와의 혼합투여, 3. 산소와의 혼합투여 이 세가지 방법에 대해 기고를 하였으며 오늘날 $N_2O-O_2$를 이용한 진정법의 기본 개념을 확립했다고 본다.

• 1950년대 이후

1950~60년대에 통증을 없애는 새로운 치과 국소마취제가 개발되면서 $N_2O-O_2$는 불안과 공포를 해소하는 진정요법으로 사용되어진다. 1950년대에 미국의 일부 치과대학에서는 흡입가스의 진정요법을 교과과정에

포함시키었고, Dr. Harry Langa는 1936년부터 $N_2O$를 사용하여 1949년 흡입가스 교육과정을 진행하였으며, 1949년도에 "Relative Analgesia in Dental Practice: Inhalation Analgesia and Sedation with $N_2O$"라는 책을 발간하였다.

1999년에 Morris Clark과 Ann Brunick에 의해 "A Handbook of Nitrous oxide and Oxygen Sedation"이 출간되었다. 이 책은 오늘날 가스흡입진정요법의 기본적인 토대를 만들었다고 생각한다.

## 2. 흡입진정의 장ㆍ단점 및 적응증, 금기증

아산화질소와 산소의 흡입에 의한 진정요법은 비교적 안전하며, 다른 약제에 비해 장점이 많으며 무엇보다도 흡입 가스에 의한 진정법은 임상적으로 가장 이상적인 진정상태를 유지시킨다고 생각한다.

### 1) 흡입진정의 장점

① 흡입진정은 경구, 직장, 비강 내 또는 근주진정보다 진정효과가 매우 빠르다. 정주진정과 비교하여도 비슷한 진정효과의 발현시기를 나타낸다.

② 흡입가스를 계속 조절하면서 투여를 하기 때문에 다른 진정방법보다 비교적 긴 진정시간을 확보할 수 있다.

③ 흡입진정을 통한 진정의 심도는 약제에 의한 다른 진정 방법에 비해 진정의 깊이를 쉽게 조절 할 수 있다. 이는 아산화질소 산소의 농도를 쉽게 조절이 가능하기 때문이다.

④ 흡입진정은 다른 약제의 진정보다 회복시간이 빠르고, 진정의 효과를 제거하는데 시간이 매우 짧다. 아산화질소는 체내에서 대사가 안되므로 3~5분 이내에 회복이 가능하다.

⑤ 시술 후에 바로 일상생활에 복귀할 수 있다. 반면 다른 약제에 의한 진정은 정신집중을 요하는 일이나, 자동차 운전 등은 할 수 없다.

⑥ 흡입가스에 의한 진정법은 주사가 필요없다(단 치료의 심도에 따라 구강내 국소마취는 필요함).

⑦ 흡입가스에 의한 진정법은 간, 신장, 뇌, 심혈관계 및 호흡계에 부작용이 없다.

### 2) 흡입진정의 단점

① 흡입진정을 위해서는 장비를 갖추는데 고비용이 든다.

② 흡입진정을 위해서는 아산화질소와 산소통을 보관할 장소가 필요하다.

③ 흡입진정은 아산화질소 70%, 산소 30%이상의 최대 적정비율이며, 환자에 따라 진정반응이 다르게 나타날 수 있거나, 효과가 미미한 경우도 있다.

④ 환자의 협조가 반드시 필요하다. 환자는 코로 가스를 흡입해야하기 때문에 협조도가 떨어지는 환자에게는 사용이 어렵다.

⑤ 구호흡이 심한 환자나 만성 비염이 있는 환자는 적용하기 어렵다.

⑥ 흡입가스 진정을 시행하기위해서는 치과의사 및 치과 스탭들의 안전하게 흡입진정을 시행하는데 기본

적인 흡입진정교육이 필요하다.

### 3) 흡입진정의 적응증

흡입진정은 다른 진정법과 적응증이 다르지 않지만 비교적 치과의사가 쉽게 적용할 수 있는 방법이다. 특히 불안과 공포가 심한 환자, 구역질이 심한 환자, 의학적으로 취약한 환자의 치과진료시 좋은 효과를 보여주고 있다.

① 불안과 공포(Anxiety & Fear)

아산화질소와 산소를 이용한 흡입진정은 치과치료에 대한 불안과 공포를 통제하는데 그 의의를 두고 있다. 허용하는 농도에서 임상적으로 적절한 상태가 유지되고, 코를 통해 흡입이 이루어지므로 다른 진정법에 비해 간장 간편하게 불안과 공포를 조절하면서 치과진료를 할 수 있다.

② 의학적으로 취약한 환자군

최근에 의학적으로 취약한 환자들에게 흡입진정은 효과적인 치과진료에 도움이 된다.
단, 담당주치의와 충분한 상의를 할 것을 요구한다.

③ 심혈관계 질환(Cardiovascular Disease)

심혈관계 질환 환자의 치과진료시 아산화질소와 산소의 흡입진정요법은 이런 환자의 치과 진료시 불안과 공포로 인한 심혈관계의 위험성을 상당히 줄이는 역할을 한다. 산소의 부족은 협심증의 증상발현의 원인이 되고, 심부전의 악화, 부정맥 및 심근경색의 원인이 될 수 있기 때문이다. 이런 환자는 심장의 산소 요구량을 감소시킬 수 있는 다양한 종류의 진정법을 이용하면 치과진료의 안정성에 도움이 된다. 특히 아산화질소와 산소의 흡입진정요법은 치과진료시 환자의 불안과 공포를 감소시키는 작용외에 통증에 대한 역치를 증가시키며 최소 30%에서 최대 50~70%의 산소를 공급함으로써 보통 대기중에 20.9%의 산소를 흡입하는 것 보다 원활하게 충분한 산소를 공급할 수 있기 때문이다.

④ 뇌혈관계 질환(Cerebrovascular Disease)

깊은 진정은 간혹 저산소증을 유발하여 뇌신경세포의 손상을 야기하지만 아산화질소와 산소의 흡입진정은 일정량의 신선한 산소를 공급하므로 환자의 진정효과를 기대하면서 안전하게 치과진료를 수행할 수 있다.

⑤ 간질환(Hepatic Disease)

진정요법을 위한 약제를 사용시 대부분의 약제는 간에서 대사되므로 간경화나 간염등의 질환이 있는 환자에게는 적합하지 않다. 반면 아산화질소와 산소의 흡입진정은 아산화질소가스가 생체내 대사가 않되므로 안전하게 간질환환자에게 적용할 수 있다.

⑥ 간질과 발작(Epilepsy and Seizure Disoders)

만성적 발작의 병력군의 환자는 뇌혈관계환자와 같이 저산소증에 더 민감하다. 따라서 치과치료시 저산소증을 유발하는 스트레스와 불안을 줄이기 위해 아산화질소와 산소의 흡입진정은 효과적으로 적용할 수 있다.

⑦ 임신(Pregnancy)

아산화질소는 태반을 통해 태아에게 도달하며, 산모와 같은 정도의 중추신경계 억제를 유발한다. 적당한 산소농도(20%이상)로 혼합투여 된다면, 아산화질소와 산소의 흡입진정은 임신부의 치과진료에 사용할 수 있지만, 사용 전에 반드시 담당 주치의와 상의를 해야 한다.

⑧ 구역질(Gagging)

구역질이 심한 환자는 치과진료시 상당히 어려운 문제로 심한 경우에는 전신마취하에서 치과진료를 시행해야한다. 아산화질소와 산소의 흡입진정은 심한 구역질을 최소한으로 감소시키거나 제거하는데 도움이 된다.

⑨ 기타 : 알러지(Allergy), 당뇨병(Diabetes) 환자등에도 아산화질소와 산소의 흡입진정요법은 적용하는데 큰 무리가 없다.

## 4) 흡입진정의 금기증

아산화질소와 산소를 이용한 진정요법은 비교적 타 약제를 이용한 진정요법보다 비교적 안전한 방법이라 말할 수 있다. 하지만 흡입진정은 흡입진정을 위한 기본적인 장비와 비후로 가스를 흡입하는 코 후드나 안면 마스크를 착용해야한다. 따라서 상대적인 금기증은 다음과 같다.

① 상기도 감염 및 급성 호흡기계 감염

아산화질소와 산소를 코로 흡입을 해야 하므로 코감기, 급성 및 만성 부비동염, 만성 구 호흡, 결핵, 기관지염이 있는 환자들에게는 흡입진정은 피해야한다.

② 만성 폐쇄성 호흡기 질환

폐기종, 만성기관지염 같은 만성 폐쇄성 호흡계 질환환자는 만성적으로 혈액내 $CO_2$ 농도가 높은 상태이므로 높은 농도의 산소를 투여하는 것은 상대적으로 위험하다.

③ 심한 성격장애가 있는 환자

정신과적 진료를 받거나, 향정신성 약제를 장기 복용한 환자에게는 조심스런 적용이 필요하다.

④ 심한 행동조절장애를 가진 어린이

심한 행동을 보이고, 치과내에서 행동장애가 조절이 않되는 환자는 흡입진정을 적용하기가 어렵다. 흡입진정은 코 후두와 마스크를 착용하는 협조도를 보여야지만 흡입진정요법을 적용 할 수 있기 때문이다.

⑤ 폐쇄공포증환자

마취가스를 투여하는 코 후드나 안면 마스크의 적용을 견딜 수 없는 환자들에게는 흡입 진정을 적용하기는 어렵다.

⑥ 임신

임산부환자에서 임신 초기(3개월)에는 투여된 약물에 의해 태아의 자연유산이나, 선천성 기형의 원인이 되므로 어떤 약물의 투입은 매우 조심스럽다. 임산부환자게게는 급성통증을 야기하는 치과질환은 치료를 하므로써 임산부의 정서적인 안정을 도모하므로 오히려 태아에게도 좋은 영향을 끼친다. 임신 중기(4~7개월) 때 치과진료를 시행하는 것이 좋으며, 아산화질소와 산소의 흡입진정은 임산부에게 불안과 공포를 덜어주어 원활한 치과진료가 가능하다. 또한 아산화질소는 체내에서 대사가 되지 않아 모든 장기에 영향을 주지 않고 종료 후 3~5분 이내에 체내에서 완전히 제거되므로 임산부에게는 적절한 진정요법이라고 할 수 있다.

## 3. 흡입진정의 이론적 근거(약리학, 해부학 및 생리학)

### 1) 약리학

#### (1) 아산화질소($N_2O$-NITROUS OXIDE)

① 물리적특성

아산화질소는 자극이 없고, 달콤한 냄새가 나는 무색의 가스로 중추신경계를 억제하는 성질을 가지면서 이산화탄소와는 달리, 탄소가 없는 유일한 화합물이며 인간에게 마취를 유발하는 유일한 무기가스이다. 분자량은 44이고 비중은 공기(비중-1)와 비교하여 1.53이다.

② 화학적특성

아산화질소가스는 상온에서는 높은 압력에 안정적이다. 그러나 아산화질소가 450C 이상 가열이 될 때 질소가 생긴다. 가스통내에는 아산화질소가 액체로 존재하나 가스통 밖으로 유출이 될 때는 기체화가 되면서 유출이 된다. 아산화질소 가스가 유출이 되면서 가스통의 외면은 차가워지고 가스의 출구에는 간혹 성애가 끼는 현상이 보이는데 이는 액체상태인 아산화질소가 기체가 되는 과정에서 열이 필요하기 때문이다.

③ 용해도

아산화질소는 혈액 내에서 흡수되지 않고 혈액 내의 어떤 성분과도 결합되지 않는다. 단지 물리적으로 용해되어 운반되어진다. 처음 가스를 흡입 시 폐동맥을 통하여 폐포 내로 들어 오는 혈액에는 아산화질소 가스가 전혀 없다. 혈액이 폐의 모세혈관내로 도달하면 폐포 내의 고농도의 아산화질소 가스와 만나게 된다. 이때 아산화질소가스는 혈액내로 용해 되지 않고 (혈액-가스분배계수가 0인 경우) 폐포 내의 급격히 상승되어 곧 흡입하는 아산화질소가스의 농도와 같게 된다(그림 5-1).

그리고 폐포 내의 농도는 급격히 상승되어 곧 흡입하는 가스의 농도와 같게 된다(그림 5-2). 폐포의 농도는 동맥혈내의 마취제 분압을 결정하므로 적은양의 마취제가 동맥혈 내에 있더라도 마취제 분압은 빠르게 상승한다. 아산화질소는 혈액의 용해도가 매우 낮은 마취제이므르, 이 가스를 흡입하면 폐포막을 통과하여 혈액 내로 확산되고, 용해도가 매우 낮기 때문에 아주 적은 양만 흡수되고 폐포의 분압은 빠르게 상승하며, 따라서 혈액 내의 가스분압은 빨리 상승하게 되고, 임상적인 증상도 빨리 발현이 된다. 이 가스에 의해서 진정작용은 가스투여의 중지로 빠르게 회복이 된다.

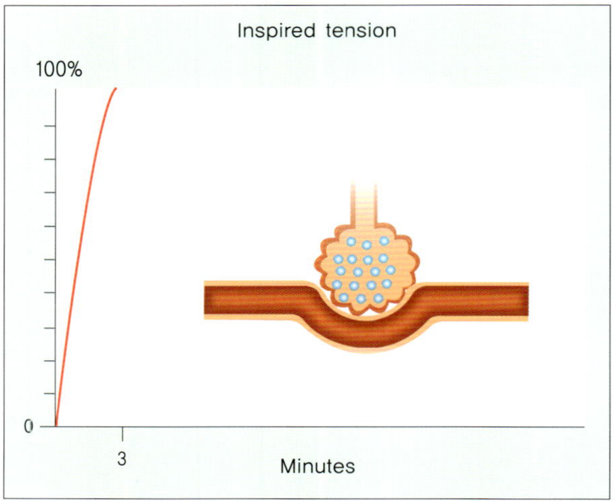


그림 5-1. 혈액-가스 분배계수가 0.00(완전 비용해성)인 가스의 일차 포화는 매우 짧은 시간에 이루어진다. 또한 작용 개시와 회복은 매우 빠르다.

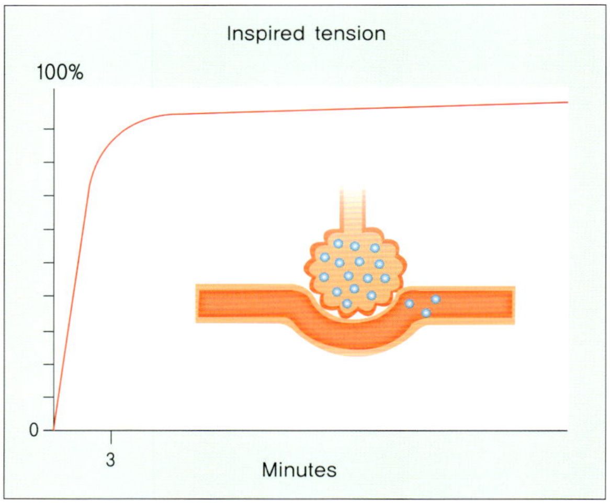


그림 5-2. 비교적 혈액-가스 분배계수가 낮은(0.47), 다시 말하면 비교적 잘 녹지 않는 $N_2O$는 빠른 작용 개시와 빠른 회복을 나타낸다. 혈액의 일차 포화는 3~5분 내에 이루어진다.

### ④ 효능(Potency)

아산화질소는 강력한 마취제는 아니지만, 산소가 충분한 상황에서도 중추신경계를 억제한다는 사실이 밝혀졌다. 통상적으로 20%: 80%의 아산화질소와 산소의 혼합은 10~15mg의 morphine과 같은 진정효과를 나타낸다. 환자가 협조를 보이면서 진정효과를 나타내는 아산화질소의 적절한 농도는 약 35%이다. 그러나 생물학적인 다양성에 의하여 개개인에 따라 반응효과는 다르게 나타난다.

### ⑤ 아산화질소의 전신에 미치는 약리작용

#### • 중추신경계(Central Nervous System)

아산화질소는 20% 이상의 산소와 함께 투여될 때 중추신경계 특히 대뇌피질을 약하게 억제하지만, 아산화질소의 적절한 투여농도에서는 중추신경계 다른 어떤 작용도 하지 않는다. 저산소증이나 무산소증이 없는 한 아산화질소투여로 오심과 구토는 발생하지 않는다.

#### • 심혈관계(Cardiovascular System)

80%: 20%의 아산화질소와 산소의 농도에서 심장의 심근 수축을 약간 감소시킨다. 이보다 낮은 농도에서는 임상적으로 심혈관계에 미치는 영향이 거의 없다. 심박동수나 심박출량에는 변화가 없고, 저산소증이나 무산소증이 없는 한 혈압은 큰 변화 없이 안정되게 유지된다.

• 호흡기계(Respiratory System)

아산화질소는 폐 상피를 자극하지 않으므로 천식환자에게 기관지 경련이 없이 아산화질소를 투여하여 진정효과를 가져올 수 있다. 호흡수와 호흡 깊이의 변화는 아산화질스가 호흡기계에 직접적으로 작용하는 것보다 진정효과에 의해 불안이 감소되어 나타나며, 이때 호흡수는 늦고 깊어지며 흥분기에서는 빠르고 얕아진다.

• 위장관계(Gastrointestinal Tract)

아산화질소는 위장관계나 다른장기에 임상적으로 유해한 영향을 주지 않는다. 간기능 저하 시에도 아산화질소의 과용량이나 부작용의 위험은 없이 사용되어진다.

• 기타 신장(Kidney), 골격근계(Skeletal Muscle), 조혈기계(Hematopoiesis)에 아산화질소 투여는 크게 영향을 주지 않는다.

### (2) 산소(OXYGEN)

#### ① 특성

산소는 분자량이 32인 무색무취의 투명한 가스로 대기에 20.9%를 차지한다. 공기의 비중은 1인 반면에 산소의 비중은 1.105이며, 실린더 속에 기체상태의 압축가스로 저장된다. 산소는 가연성은 아니나 연소를 돕는다. 기름이나 그리스가 있는 상태에서 높은 압력을 가하면 산소는 폭발을 유발한다. 통상적인 산소통의 국제적인 기준으로 흰색을 채택한다.

#### ② 효과

• 중추신경계(Central Nervous System)

산소는 100%로 흡입하여도 대뇌피질에는 크게 영향이 없는 반면, 대뇌혈관의 수축으로 인해 대뇌 혈류량이 10%까지 감소한다.

• 심혈관계(Cardiovascular System)

고농도의 산소 흡입 시 심박동수와 심박출량이 약간 감소한다. 이떠 관상동맥혈류량은 10%까지 감소한다. 100%의 산소를 흡입하면 수축기 혈압은 변화가 없고, 이완기 혈압은 약간 증가한다.

• 호흡기계(Respiratory System)

고농도의 산소를 흡입 시 호흡량은 약간 감소한다. 이는 일반 공기를 흡입하면 경동맥과 대동맥체에 위치한 화학 수용체를 통해 지속적으로 호흡을 자극하기 때문이다. 100%의 산소를 흡입하면 이러한 반사자극을 제거하게 되어 분시 호흡량이 감소되는 것이다.

## 2) 해부학적 고찰

### (1) 호흡기계(Respiratory System)

호흡기계는 다양한 부분으로 구성되어 있는데, 크게 두 부분으로 나눌 수 있다. 체외의 가스를 폐 내에서 실제로 호흡이 이루어지는 영역까지 운반하는 호흡기계의 부분과 혈액과 공기 사이에서 가스의 교환이 되는 부분으로 종종 폐의 교환부위 혹은 호흡영역이라 불리는 부위이다. 가스를 운반하는 호흡기계는 공기와 혈액 사이에서 산소와 이산화탄소의 교환이 발생하지 않으므로 해부학적 사강이라 한다.

호흡기계에서 가스를 운반하는 구조는 다음과 같다(그림 5-3).
코 – 인두 – 후두 – 기관 – 기관지 – 세기관지

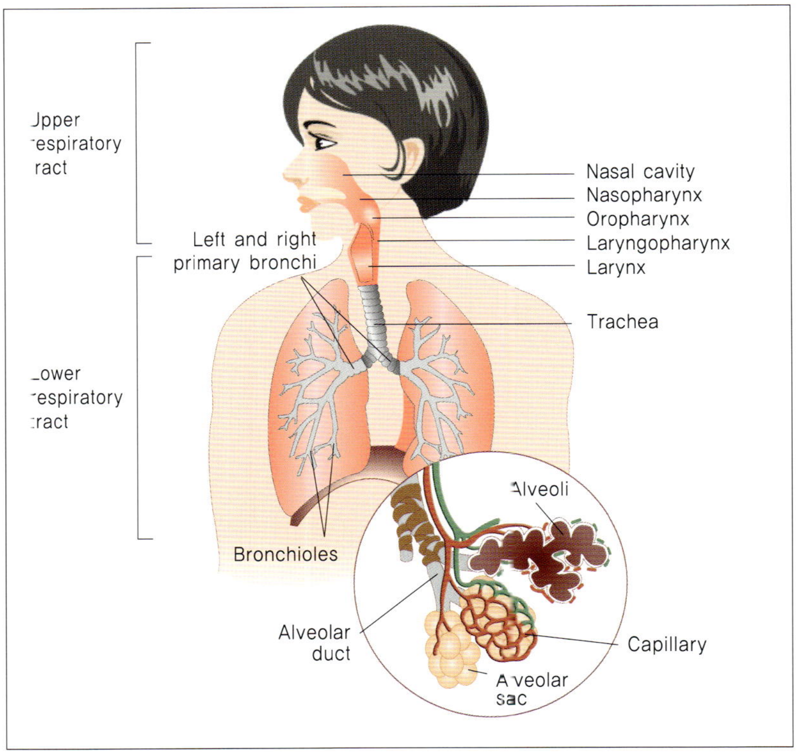


그림 5-3. 호흡기계의 전도 부분을 구성하는 구조물, 원 모양으로 삽입된 그림은 포도 같은 폐포 (alveoli)를 통해 산소와 탄산가스가 교환되는 폐포낭을 표시한다. 모세 혈관이 폐포를 둘러싸고 있다.

입은 호흡 통로의 부속기관이며, 호흡영역의 구조는 다음과 같다(그림 5-4).

호흡세기관지 – 페포관 – 페포낭 – 페포

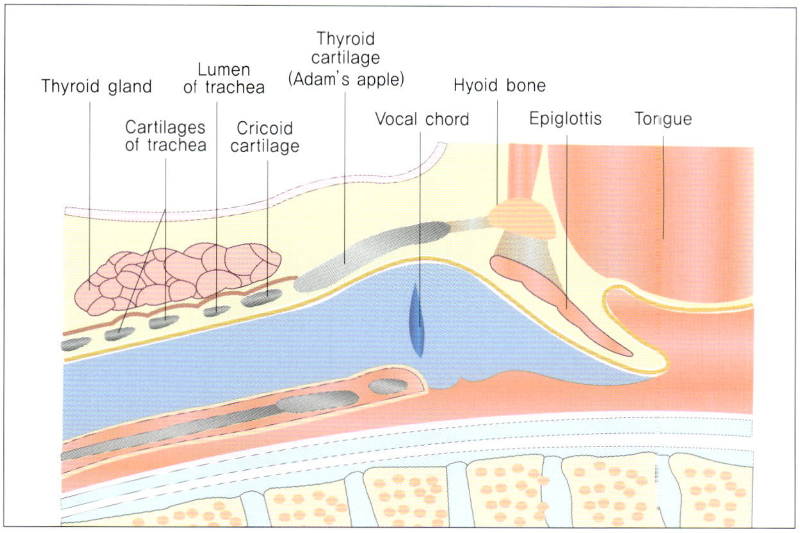


그림 5-4. 후두의 시상면(Sagittal section)

## 3) 생리학(Physiology)

### (1) 호흡(Respiration)

비강이나 구강을 통해 흡입된 가스는 폐의 호흡영역으로 운반되어 3억개가 넘는 폐포에서 폐모세혈관과 가스교환이 일어난다. 폐포에서 가스교환은 완전한 확산에 의해 막을 거쳐서 일어나며, 이 교환의 조절은 폐포막 양쪽의 가스분압에 의해서 이루어진다.

### (2) 호흡기전(Mechanism of Respiration)

공기가 외부환경에서 폐포 모세혈관막까지 들어가는 것은 호흡기계 내의 압력의 차이 때문이다. 가스는 압력이 높은 곳에서 낮은 곳으로 이동한다. 전형적인 호흡주기는 흡입전기, 최고 흡입기, 흡입 종료기, 최고 호기기, 호기 종료기의 5개 시기로 구분된다. 호흡이 시작되면 흡입근육이 수축하고 흉곽은 팽창하게 되므로 휴식 시보다 흉곽 내의 음압이 증가하게 된다. 이는 폐포를 팽창하게 되고, 폐포 내에 음압을 유발시킨다. 폐포 내에 음압이 생기면서 공기는 비강과 구강을 통하여 호흡기계로 들어오게 된다. 공기가 호흡기계로 들어오면 1회 호흡량이 생기고 흡입이 끝나는 것이다. 흉막강의 압력은 가장 음압의 낮은 점이 되고, 폐포 내의 압력은 가스가 폐포 내로 들어오면 0이 된다. 따라서 폐포내의 공기의 흐름은 정지하고 최고 흡입량이 되는 것이며, 이때 호기가 시작된다. 흉막강의 압력은 원래의 압력으로 돌아가기 시작하며, 호기 동안 폐포 내에는 양압이 형성되고 호흡기계의 바깥쪽으로 최대 호기량을 형성하게 된다. 호기 말에 흉막강 압력은 기준치로 돌아오고 폐포내의 압력은 0이 된다. 따라서 공기의 흐름은 정지되고, 호기량만큼은 다 나가게 되며, 이후 폐는 휴식상태로 된다. 정상적인 호흡조건에서는 모든 압력이 폐의 탄성력 때문에 생기는 것이다.

## 4. 흡입진정 장비

아산화질소와 산소를 투여하는 장비는 비교적 간단하다. 주요장비는 가스의 공급원을 저장하는 장비와 그 가스를 환자에게 공급할 수 있는 장치로 구성이 되어있다. 현대의 흡입진정기는 부피가 작고, 지속유량기 형태로 압축가스를 잘 조절하여 투여할 수 있게 되어 있다.

흡입진정기에는 요구유량기와 지속유량기로 크게 2가지로 분류가 되는데 이 장에서는 최근에 많이 사용하는 지속유량계에서 다루도록 한다.

• 지속유량기(Continuous-Flow Units)

이 장치는 유량계를 포함하고 있어서 환자의 호흡양상에 관계없이 계속 가스를 공급한다는 특징이 있다. 가스는 환자가 호기를 할 때도 공급된다. 지속유량기는 주어진 시간에 많은 양의 가스를 사용한다는 것이 단점이지만, 뛰어난 정확성과 안정성이 있다.

지속유량기의 구성

① 가스 실린더
② 감압밸브
③ 유량계
④ 호흡낭
⑤ 전도관
⑥ 코후드

지속유량기는 이동식 시스템(Portable System)과 중앙저장장치(Central Storage System)로 나누어 볼 수 있는데 본서에서는 중앙저장장치에 대해 알아보기로 한다.

### 1) 압축가스실린더

가스를 저장하고 운반하는 실린더는 3/8inch의 강철로 제조되고, 아산화질소실린더의 일부는 알루미늄으로 제작되어진다. 모든 압축가스실린더는 매 5년마다 안전도를 검사하게 되는데 검사는 내부에 수압을 사용하여 시행되며, 압력은 실린더의 크기에 따라 결정된다. 실린더는 평상시 압력보다 1.66배까지 견딜 수 있도록 설계가 되어지며, 보통 산소실린더는 2000psig 이하로 사용되지만 3400psig의 압력에도 견딜 수 있게 제조이 되어 진다. 압축가스실린더는 일정한 색의 부호를 채택했다(표 5-1).

표 5-1. 압축가스의 색 코드화

| 가스 | 색 코드 |
|---|---|
| $O_2$ | 녹색(백색 - 국제적) |
| $N_2O$ | 연청색 |
| $N_2$ | 바닥은 회석, 위는 주황색 |
| $CO_2$ | 회색 |
| Helium | 갈색 |

• 압축가스실린더 취급시 주의사항

① 가스와 접촉할 수 있는 밸브, 게이지, 조절기 등에는 그리스나 기름 등 어떠한 윤활제가 사용되어서는 않된다. 이는 윤활제가 폭발성이 있는 혼합물을 형성하기 때문이다.

② 가스 실린더는 반드시 수직상태에서 보관한다.

③ 온도변화가 적은 열이 없는 장소에 보관한다.

④ 실린더를 취급시에는 조심하게 이동하거나 설치를 한다.

⑤ 가스 실린더를 사용하지 않을 때는 완전하게 밸브를 잠근다. 이는 가스 실린더에 물이나 불순물에 의한 오염을 막기 위함이다.

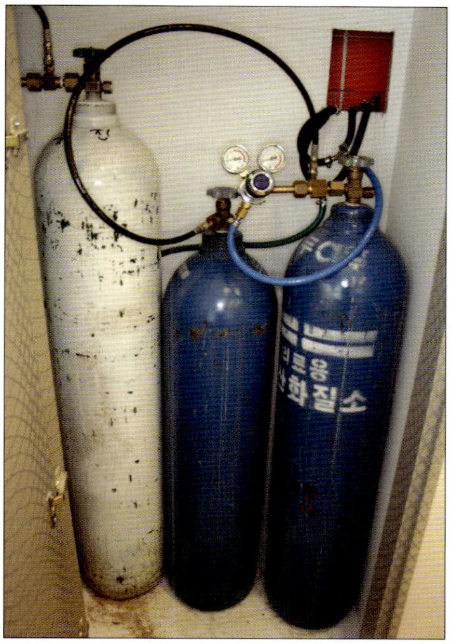


그림 5-5. 압축가스실린더

## 2) 산소실린더

산소는 압축가스실린더에서 기체 상태로 존재한다. 실린더에 완전히 채워져 있을 때 압력은 70F(25C)에서 약 1900psig이다(그림 5-6). 산소실린더는 국제적으로는 흰색의 부호를 사용하지만, 미국에서는 초록색의 부호를 사용 한다. 산소실린더는 가스만으로 채워져 있으므로 접합부위에 있는 압력게이지는 실린더의 실제 양을 나타낸다. 산소가 실린더에서 나오면 그 만큼 산소실린더의 압력계의 눈금은 떨어지게 된다. 흡입진정요법을 시행중에 산소의 실린더가 소모가 되므로 반드시 예비용 산소실린더가 비치가 되어져야한다. 흡입진정요법을 시행중에 산소의 공급이 차단되고, 100%의 아산화질소가 투여되는 것은 매우 위험하며 이런 사고를 예방하기 위해서는 추가적인 안전장치가 필요하기 때문이다. 아산화질소와 산소를 이용하는 술자입장에서는 아산화질소와 산소가 완전히 없어지기 전에 그 것을 모니터링 할 수 있어야 하고 산소실린더의 산소의 공급이 차단되면 바로 예비용 실린더에서 계속적인 가스의 공급이 이루어져야 한다.

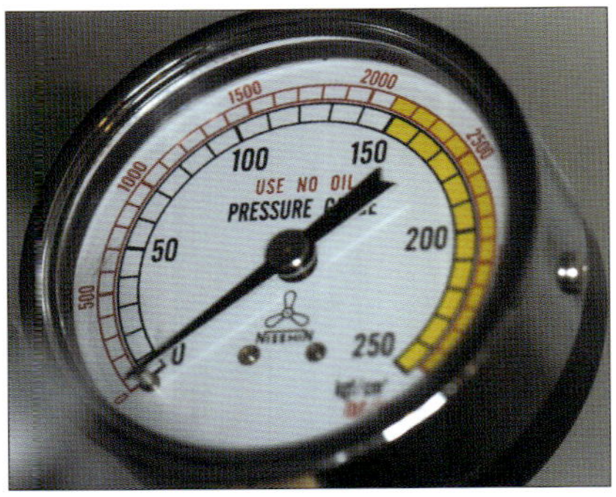

그림 5-6. 산소실린더

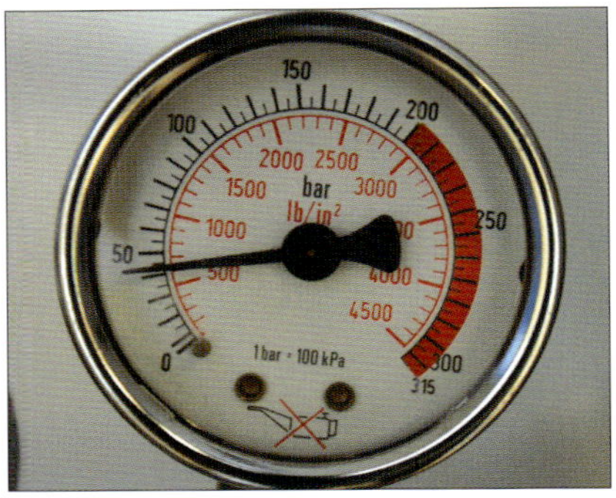

그림 5-7. 아산화질소 압력계

### 3) 아산화질소실린더

아산화질소가스는 압축가스실린더에서 액체와 기체의 두 상태로 존재한다. 아산화질소가스 실린더는 공장에서 90-95%의 용량의 액체로 채워진다. 실린더 안에서 액체 상부는 아산화질소 가스이다. 아산화질소의 가스 압력은 70F(25C)에서 약 750psig이다(그림 5-7).

아산화질소 압축가스실린더의 색의 부호는 국제적의 부호로 청색이다. 아산화질소실린더는 조금이라도 아산화질소 액체가 남아 있으면 압력게이지의 밸브의 수치는 떨어지지 않고 750psig를 유지한다. 이는 액체 아산화질소 상부에 떠있는 아산화질소가스가 밸브의 압력을 항상 유지하기 때문이다(그림 5-8). 술자의 입장에서는 아산화질소의 압력게이지로 실린더 속의 아산화질소의 정확한 양을 알 수가 없다. 따라서 실린더내의 액체상태의 아산화질소가 없어지고 기체상태의 아산화질소가 감소하면서 압력게이지는 떨어지기 시작한다. 통상적으로 같은 크기의 실린더의 산소와 아산화질소의 사용량을 보면 산소실린더 2.5개 사용 시 아산화질소 1개의 실린더가 사용이 되어진다. 산소실린더와 마찬가지로 아산화질소도 예비용 실린더가 반드시 비치가 되어 있어야 한다.

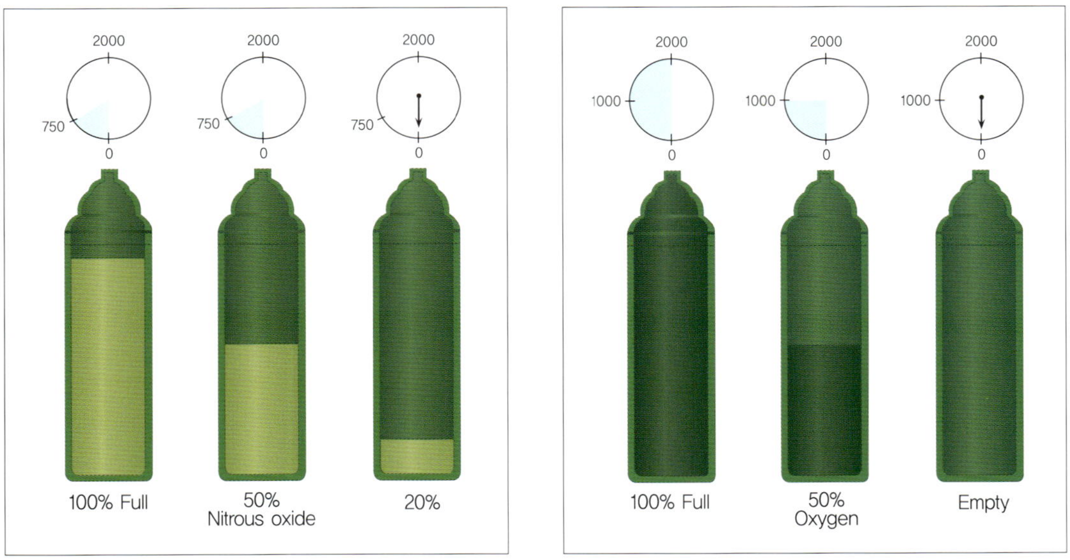


**그림 5-8.** 아산화질소와 산소실린더의 압력계 눈금 From Clark MS, Brunick AL: Handbook of 아산화질소 and oxygen sedation, St Louis, 1999, Mosby).

## 4) 감압밸브(Regulators)

감압 밸브는 압축가스 실린더와 가스유량계 사이에 위치한다(그림 5-9). 중앙저장장치에서는 가스 감압 밸브가 실린더에 부착이 되어 있다. 감압 밸브의 기능은 실린더에서 나오는 높은 압력의 (750-2000psig)의 가스를 환자와 마취기에 적용할 수 있는 안전한 압력까지 덜어뜨리는 역할을 한다. 감압 밸브의 기능은 실린더안의 가스의 압력에 관계없이 환자와 유량계에 일정한 가스의 압력을 유지하는 것이다. 일정하고 상대적으로 낮은 압력을 유지하므로 고압가스에 의한 마취기의 손상을 최소화한다. 장비 제조 시 설정된 실제로 전달되는 압력은 45-55psig이다. 가스가 실린더에서 직접 들어올 때 45psig로 감압되며, 가스가 중앙저장장치에서 가스관을 통해 들어올 때는 50-55psig로 유지된다.

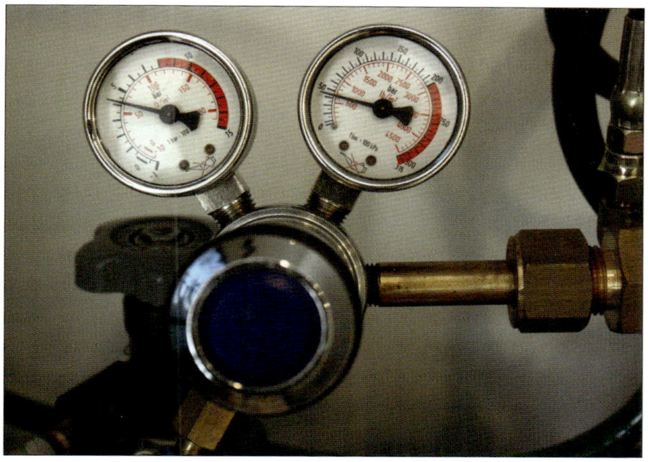

**그림 5-9.** 감압밸브

## 5) 유량계

각각의 가스는 감압 밸브에서 저압 호스를 통해 기계의 후방에 부착된다. 이 가스들이 유량계로 유입되며(그림 5-10), 환자에게 정확한 양을 공급하게 된다. 유량계는 가스가 통과하는 가스의 종류에 맞게 눈금이 매겨져 있다(아산화질소와 산소). 가스의 흐름은 대기압에서 760mmHg, 25C에서 측정되어 눈금이 매겨져 있다. 압력계는 정적인 실린더의 압력을 표시하지만, 유량계는 실제 가스의 유동량을 측정한다. 가스의 흐름이 차단되면 유량계의 눈금은 0으로 표시된다. 유량계는 단순한 장치로 가스는 유량계의 바닥에서 입구로 들어와서 상부의 출구로 나가게 되는데 가스가 통과하는 관은 하부보다 상부가 더 넓은 직경을 가진 형태로 만들어져 있다. 유량계 내부의 가스량을 측정하기 위해 부표(float)가 사용되는데 부표는 구(ball) 혹은 회전자(rotameter)의 2종류가 있는데, 구가 사용된 경우에 정확한 가스의 양은 구의 가운데를 보고 회전자는 부표의 상부를 보면 된다. 최근에는 구형태의 유량계가 많이 사용되고 있고, 정확도는 +5%이고 회전자 형태는 가장 정확하고 정확도는 +2%이다. 유량계 관의 눈금은 분당 통과하는 가스량을 나타낸다(L/mim). 가스 공급량의 조절은 각각의 유량계에 부착된 미세한 바늘 밸브를 사용하여 이루어진다. 가스량을 조절하는 손잡이는 가스 종류에 따라 색과 촉감이 다르다. 보통 산소 조절 손잡이는 녹색이고 아산화질소 손잡이는 청색이다(그림 5-11).

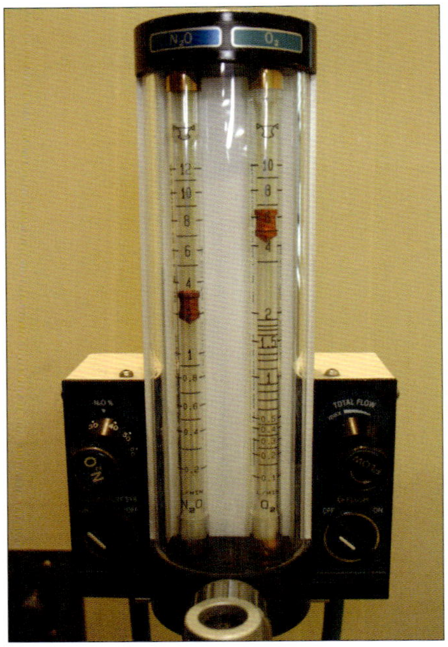


그림 5-10. 중앙집중식 유량계

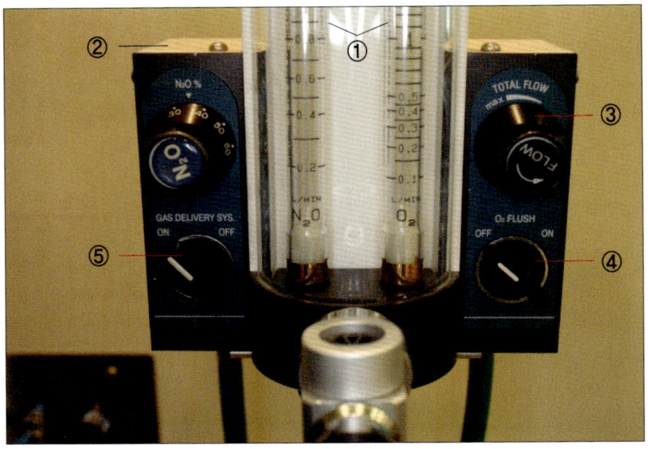


그림 5-11. 유량계의 그림 및 명칭
① 유량계 ② 질소공급 밸브 ③ 가스량 조절 밸브 ④ 산소공급 밸브
⑤ 가스차단 밸브

## 6) 호흡낭(Reservoir Bag)

호흡낭은 풍선 모양의 백으로 재질은 라텍스나 실리콘으로 만들어져 있고 1~8리터 크기가 있다(5-12). 치과에서는 3리터 호흡낭을 가장 많이 사용한다. 최근에는 라텍스 재질이 많이 사용되고 있다. 흡입진정시 호흡낭의 주 목적은 정상호흡시 남는 가스를 저장해 두었다가 환자의 흡기 요구량이 흡입진정기에서 공급되는 가스량을 초과하여 흡기 양 부족시 가스 공급에 사용된다. 정상호흡시 환자는 흡입진정기에서 공급되는 새로운 가스만 공급받고, 호흡낭의 가스는 거의 사용하지 않는다. 그러나 환자가 갑자기 심호흡을 하거나 폐활량이 정상인 보다 월등히 뛰어난 환자들에게서는 호흡낭이 없으면 환자는 갑자기 질식 상태를 경험하게 되므로 호흡낭은 이런 현상을 최소화 할 수 있는 장비라 할 수 있다.

의식하 진정시 호흡낭은 환자의 호흡을 관찰하는 장비로 사용되어진다. 코후드는 공기가 새지 않게 완전히 밀착되거나 구호흡이 없는 경우 호흡낭은 환자의 호흡에 따라 움직인다. 호기시는 호흡낭이 부풀어 오르고 호흡시는 줄어들므로 환자의 호흡수를 쉽게 측정할 수 있다. 호흡낭의 또다른 용도는 보조호흡이나 조절호흡시 산소를 공급하는 방법으로 사용된다. 안면 마스크를 적절히 위치시켜 마스크 주위로 공기가 새지 않고 환자의 기도가 확보된 상태에서 호흡낭을 쥐어짜면 가스가 환자의 폐로 들어간다.

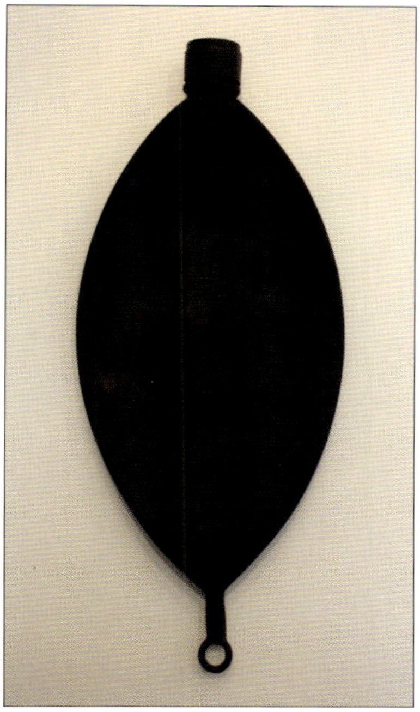

**그림 5-12.** 호흡낭, 라텍스나 실리콘으로 제작되어짐

## 7) 전도관(Conducting Tubes)

길이가 다양한 호스를 전도관 혹은 호흡관이라 한다(그림 5-13, 14). 전도관은 가스유량계와 호흡낭의 연결부위에서 코 후드를 연결하는 호스로 직경이 크고 보통 고무재질로 되어있다(그림 5-18, 19). 특히 고무관은 비틀어지거나 꺾임에서 발생하는 가스의 흐름을 방해하는 요소에 저항할 수 있는 재질로 제작이 이루어져야한다.

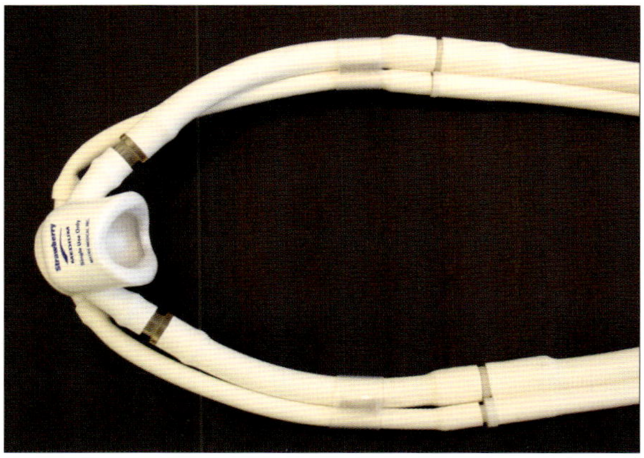

**그림 5-13.** 호흡낭과 코후드 사이를 연결하는 전도관

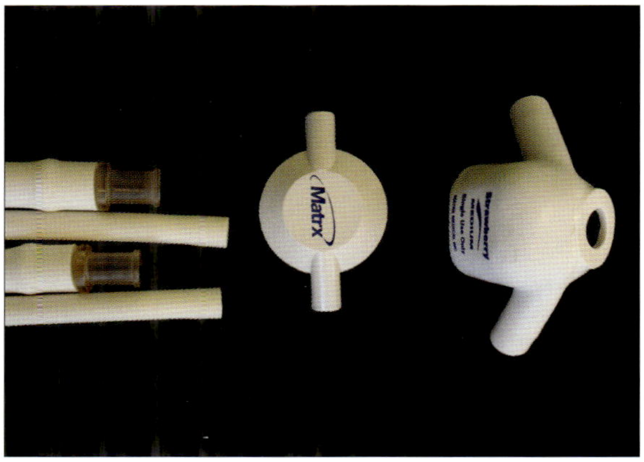


**그림 5-14.** 코 후드와 전도관이 분리된 사진

## 8) 코 후두(Nasal Hood)

최근에 사용하는 코 후드는 4개의 관이 들어오게 되는데 2개의 관은 흡입진정기에서 나오는 가스를 공급하고, 다른 2개의 관은 호기가스를 치료 장소에서 떨어진 안전한 곳으로 운반한다(그림 5-15). 낮은 농도의 아산화질소에 장시간 노출 시의 부작용을 어느 정도는 해소할 수 있는 배기형 코 후드를 최근에는 많이 선호한다. 코 후드는 고무나 실리콘으로 제작되어 환자의 얼굴에 밀착되어져야 하며, 크기도 다양하게 구비가 되어져야 한다. 호기 밸브는 얇은 웨이퍼로 되어 있고(그림 5-16), 밸브 구멍 위에 얹혀 있다. 호기시 웨이퍼는 가스의 힘에 들리고 가스는 밖으로 배출된다. 흡기시 코 후드 내에 생기는 음압은 웨이퍼를 밑으로 당겨 구멍을 닫아, 환자는 진정기에서 공급되는 가스만 흡입을 하게 된다. 두 번째 밸브는 일부의 코 후드에서 볼 수 있으며 흡기 혹은 공기희석 밸브라 한다. 코 후드의 내부에서 대기로 구멍이 나 있다(그림 5-17). 환자가 호기를 하면 가스는 이 밸브를 통해 배출되나, 흡기시에는 이 밸브가 계속 열려 있으면 알 수 없는 양의 대기가 기계에서 공급되는 새로운 가스와 함께 흡입된다. 공기희석 밸브가 완전히 열린 경우 흡입되는 아산화질소의 농도는 50%까지 희석이 된다. 공기희석 밸브의 용도는 진정기계에서 공급되는 가스의 양과는 무관하게 환자가 편안하게 호흡할 수 있다는 것이다. 진료시에 저농도의 아산화질소에 장시간 노출시 나타나는 문제점을 해결하기 위해서는 배기형 코 후드를 사용해야하며, 이 배기형 코 후드는 이중의 코 싸개로 구성이 이루어져 흡입진정기에서 가스를 공급받는 작은 내부 마스크와 좀 더 큰 외부 마스크가 바로 위에 있어 호기가스를 제거하는 기능을 한다.

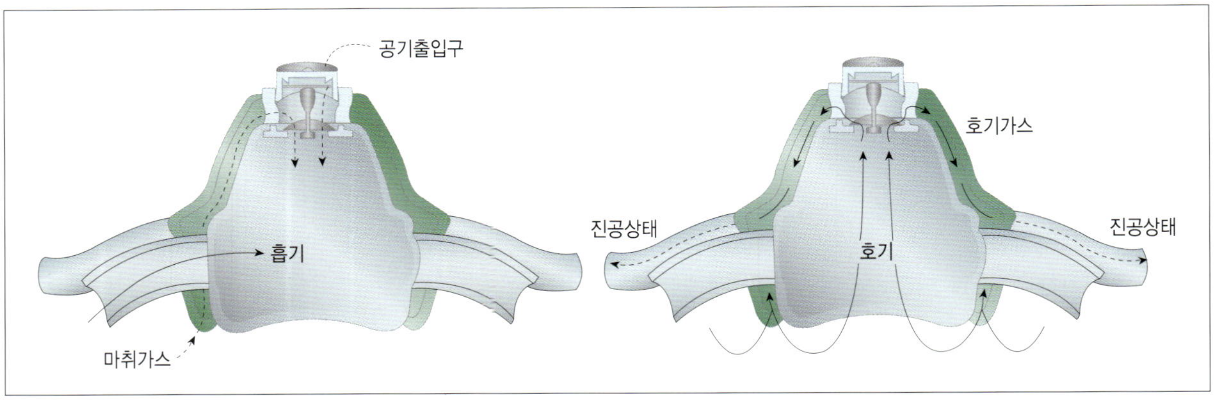


그림 5-15. 배기형 코 후드의 다이어그림

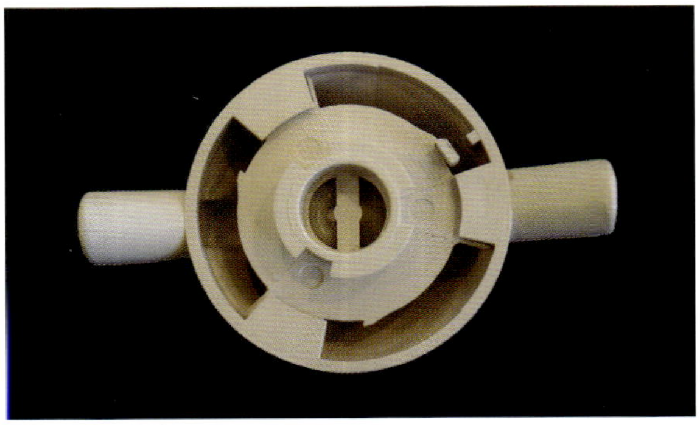

그림 5-16. 코 후드의 내부 사진

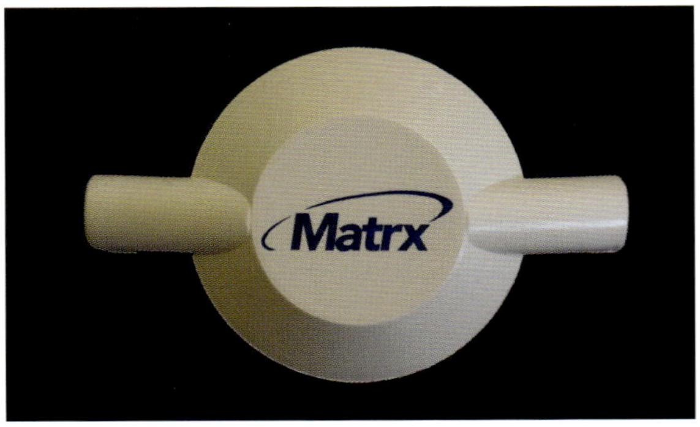


그림 5-17. 코 후드의 외부 사진

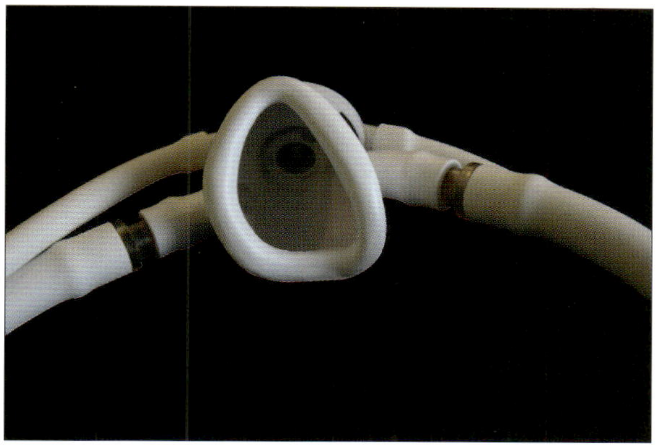

그림 5-18. 코 후드와 전도관의 연결된 내부 사진

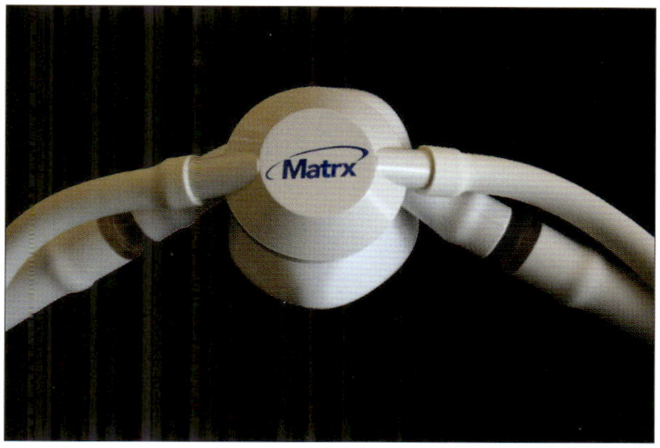


그림 5-19. 코 후드와 전도관의 연결된 외부 사진

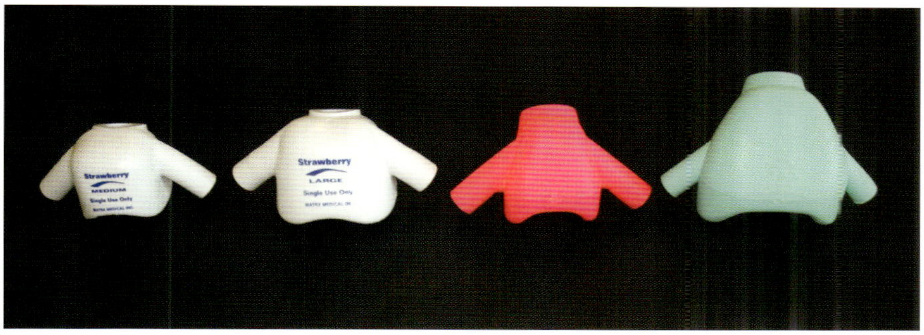


그림 5-20. 다양한 크기의 코 후드의 외부 사진

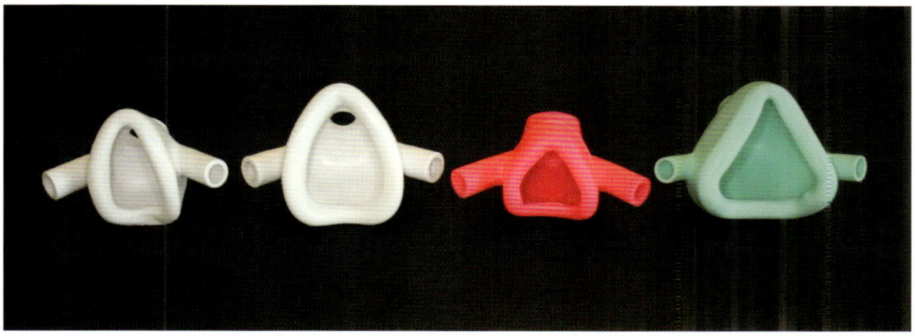

그림 5-21. 다양한 크기의 코 후드의 내부 사진

## 5. 흡입진정 기법

흡입진정은 비교적 다른 진정요법에 비해 간단한 방법이지만 흡입진정을 하기 위해서는 승인받은 장비와 술자와 보조자의 적절한 교육이 필요하다. 흡입진정이 간단한 진정요법이지만 환자를 접하면서 다양한 반응과 사고를 예방하기 위해서는 일정시간의 교육과 수련이 필요하다. 아산화질소와 산소를 이용한 진정요법은 때로는 예기치 못한 의료사고를 유발하기도 한다. 따라서 아산화질소와 산소를 이용한 흡입진정요법을 사용하는 치과의사는 진정요법의 과정과 그에 따른 합병증을 예방하는 내용을 숙지해야하고, 처치하는 방법도 알아야 한다. 진정요법을 환자들에게 사용되는 가스와 약물의 기준점은 개개인마다 차이를 보일 수 있다. 따라서 술자는 흡입진정이든 약물투여에 의한 진정이든 정확한 기준점을 적용하기는 어렵기 때문에 환자의 전신적인 상태의 평가, 환자의 진정 깊이를 감시하고 확인하는 장비가 필수적이라 할 수 있다. 흡입진정은 개개인이 반응이 다르고, 같은 환자도 진료 대마다 진정작용이 다르게 반응하고, 시술내용에 따라서는 진정깊이가 달라져야 하므로 매 진료시마다 적절한 진정깊이의 포인트를 찾아내는 것이 중요하다. 때로는 개인차에 의해서 흡입진정이 전혀 효과를 보지 못하는 경우도 있다. 이 점에 대해서는 사전에 환자에게 충분히 숙지를 시키는 것이 좋겠다.

### 1) 흡입진정의 과정의 순서

① 적절한 가스공급 유량의 100%의 산소로 유량을 설정한 후, 코 후드를 환자의 코에 편안하게 밀착시킨다.

② 환자가 100%의 산소를 흡입하는 동안 적절한 가스 공급 유량을 정하고, 호흡하는 동안 호흡낭은 그 크기가 너무 팽창하거나 수축되어서는 않되며, 적절한 부피로 유지되어야 한다.

③ 처음 1~2분간은 100%의 산소를 투여한 후에 20%의 아산화질소 농도로 투여를 시작한 후에 매 1분마다 10%씩 아산화질소 농도를 증가시킨다.

④ 아산화질소 농도가 계속적으로 올라가면서 환자의 반응을 체크한 후에 환자에게 진정효과의 기분을 질문하고 진정의 깊이를 확인한다. 환자의 반응이 몸이 이완되고 기분이 들뜬 상태이면 이상적인 진정상태에 도달했다고 볼 수 있다.

⑤ 이상적인 진정 수준에 도달하면, 국소마취를 시행하고 계획된 진료를 시행한다.

⑥ 계획된 치과진료가 종결 시에는 매 분마다 아산화질소 가스의 농도를 10%씩 줄이면서 나중에는 100%의 산소를 약 3분정도 투여를 한 후에 환자의 진정 효과가 사라짐을 확인 한 후에 흡입진정의 과정은 종료 하게 된다.

⑦ 환자가 진정에서 완전히 회복되었다면 보호자없이 퇴원을 할 수 있다.

## 2) 흡입진정 시 환자감시

다음은 흡입진정을 시행 시에 추천되는 감시장치이다.

① 수술 전 기본 활력징후

② 환자와의 구두 대화

③ 치료 도중 주기적인 활력징후 기록

④ 수술 후의 활력징후

기타 맥박산소측정기를 이용한 산소포화도의 확인, 청진기 및 심전도를 이용하여 환자를 감시할 수 있다.

## 3) 흡입진정요법 과정

### (1) 장비의 준비

흡입진정이 시작되기 전에 치과보조자는 아산화질소와 산소실린더틀 열어 장비를 준비한다(그림 5-22). 가스 실린더는 상부의 손잡이를 시계반대 방향으로 돌려서 연다. 처음에는 가스 실린더의 손잡이를 조금만 열어서 압력게이지가 서서히 올라가게 한다(그림 5-23). 그리고 압력이 최고에 다다르면 손잡이를 더 돌려서 가스 실린더를 완전히 연다. 가스 실린더를 서서히 여는 이유는 가스 실린더 내의 내부온도를 최소화하고 감압 밸브 내에 가스 실린더의 고압가스가 서서히 들어가게 하기 위함이다. 가스 실린더를 준비한 후 코후드를 검사하여 깨끗한지 확인하고(그림 5-24), 관이나 호흡낭에서 가스가 새어나가지 않는지 확인한다(그림 5-25).

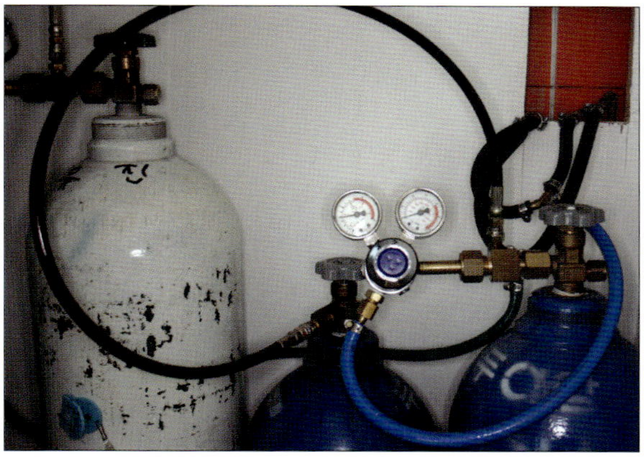

**그림 5-22.** 아산화질소 및 산소실린더

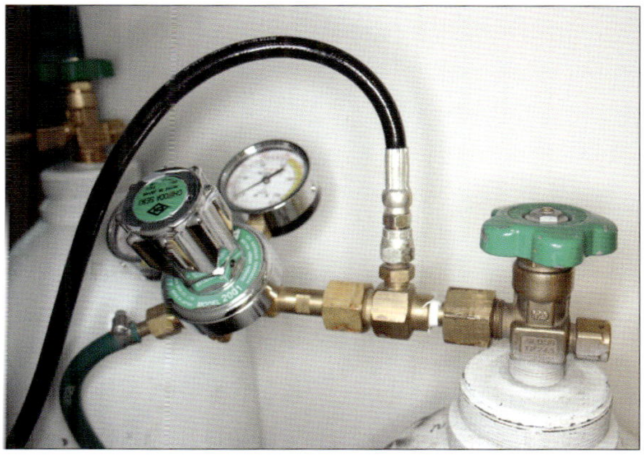

**그림 5-23.** 감압밸브

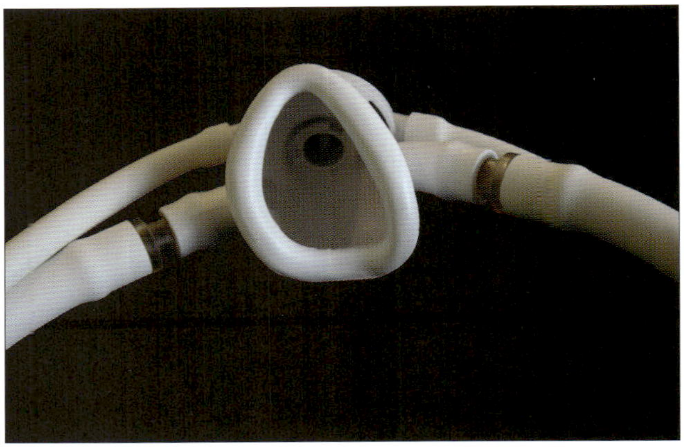

그림 5-24. 코 후드 내면

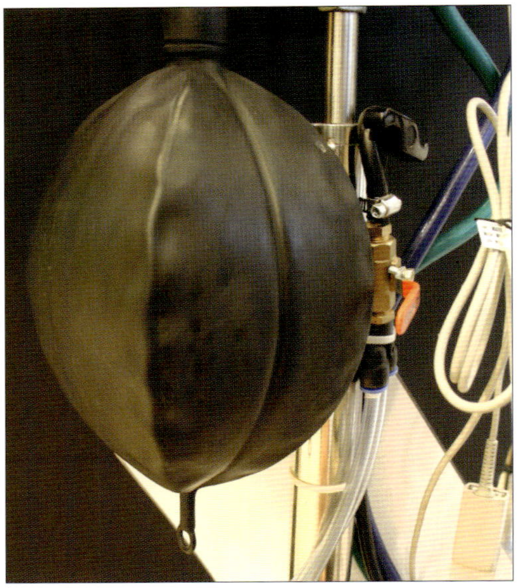

그림 5-25. 호흡낭

## 4) 환자의 준비

① 반드시 환자를 치과의자에 앉히기 전에 화장실을 다녀오게 한다. 이는 진료 중에 환자가 화장실 가기를 요청할 경우 가스의 투입과정에 시간이 소요 되므로 계획된 진료시간이 연장되어 질 수 있다.

② 환자의 전신적인 병력질문서를 확인하고 기본적인 혈압, 심박수와 호흡 및 기타 전신적인 상태를 확인한다.

③ 만일 환자가 콘택렌즈를 착용한 경우에는 코 후두에서 새어나가는 가스로 인해 눈이 건조하게 되므로 반드시 흡입진정 시작 전에 콘택렌즈를 제거해야 한다.

④ 치과진료를 위한 흡입진정 중에 환자의 기본적인 혈압, 심박수와 맥박 및 산소포화도를 감시하는 장치가 정상적인지 확인한다(그림 5-26).

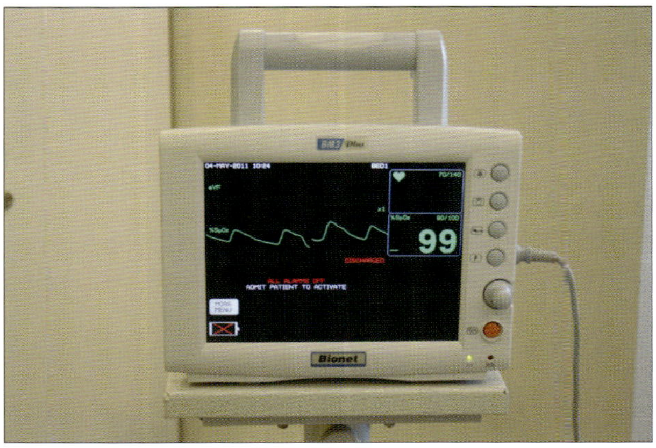


그림 5-26. 환자 감시장치

## 5) 투여방법

① 환자는 치과의자에서 편안한 위치에 앉히고 심리적으로 안정된 분위기를 유지한다(그림 5-27).

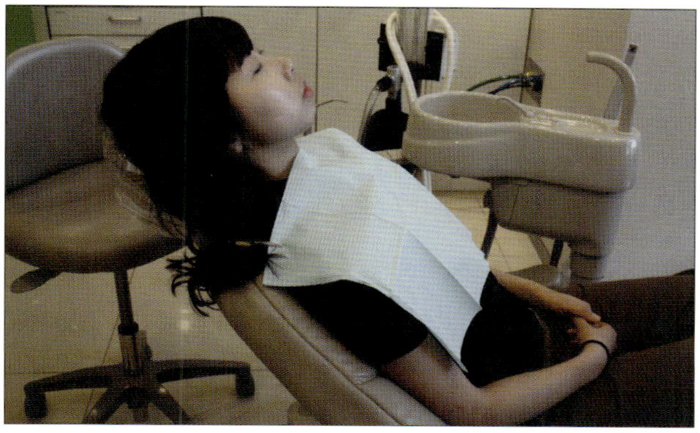

그림 5-27.

② 환자가 편안한 위치에서 안정이 된 상태로, 흡입진정 중에 환자의 전신상태의 징후를 감시하는 환자 감시장치를 환자에게 작동시킨 후에(그림 5-28), 환자 감시장치가 정확하게 작동하는지 검사를 한다(그림 5-29).

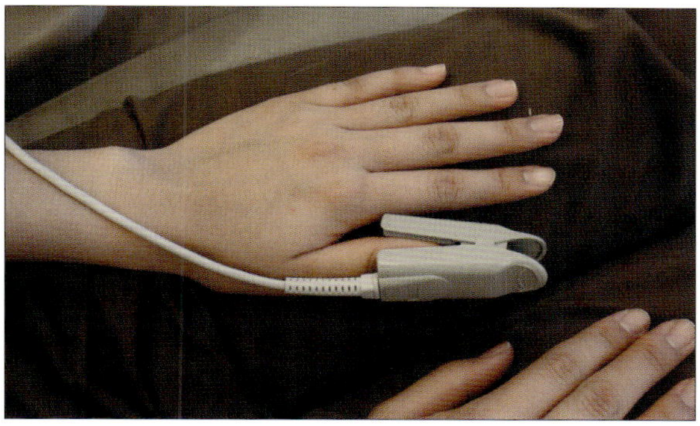

그림 5-28.

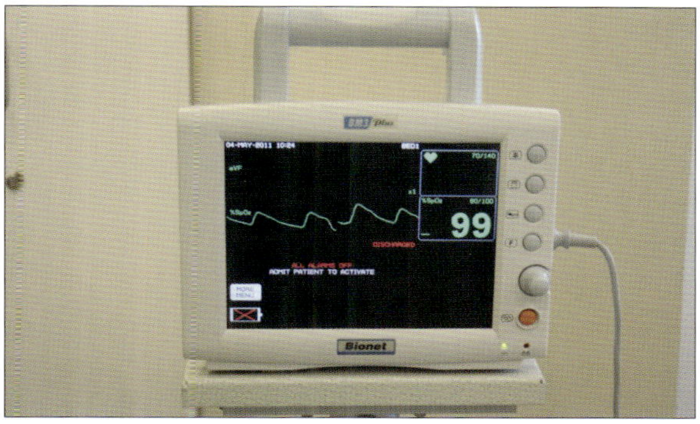


그림 5-29.

③ 환자가 편안한 위치에서 흡입진정기를 환자의 뒤에서 위치시킨다. 이때 가능한 환자가 흡입진정기를 보지 않도록 주의를 한다(그림 5-30).

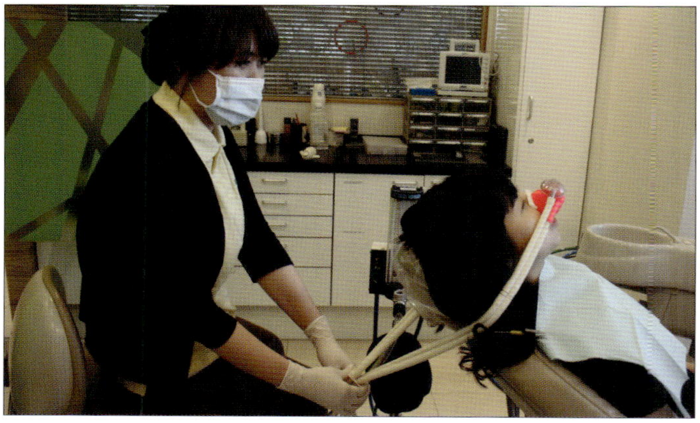

그림 5-30. 흡입진정기 장착

④ 흡입진정기에 산소를 투입하여 호흡낭에 정상적으로 작동하는지 확인한다(그림 5-31).

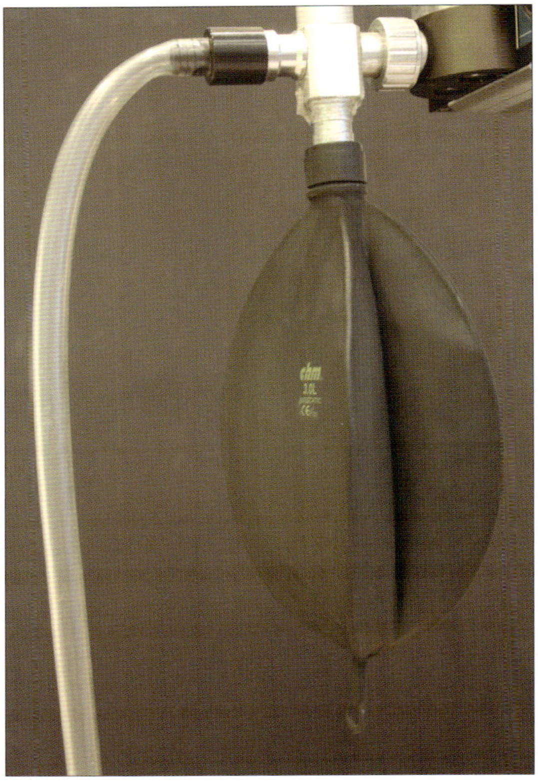

그림 5-31.

⑤ 흡입진정기가 정상적으로 작동이 되는지 확인을 한 후에 산소를 6L/mim 유량으로 공급을 시작하면서, 코 후드를 환자의 코에 위치시키며, 환자에게 코로 호흡을 하라고 지시 한다(그림 5-32).

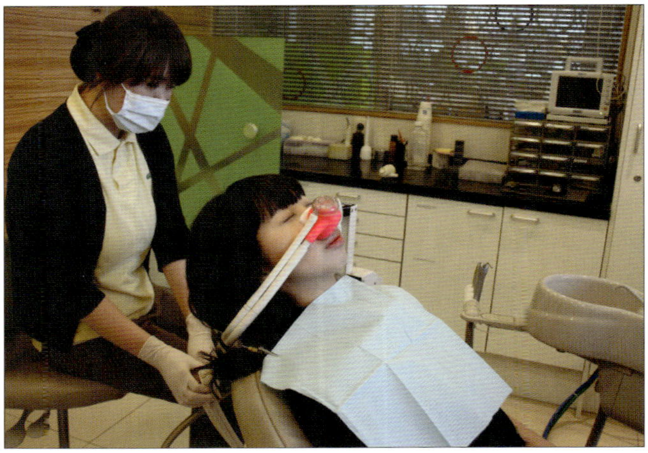

그림 5-32.

⑥ 코 후드를 안정적으로 고정을 시킨다. 코 후드는 아산화질소와 산소 장비에서 2개의 호스가 나와서 연결된다. 2개의 호스는 각각 진료의자의 양옆을 돌아서 머리받침 뒤에서 사슬 고리를 조정하여 코 후드가 흔들림 없이 안정적으로 고정을 시킨다(그림 5-33)

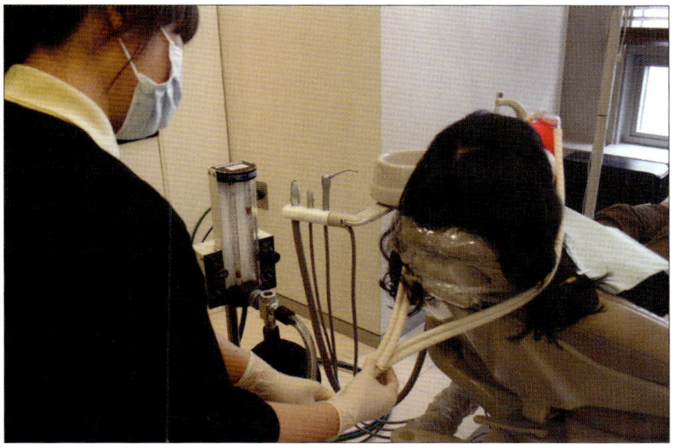

그림 5-33.

코 후드가 잘못 고정이 된 경우에는 코 후드 주위로 가스가 새어 나가 주위의 공기를 오염시킨다. 따라서 진료를 시작하기 전에 환자에게 맞는 코 후드를 선택하여 가스가 서어나 가지 않도록 주의를 한다. 때에 따라서는 2×2 inch의 거즈를 코 후드에 접합시키는 것드 가스가 새어나감을 방지 할 수 있다(그림 5-34).

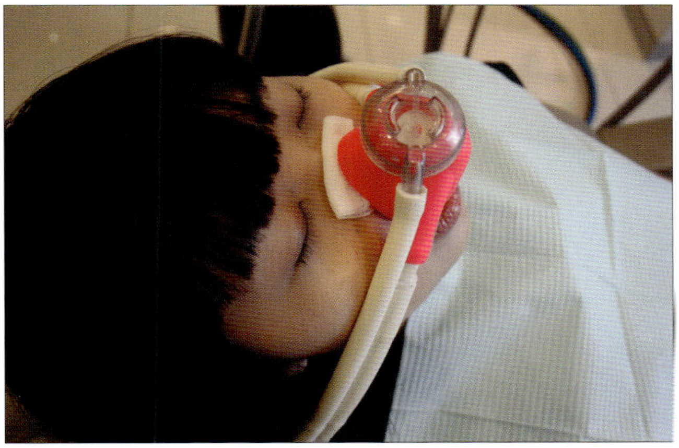

그림 5-34.

⑦ 환자에게 적절한 가스 공급유량을 결정한다. 흡입진정요법을 시작할 때 보통 성인에서는 100% 산소를 6~7L/min(소아환자는 3~4L/min)로 공급을 시작하고 코 후드를 환자에게 위치시킨 후 코를 통해 호흡을 할 것을 지시한다(그림 5-35). 위의 정도의 투여량은 환자가 편안하게 호흡할 수 있는 양보다 많다. 따라서 대부분의 환자들은 호흡을 하면서 크게 불편함을 느끼지는 않는다. 예외적으로 산소요구량이 많은 운동선수, 만성 폐쇄성 폐질환, 울혈성 심부전 환자인 경우에는 때에 따라서는 좀더 많은 양의 가스가 필요하다. 아산화질소와 산소를 이용한 흡입진정을 시작할 때 환자가 많은 양의 가스를 요구하기도 하는데,

이는 환자가 흡입진정을 처음 시도를 할 때 나타나게 되는데 코 후드를 환자의 코에 놓게 되면 잠재의 식속에 위험을 느끼게 되어 호흡을 더 길게 빨리 호흡을 하면서 스스로가 질식에 대한 불안감이 없어질 때까지 과보상을 받으려는 일시적인 현상으로 이해를 하면 된다.

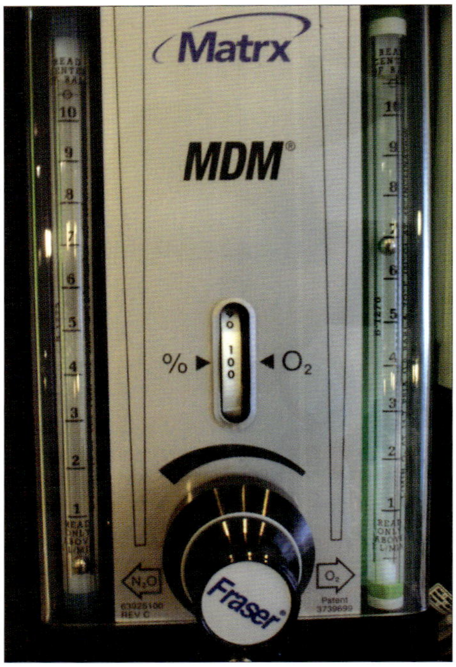


그림 5-35.

⑧ 호흡낭을 관찰한다. 호흡낭의 팽창과 수축은 호흡깊이와 호흡수의 지표가 된다. 호흡낭을 통해서 코 후드가 환자에게 잘 고정이 되었는지 환자에게 공급되는 분당 가스유량이 적합한지를 알 수 있다(그림 5-36, 37).

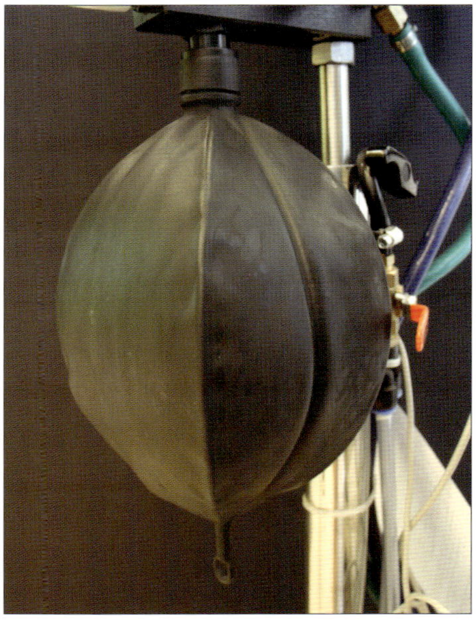

그림 5-36.

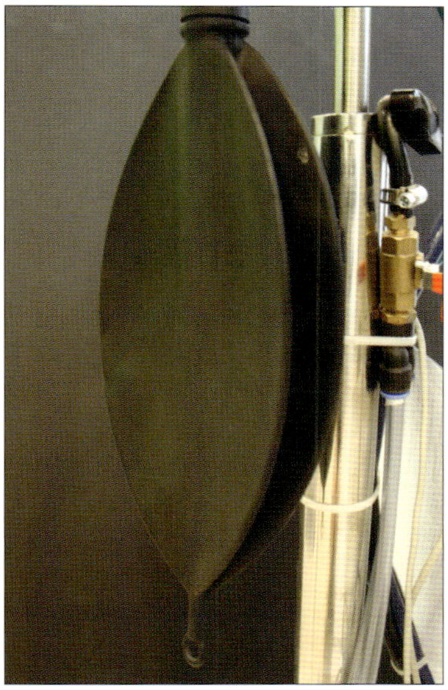

그림 5-37.

⑨ 2~3분간 100%의 산소를 환자에게 흡입시킨 후에 호흡에 무리가 없다면 아산화질소의 유량을 결정하여 가스를 투여한다(그림 5-38). 대체적으로 초기 투여 농도는 20%의 아산화질소와 80%의 산소의 비율로 시작하게 되는데(그림 5-39), 약 1~2분간의 투여 후에 비율을 아산화질소 30%, 산소 70%의 비율로 조절을 한다(그림 5-40). 30%의 아산화질소의 농도로 투여 후에 환자의 진정효과의 반응을 물어본다. "기분이 좀 어떠신가요?", "머리가 어지러운 증상이 있습니까?", "몸이 전체적으로 붕 뜬 기분인가요?" 이런 다양한 진정효과에 대한 질문을 한 후에 변화가 없을 시에는 다시 40%의 아산화질소와 60%의 산소의 비율로 재차 가스를 투여한다(그림 5-41). 임상적으로 대부분의 환자는 아산화질소 30~40%의 농도에는 대부분 진정효과를 가져오게 된다. 20%의 아산화질소의 초기 투여 후, 진정효과의 반응이 없을 때 추가 투여는 약 10%의 아산화 질소의 농도를 높이면서 1~2분간격으로 투여량을 증가시킨다.

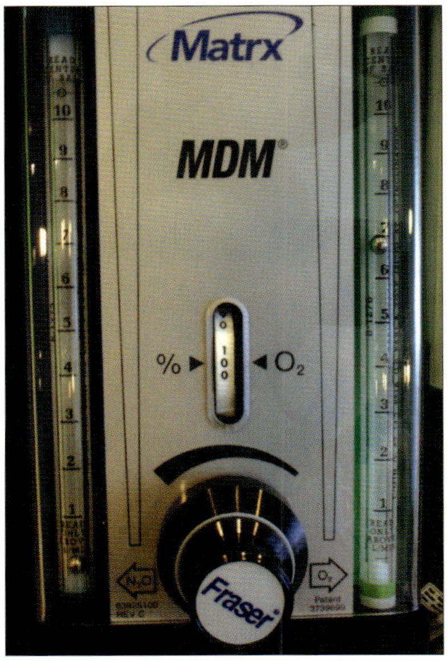


그림 5-38.

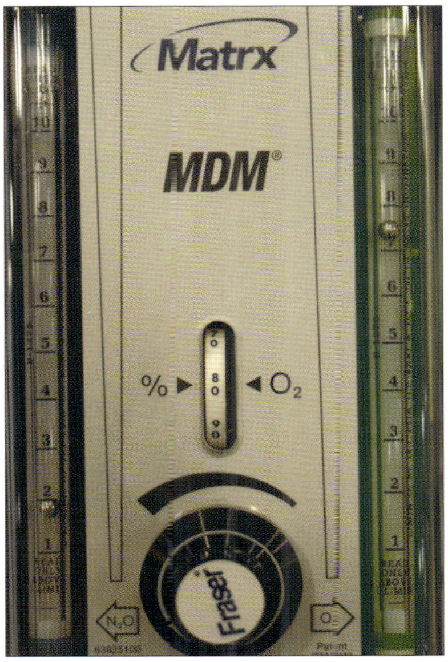


그림 5-39.

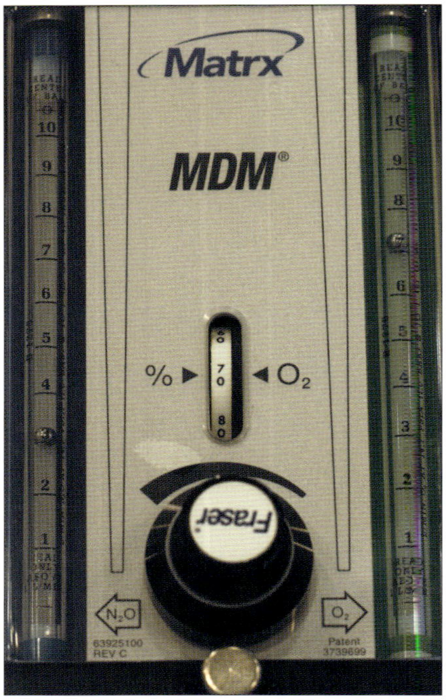


그림 5-40.

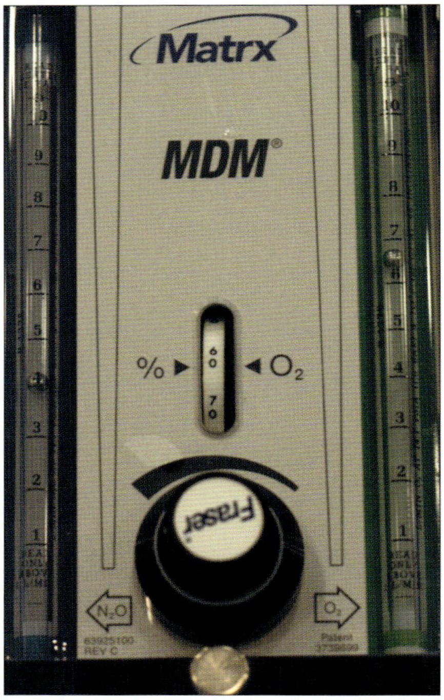


그림 5-41.

⑩ 환자의 관찰. 약 30%의 아산화질소의 농도의 가스를 1~2분간 투여 후, 환자에게 아산화질소의 임상적 효과에 대한 질문을 하면은 대부분의 환자에서는 양성반응을 나타낸다. (표 5-2)는 아산화질소와 산소의 흡입진정시 아산화질소의 농도의 증가에 따른 환자의 반응을 나타낸다.

표 5-2. Signs and Symptoms of $N_2O-O_2$ Sedation (아산화질소와 산소 진정시 나타나는 증상과 징후)

| 상 태 | 증 상 | 징 후 |
|---|---|---|
| 1. 초기에서 적절한 진정 상태 | 가벼운 두통(어지러움)<br>손과 발의 얼얼함<br>몸이 더워짐<br>몸 전체가 떨리는 느낌<br>손과 발이 무감각<br>구강조직의 무감각<br>행복감<br>사지가 가볍게 느껴지거나 무겁게 느껴짐<br>진통 | 혈압, 심박수는 치료 초기는 약간 상승되나 곧 기본 측정치로 되돌아옴<br>호흡은 정상이고 부드러움<br>말초혈관 확장<br>사지나 안면의 홍조<br>불안이 감소되면서 근육 긴장도 감소<br>(팔과 다리가 이완) |
| 2. 조금 더 깊어진 진정, 약간의 과진정 상태 | 청각, 특히 먼 소리가 분명해짐<br>시각 혼란(천장이 움직이는 느낌)<br>졸림<br>땀이 많이 남<br>웃거나 울음<br>꿈<br>오심 | 움직임 증가<br>심박동수, 혈압 증가<br>호흡수 증가<br>발한 증가<br>눈물을 흘릴 수 있다. |
| 3. 과진정 | 오심 | 구토<br>의식의 소실 |

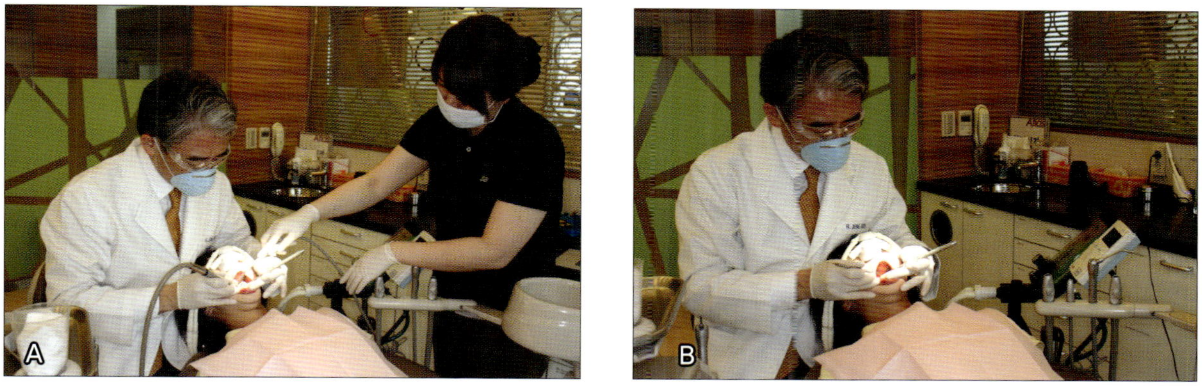

그림 5-42.

⑪ 치과진료의 시작

환자에게서 적절한 진정수준이 도달되면, 계획된 치과진료를 시행한다(그림 5-42). 치료 도중 환자가 불편함이 없다면 진정효과는 성공적이고, 계획된 진료를 수행을 하면 된다. 국소마취가 시행되는 진료 시에는 환자가 반응을 하기도 하지만 진료를 하는데 큰 장애가 되지는 않는다. 다만 환자의 반응이 심할시에는 아산화질소의 농도를 조금씩 상승시키면서 환자의 반응을 관찰하고 그에 따른 적절한 진료를 수행할 수 있다.

⑫ 아산화질소의 투여를 조금씩 감소시킨다.

진료를 하는 동안 술자 및 보조자는 반드시 흡입진정기를 모니터링 해야 한다. 술자와 환자의 대화에서 아산화질소와 산소의 진정 수준은 결정이 되고, 환자는 술자 및 보조자의 요청이나 질문에 반응을 할 수 있어야한다. 계획된 진료가 종결이 되면 술자 및 보조자는 아산화질소의 농도를 1~2분당 10%씩 감소시키면서 환자의 반응을 살피고, 최종적으로는 100% 농도의 산소를 3~5분간 투여한 후에 흡입진정을 중단한다. 진정시간이 길어지면 길어질수록 진정효과를 제거하는데에 더 많은 시간이 필요하기도 한다.

⑬ 충분한 산소의 공급으로 환자의 상태가 정상적인 상태로 돌아오면 환자의 코부위에 장착했던 코후두를 제거한다(그림 5-43). 또한 환자 감시장치의 작동을 중지 시킨다(그림 5-44).

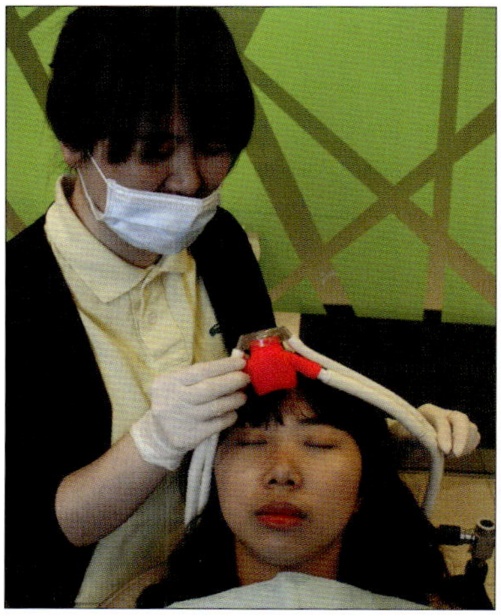

그림 5-43.

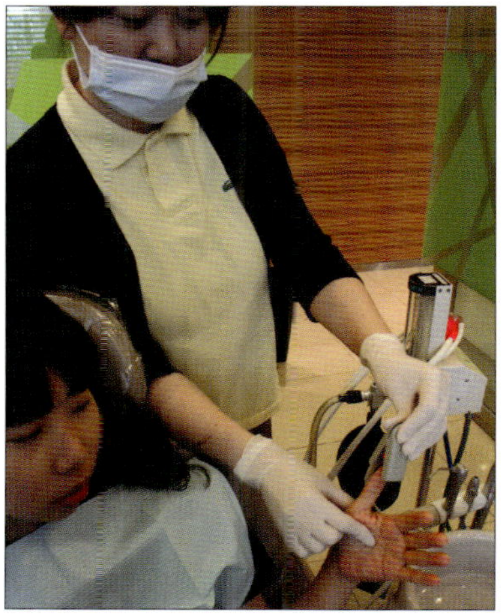

그림 5-44.

## 6. 흡입진정 시 과진정의 징후와 증상

적절하게 점진적으로 아산화질소의 농도토 진정을 시행한 경우에 환자가 불편을 하거나 과진정의 위험은 없지만, 치료하는 동안 진정의 깊이는 시간에 따라 변화하여 아산화질소의 투여 농도의 변화가 없지만 환자에 따라 진정이 깊어질 수 있다. 이런 현상은 치료의 한 단계가 끝나고, 다음 단계의 치료로 넘어갈 때 잠시 휴지기에 환자에게 자극이 없어질 때 나타나는 현상이다. 이런 과진정의 징후를 살피고 술자는 아산화질소의 투여농도를 약간 감소시키면서 환자의 안정적인 진정상태를 유지할 수 있다.

### • 과진정의 임상적 지표

① 지속적으로 입을 다문다.

아산화질소와 산소투여의 진정요법을 시행하는 경우 환자는 치료동안 술자의 대화에 반응을 해야 한다. 술자의 지시에 계속적으로 반응을 않하거나, 반응이 더딘 경우에는 아산화질소의 농도를 5~10% 정도로 조금씩 낮추어서 투여한다.

② 자발적으로 구호흡을 시작한다.

아산화질소와 산소를 투여 받는 환자는 반드시 코를 통해서만 호흡을 할 것을 지시한다. 만약에 환자가 비호흡을 하면서 진정효과가 진행이 되지만 과진정인 경우에는 구호흡으로 호흡기전이 바뀔 수가 있으므로 구호흡이 발견시에는 아산화질소의 농도를 낮추면서 환자로 하여금 코로 호흡을 할 것을 지시한다.

③ 오심을 호소하거나, 불편한 느낌이 든다고 호소한다.

환자가 오심을 호소하거나, 힘들고 불편함을 호소하는 경우에는 아산화질소의 농도를 감소시킨다. 환자의 이런 반응은 과진정의 징후로 술자가 이런 반응을 무시할 시에는 환자가 자제력을 잃기 시작하면서 심지어는 코후드를 물리적으로 제거하는 행동을 유발할 수 있다.

④ 환자가 환청을 호소하거나, 비정상적인 행동을 한다.

흡입진정하에서 치과진료 도중에 환자가 갑자기 환청을 호소하거나, 비정상적인 행동과 언어를 표현 시에는 과진정으로 치과진료를 진행하기가 힘들다. 이런 경우에도 아산화질소의 농도를 감소시키면서 환자의 상태를 관찰하면서 치료의 진행을 결정하는 것이 좋다.

## 7. 흡입진정의 합병증

아산화질소와 산소의 흡입진정은 매우 안전한 방법이지만, 간혹 합병증이 나타날 수 있다. 일반적인 원인은 아산화질소와 산소를 이용한 흡입진정법을 제대로 숙지하지 않고 시행을 하거나, 술자 및 보조자가 흡입진정기가 제대로 작동이 되는지 확인이 않된 경우와 환자의 감시상태를 태만한 경우에 발생하기도 한다. 또한 높은 농도의 아산화질소(50% 이상)를 장시간 투여한 경우에도 나타날 수 있다.

### ① 오심과 구토(nausea & vomiting)

아산화질소와 산소의 흡입진정시 오심과 구토의 발생 빈도는 비교적 낮다. 진정영역에서 오심과 구토의 발생은 저산소증과 과진정의 부작용으로 발생한다. 환자의 약5% 정도가 이런 오심과 구토의 증상을 호소한다는 보고가 있다. 오심을 유발하는 원인은 아산화질소의 높은 농드에서 장시간 투여 시에 나타나는 반응으로 오심이 발생 시에는 아산화질소의 농도를 서서히 낮추면서 환자의 반응을 관찰하는 것이 매우 중요하다. 구토가 발생하는 경우는 흡입진정을 시행하기 전어 소화가 잘 안되는 음식을 섭취한 경우 특히, 소아 환자에서 쉽게 오심과 구토를 유발 할 수 있다. 반드시 흡입진정을 하기 전에 약 2시간 전에는 공복상태를 유지하는 것이 매우 중요하다.

### ② 확산성 저산소증(Diffusion hypoxia)

확산성 저산소증은 혈류에서 페포로 아산화질소가 빠르게 배출되고, 산소농도가 희석이 되므로 나타나는 증상이다. 환자로 하여금 두통과 혼미한 상태를 야기하므로 이런 경우에는 100%의 산소를 충분히 투여를 하면 해소가 된다.

### ③ 현기증

장시간의 아산화질소에 환자가 노출 시에 현기증이 나타나기도 한다. 이는 고막에 장력이 증가되어 발생하는 현상이다.

### ④ 폐쇄공포증

폐쇄공포증은 환자에게 심리적인 요소가 많이 작용이 된다. 특히 소아인 경우와 정신과적 치료를 받고 있는 환자에게 이런 반응이 보여지는 경우가 많은데, 술자의 입장에서 이런 유형의 환자들은 주의를 요한다.

### ⑤ 속이 거북함을 느낄 때

흡입진정시 환자의 소화기관 내에 공기로 차있는 경우에는 아산화질소가 소화기관내로 전이가 될 수 있다.

### ⑥ 콘택렌즈 착용자

콘택렌즈를 착용한 환자의 경우에는 코 후드에서 미량의 건조한 가스가 렌즈에 영향을 주기 때문에 눈에 자극을 줄 수 있다. 따라서 환자로 하여금 흡입진정을 시작하기 전에 반드시 렌즈를 제거해야 한다.

## • 합병증의 처치

아산화질소의 흡입에 의한 합병증은 일반적으로 적정의 아산화질소의 농도의 사용으로 예방할 수 있다. 합병증의 발생의 원인은 대부분 높은 농도의 아산화질소의 투여와 비교적 적절한 농도이지만 장시간의 투여로 기인한다는 사실을 안다면 충분히 예방이 가능하다. 시술 하기 전에 환자의 기본 활력징후를 평가하는 것이 매우 중요하다. 특히 시술 중에 환자의 산소포화도의 상태를 파악하는 것은 매우 중요한 요소로 흡입진정을 시도하는 치과의사에게는 환자 감시장치를 잘 이용하는 것이 환자의 안전한 진정요법을 수행하며, 그로 인한 합병증을 예방하는데 매우 중요한 요소라고 할 수 있다.

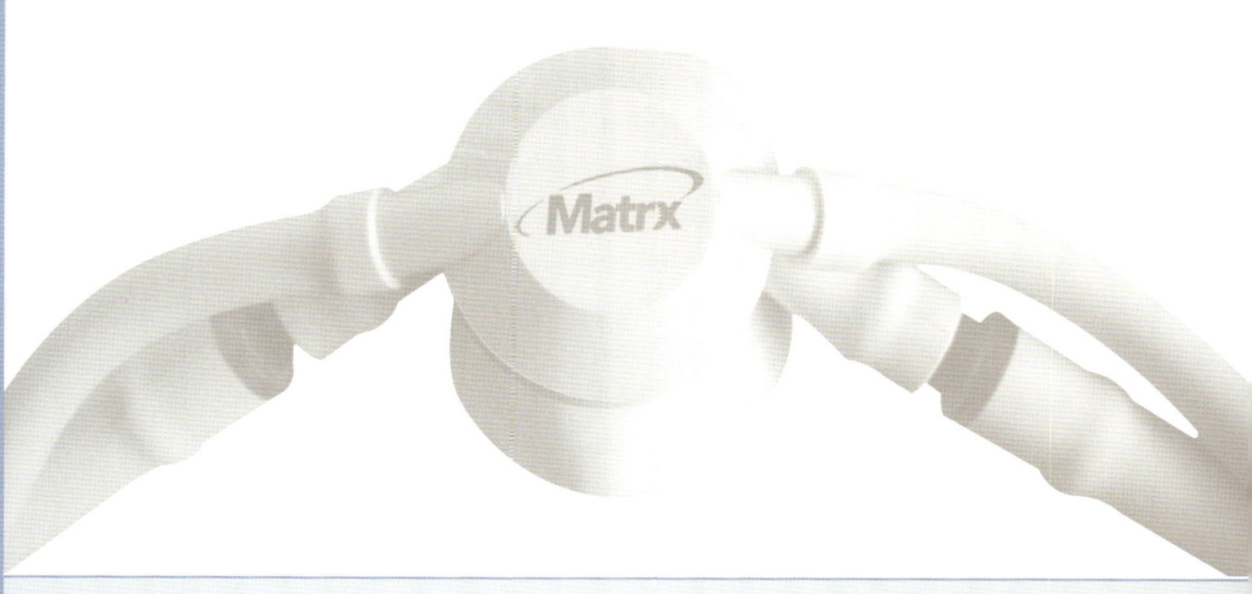


# Chapter 6_ 정주 진정법

1. 정주진정의 적응증
2. 정주진정시 고려해야 할 전신질환
3. 정맥로 확보기구
4. 정맥로 확보를 위한 정맥의 선택
5. 팔로 분지하는 동맥혈
6. 팔로 분지하는 정맥혈
7. 하지의 동맥혈관
8. 정맥로의 확보
9. 주사바늘과 정맥세트의 연결
10. 주사바늘과 정맥세트의 고정
11. 정주진정의 시행
12. 정주진정에 사용하는 약제
13. Benzodiazepine 길항제 Flumazenil
14. Diazepam
15. Propofol
16. 치료의 종결 및 정주진정의 제거
17. 정주진정시 발생할 수 있는 합병증

정맥로를 이용한 약물의 투여는 다른 어느 방법 보다 직접적이고 효율적이다. 이것은 다른 경로 (예 : 경구, 비강 또는 근육 내)로 투여되는 약물보다 훨씬 더 빠른 임상효과를 나타내며 의료진의 의도를 가장 적절하게 반영 할 수 있다. 의사가 효과적으로 약물을 적정투여(titration)하면 정맥 투여된 약물은 효과가 빨리 나타나며 작용 또한 더 뚜렷하게 나타난다. 동시에 약물의 제거 역시 신속하게 이루어지므로 환자의 회복도 빠르고 확실하게 일어난다. 이러한 장점에도 불구하고 주의 깊은 확인과 투약이 이루어지지 않을 때에는 사고의 가능성도 높은 것이 사실이다. 즉, 적절한 조절 범위를 넘어설 경우에는 잠재적인 위험성도 높다는 것을 의미하는 것이다. 그러므로 이를 사용하는 의사는 함께 시술에 동참하는 보조인력을 포함하는 의료진 모두와 함께 적절한 시술법과 돌발 상황에 대한 대처에 대해서 충분한 교육과 연습이 이루어져야 하며, 이는 1회성이 아니라 지속적으로 이루어지도록 해야 한다. 적절한 교육과 연습을 통하여 정주진정요법이 상대적으로 안전하고 유용한 술식이 될 수 있다.

## 1. 정주진정의 적응증

정주진정 사용의 주된 적응증은 다른 진정요법과 같이 시술에 대한 불안과 통증에 대한 부담감이 큰 환자들에서 보다 편안하게 의사와 환자가 목적한 진료를 모두 마칠 수 있도록 도움이 되는 모든 경우가 해당된다. 다른 방법을 사용한 진정의 결과가 시술을 시행하기 어려운 환자나 과거에 이런 병력을 지닌 환자에서 정맥을 이용한 방법이 유일한 경우에 사용된다. 흡입진정요법을 사용하여 효과적으로 환자를 처치할 수 도 있으나 대부분 이런 환자에게는 정주진정이 부가적으로 필요하다. 정맥을 통한 투약 역시 약간의 기억상실(기억결핍)을 유발하는데 정맥 내 투여 후 기억상실의 발생은 다른 방법을 사용하는 것 보다 시술에 대한 불안과 고통, 통증에 대해서 더 많은 기억상실을 일으킨다. 특히 Diazepam, midazolam, lorazepam, scopolamine 같은 약물의 투여는 시술에 대한 많은 기억상실을 일으켜 치과 내원에 대한 힘들었던 기억을 상실시켜 다음 내원과 치료에 대한 긍정적인 역할을 하게 된다. 일반적으로 동일한 환자에서 동일한 약이 투여되더라도, 진정수준이 깊을수록 더욱 큰 정도의 기억상실을 일으키며 얕은 진정 수준에서는 기억상실이 나타나지 않을 수도 있다.

그러나, 환자가 치과치료를 기억상실 없이 편안하게 받을 수 있도록 얕은 진정 수준을 제공하는 것이 깊은 진정 수준에서 환자의 기억상실을 동반한 편안한 치료를 제공하는 것보다 더 안전하다. 약물반응과 연관된 다른 모든 요소 때문에 기억상실의 발현에서 개인적 차이가 상당히 나타난다. 어떤 환자는 매우 얕은 진정수준에서 기억상실을 가져오는 반면, 다른 환자는 깊은 진정수준에서도 기억상실이 일어나지 않을 수 있다. 이런 반응은 약물투약에 대한 반응의 정상범주에 속한다.

정주진정은 정상적인 방법으로는 스트레스를 견딜 수 없는 환자에서 흡입진정과 함께 사용될 수 있다.

## 2. 정주진정시 고려해야 할 전신질환

먼저 각각의 환자들이 사용하고자 하는 약제에 대한 알리르기 반응과 과잉반응 여부를 사전에 확인하여야 한다.

뇌졸중을 포함하는 전신병력을 가지는 ASA Ⅱ, Ⅲ 혹은 Ⅳ 환자는 치과치료에 따른 스트레스의 증가를 감소 시키기 위하여 진정요법이 필요할 수 있다. 간질환자는 항경련제를 매일 복용하여 발작을 조절하는 경우가 많은데 이러한 항경련제 대부분이 진정제 이다. 발작증상이 조절이 잘 안되는 간질환자에게 스트레스는 급작스러운 발작증상을 유발하므로 흡입진정과 병용하거나 각각 독립적으로 적용한다. Benzodiazepine (diazepam, midazolam), Pentobarbital을 사용하여 진료 도중 경련의 발생을 감소시킨다. 다만 정주진정을 시행하기 전에 담당 내과의와 상의하고 진료시 산소를 투여하면서 얕은 정도에서 중등도 수준의 진정을 해야 한다.

정맥로를 이용한 Atropine, scopolamine 및 glycopyrrolate 같은 항콜린제의 투여는 치과치료 중 타액분비를 감소 시켜 수복치료나 보철물을 위한 인생 채득 그리고 구강내 외과수술 동안에도 도움이 된다. 진통제의 정맥 내 투여는 임상적으로 국소마취만으로 부족한 동통조절을 할 수 있다. 중추신경 억제제 투여가 환자의 통증에 대한 역치를 높임으로써, 유해로운 자극에 대한 환자의 반응을 감소시켜 준다. 치과기구나 치과의사의 구강내 접근에 대해서 과도한 구토반사를 가지는 환자를 조절하는 데는 우선적으로 흡입진정이 추천된다. 그러나 반사의 정도가 매우 심하고 치료가 1시간 이상 걸린다면 정주진정이 더욱 적합하다.

대부분의 건강한 환자군에서는 정맥로를 이용한 진정 방법을 사용할 수 있으나 ASA Ⅱ, Ⅲ, 심혈관계에 위험이 큰 협심증, 심근경색증, 부정맥(dysrhythmia), 울혈성 심부전(congestive heart failure)및 고혈압 환자에서는 심근이나 혈액내의 산소농도가 심장이 요구하는 수준을 충족시키지 못하게 되면서 문제가 발생할 소지가 있기 때문에, $N_2O$와 $O_2$를 사용한 흡입진정을 우선적으로 고려하고, 담당 내과의사와의 긴밀한 협의를 하면서 시술을 시행하여야 한다. 되도록 얕은 수준의 진정을 시행하고 진정요법 시행 중 3L/min의 $O_2$를 nasal cannula로 투여하거나, nasal hood를 사용해 6L/min의 산소를 공급해야 한다.

ASA Ⅳ 환자와 6세 이하, 65세 이상 환자에서는 중추신경 억제제 투여 및 정주진정의 시행이 과민반응을 일으킬 확률이 높기 때문에 치과진료실에서 정주진정을 시행하면 안되고, 마취과 의료진 참여하에 전신마취가 가능한 상태에서 시행되어야 한다. 정맥 내로 투여되는 약의 빠른 약효 발현 때문에, 정맥 경로 사용은 특별히 훈련되거나 이런 환자에 대한 처치에 경험이 있는 사람에 의해 사용될 수 있도록 준비되어야 한다.

대부분의 중추신경억제제가 태반을 통과해 태아에게 갈 수 있기 때문에 임신 여성에서는 금기가 된다. 일부 약물은 성장중인 태아에게 영향을 주어 손상이 나타날 수 있다.

정맥내로 투여되는 약의 대부분은 간에서 대사되므로 심각한 간 질환 환자는 (ASA Ⅲ, Ⅳ, Ⅴ, 간경화, 간렴) 약물의 대사 비율이 변화한다. 이러한 환자는 치과외래환자로 치료할 수 없으며, 병력에 대한 정확한 확인과 전신 상태를 고려하여 담당 내과의와 마취과 의사와 상의해야 한다.

갑상선 기능 장애는 진정-수면제, 항불안제, 아편양 진통제등 같은 중추신경 억제제에 대해 임상적으로 민감하므로 상대적 금기증이다. 다만 갑상선 약물(예: levothyroxine)을 복용하여 조절되고 있는 환자는 정주진정을 안전하게 시행 할 수 있다. 단, anticholinergics 제제인 atropine과 scopolaine같은 약물을 투여해서는 안된다. 이 두 약물은 미주신경 차단 효과가 있어 심박동수를 증가시켜 심장허혈(ischemia)과 심박출량 감소를 일으킬 수 있다. 만성적으로 corticosteroid 치료를 받거나 Addison' s disease를 앓는 환자들은 스트레스를 생리적으로 견딜 수 있는 능력이 부족하므로 신중한 치료가 요구되며 정주진정은 시행 할 수 있으나 얕은 수준의 진정만 시행해야 한다.

Monoamine oxidase inhibitors(MAOIs)나 tricyclic antidepressants(TCAs)와 같은 우울증 치료제를 투여받는 환자는 약들의 상호 상승작용 가능성이 높으므로 담당 정신과 의사나 내과의사와 상의하여야 한다.

지나치게 비만인 환자는 정맥천자가 어려우며 심혈관계와 폐의 기능이 감소되어 있기 때문에 흡입 진정이 우선 고려되어야 한다.

이러한 점들을 주의한다면 정맥로를 이용한 진정법은 매우 유용한 방법이 될 것이다.

다만, 정맥로 확보를 위한 천자가 필요한 부담감, 정맥 천자한 부위의 부적절한 관리시 나타나는 혈종(hematoma), 정맥염(phlebitis) 및 동맥 내 약물 투여 등과 같은 합병증의 발생이 단점이 될수 있다. 이러한 문제가 일어나지 않도록 적절한 준비와 연습이 필요하고 환자의 모니터링을 다른 의식하 진정방법 보다 더 철저히 시행해야 한다. 몇몇의 약에 대해서는 길항제가 존재하지만 길항제를 일상적으로 투여하는 것은 바람직하지 않다. 다만 환자가 과진정상태가 되었다면 환자의 기도를 유지하고 호흡을 도와주어 산소가 충분한 혈액이 효과적으로 순환하도록 도와주면서 길항제의 투여를 고려한다.

## 3. 정맥로 확보기구

정맥로를 이용한 약물의 1회성 주입을 위해서는 단순히 금속주사바늘을 포함하는 1회용 주사기만을 사용할 수도 있으나 치과치료를 위한 정맥마취시에는 지속적인 적정과 투약을 위해서 정맥로를 유지하기 위해 수액을 연결하고 필요한 시기에 필요량이 투입될 수 있어야 한다. 수액 없이 혈관로만을 유지하고 주사를 시행할 수 도 있으나 혈관이 막히지 않도록 수시로 수세하고 관리하여야 하므로 효율성을 고려하면 수액을 유지하는 것이 가장 합리적인 방법이다.

- **정맥투여수액세트** : 수액병에 꽂히는 piercing pin, 수액의 유입량을 보여주는 drip chamber, 투여량을 조절하는 rate adjustment knob, 주사바늘, 주사바늘이 연결되는 needle adapter, 그리고 측방에서 추가주사용 약물을 주입할 수 있는 injection port로 구성되어 있다.
- **바늘** : 14~24게이지 크기의 바늘을 사용하는데, 일반적인 치과치료을 위한 정맥마취 시에는 18게이지 이상의 얇은 바늘 사용이 가능하며 주로 20, 21, 23 게이지 바늘이 많이 사용 된다. 주사바늘의 형태는 나비바늘로 알려진 winged needle(scalp vein needle)과 혈관을 따라 수동적으로 위치하는 혈관내도관 indwelling catheter가 주로 이용 된다.
- **수액** : 2시간 내외의 치과치료를 위한 수액의 투입량은 250ml 혹은 500ml 정도가 적절하며, 필요에 따라서 1000ml를 사용 할 수도 있다. 주로 5% dextrose in water(5DW), 식염수(NS), 주사용증류수(SW)를 사용하는데 5DW가 가장 많이 사용된다.

- 기타 기구 : 수액병을 환자의 심장 보다 높은 곳에 걸어 두는 IV stand, bungee cord, 동맥혈은 방해하지 않고 정맥혈을 차단하여 바늘의 삽관을 쉽게 해주는 tourniquet, 바늘과 관 고정을 위한 반창고 (adhesive tape)인 tegaderm

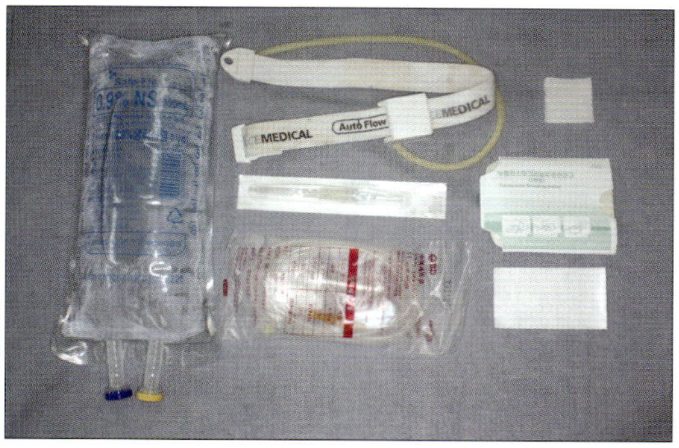


그림 6-1. 정맥천자 기구 준비. 수액, tourniquet, 수액세트, 바늘, 알코올솜, 고정을 위한 테이프와 Tegaderm. 수액과 수액세트의 piercing pin 의 밀봉을 오염되지 않게 제거 한다. 수액에 수액세트의 piercing pin을 삽입하고 rate adjustment knob을 잠가 둔다. 수액을 거꾸로 IV stand에 매달아 놓는다. Drip chamber를 눌러 절반 정도 수액이 차도록 한다. 잠겨 있는 rate adjustment knob를 잠시 풀어서 수액세트 라인의 공기를 모두 빼낸다.

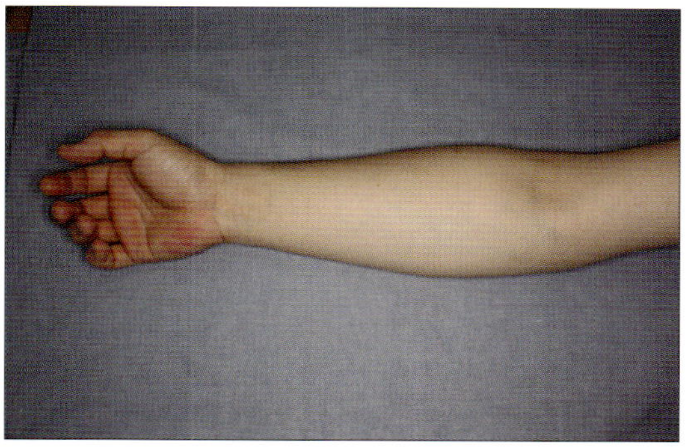

그림 6-2. 환자가 지속적인 치료를 받기 편안한 자세를 취하게 하고 정맥로의 고정 및 수액 투여의 장아가 없는 자세를 무리 없이 취할 수 있도록 한다. 팔에서의 정맥 천자는 전완과 전주와에서 주로 행하여 진다. 외측에서 부터 내측으로 차례대로 cephalic vein, median cephalic vein, median vein, median basilic vein, basilic vein이 주행하고 있다.

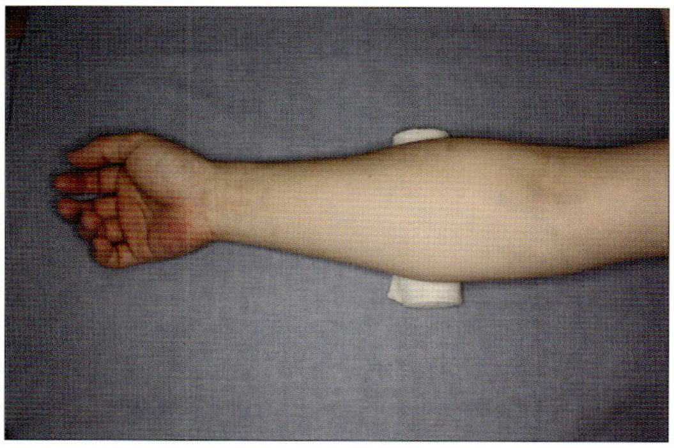

그림 6-3. 팔꿈치 하방에 부드러운 받침을 두어 천자를 행할 때 접근과 처치를 용이하거 시행할 수 있도록 도와 준다. 정맥이 확연히 보이지 않으나 대략적으로 antecubital fossa 하방에서 basilic vein과 cephalic vein의 주행을 찾을 수 있다.

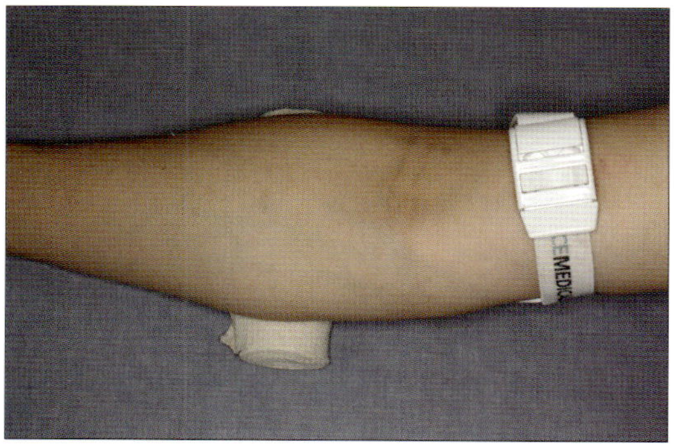

그림 6-4. 천자할 위치를 정한 후에 tourniquet은 천자에 방해되지 않도록 충분히 상두에 위치 시킨다. 동맥혈의 주행은 막지 않으면서 정맥혈의 흐름을 막을 수 있을 정도의 힘으로 tourniquet을 고정한다. 주먹을 쥐었다 폈다 반복 후 주먹을 쥐게 하고, 혈관 위의 피부를 가볍게 때리거나 문지른다. 정맥혈의 흐름이 시각적으로 확연히 보이게 되면 천자를 준비한다.

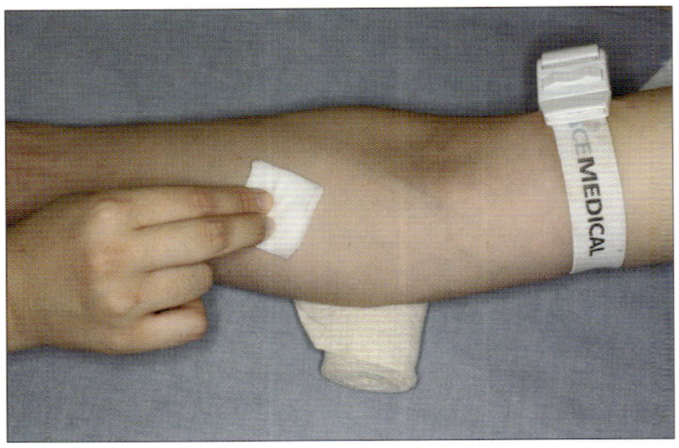


그림 6-5. tourniquet을 사용하면 antecubital fossa 하방에서 basilic vein과 cephalic vein을 찾을 수 있다. 팔의 심부 정맥은 근막아래서 동맥과 함께 주행하므로 접근하기 쉽지 않으나 표층정맥은 근육 밖 근막의 외측에 주행하므로 확보가 용이하다. 알코올솜을 이용하여 천자할 주변부를 충분히 소독 한다.

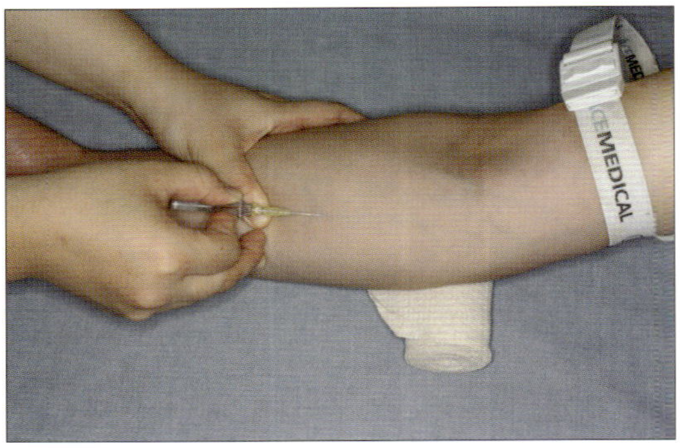


그림 6-6. 주사바늘의 정맥 내 삽입. 정맥의 위나 옆 방향으로 피부에서 30도의 각도로 바늘을 접근한다. 바늘의 사면 뾰족한 부위가 피부쪽으로 향하도록 하여 접근하면 눈으로 확인하면서 피부를 관통하기가 더욱 수월하다. 피부를 통과하면서 저항성이 떨어지면 바늘 주입각도를 정맥의 흐름과 비슷하도록 눕히면서 정맥을 천자하여 들어간다.

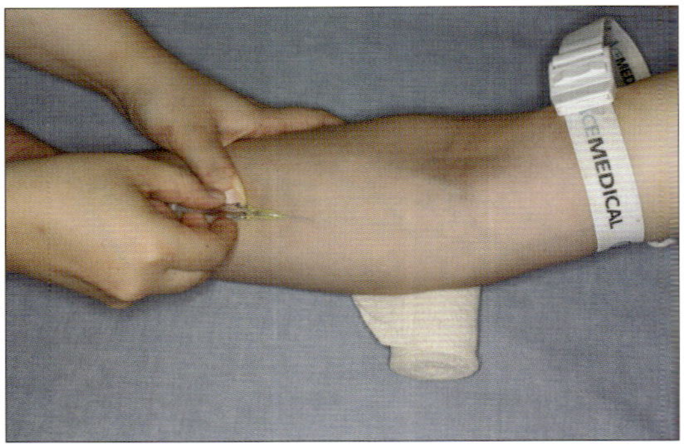


그림 6-7. 바늘이 혈관내로 1~2mm 정도 더 들어가면 바늘의 내부에 혈액이 비치면서 올라오는 것이 보이게 된다.

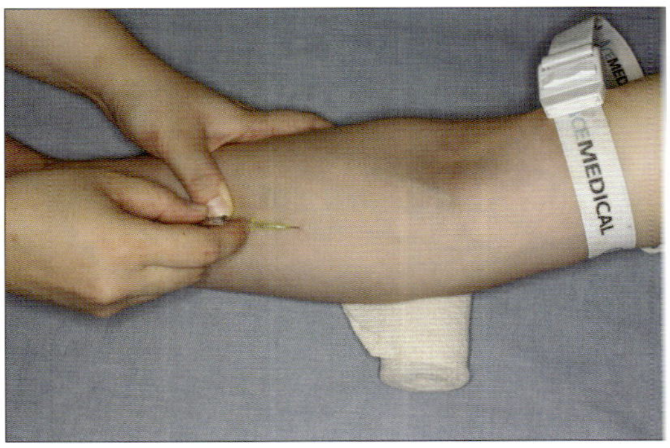


그림 6-8. 혈액이 비치면 catheter hub를 잡고 금속바늘 부분은 움직이지 않은 상태로 plastic catheter만을 저항감 없이 밀어 넣는다. 과도한 압력으로 밀어 넣거나 저항감이 있음에도 불구하고 억지로 밀어 넣게 되면 혈관벽이 찢어지게 되므로 주의하여야 한다.

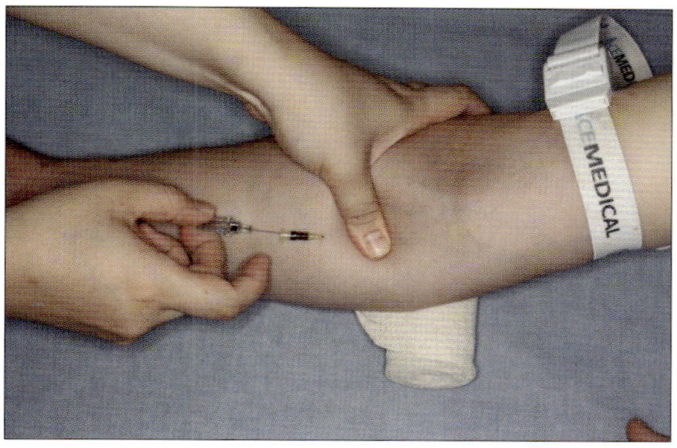

그림 6-9. 혈액의 역류를 막기 위해 catheter 끝 약간 위쪽의 피부를 손가락으로 가볍게 눌러 정맥의 흐름을 잠시 막고 금속바늘 부분을 제거 한다.

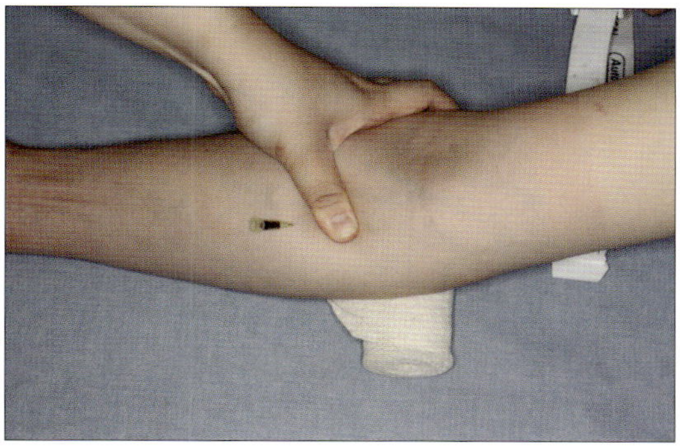

그림 6-10. catheter가 움직이지 않도록 잘 잡은 상태에서 tourniquet을 풀어준다.

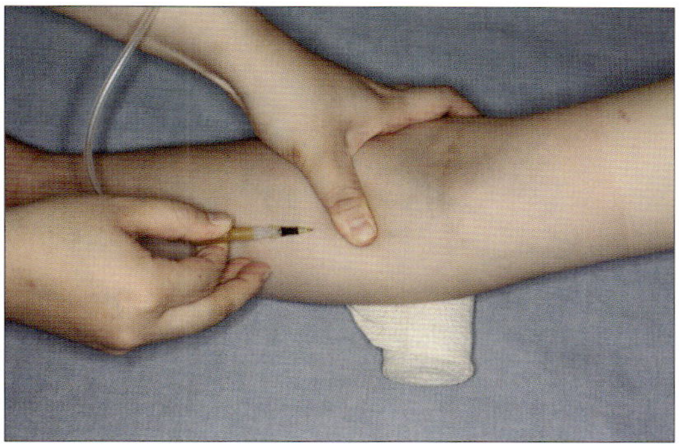

그림 6-11. 이 과정에서 혈액의 역류를 막고자 한다면 catheter 끝 약간 위쪽의 피부를 손가락으로 가볍게 눌러 정맥의 흐름을 잠시 막을 수 있다.

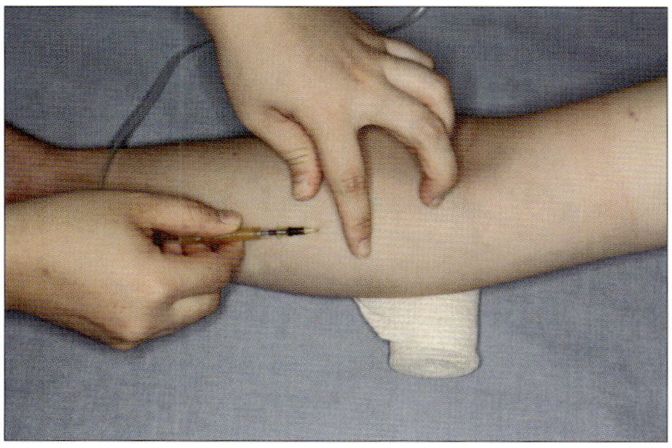

그림 6-12. 주사바늘과 정댁세트의 연결. catheter 끝 약간 위쪽의 피부를 눌러주던 손가락을 풀면 catheter를 따라 혈액이 역류되는데, 공기가 들어가지 않게 준비해둔 정맥세트를 catheter에 연결한다. 연결 후 수액의 흐름이 원활하게 주입되는지 확인하고, 주변 조직의 부종이나 통증이 없는지 확인한다.

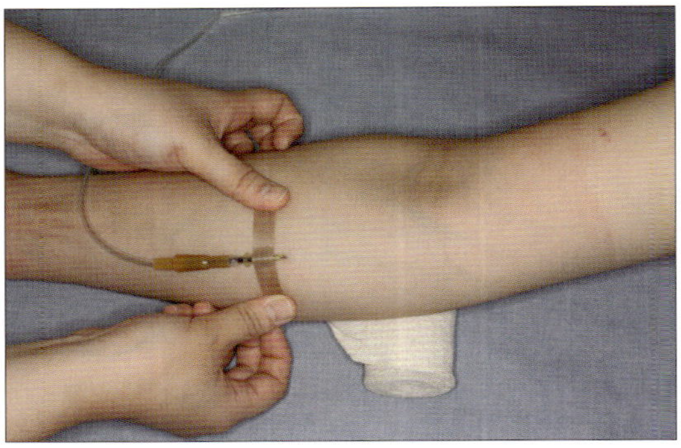

그림 6-13. 주사바늘과 정맥세트의 고정. 바늘의 흐름에 방해 되지 않도록 테이프로 잘 고정한다.

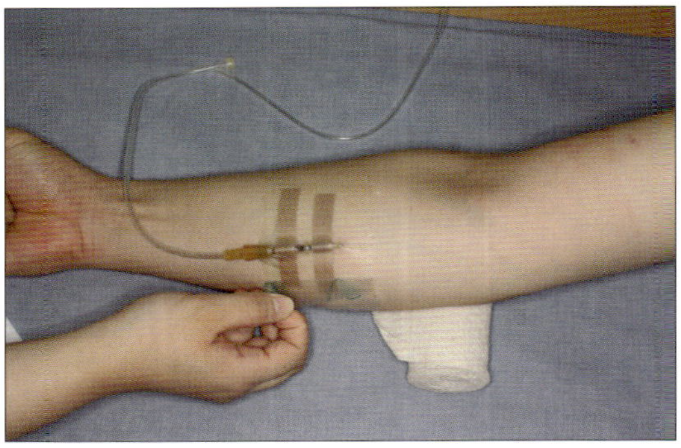

그림 6-14. Tegaderm 같은 재료를 사용하면 수월하고 안정적으로 고정할 수 있다. 확실한 고정과 팔의 움직임이 없도록 미리 조치를 해두어야 혈종과 주변 주요 구조물의 손상을 예방할 수 있다.

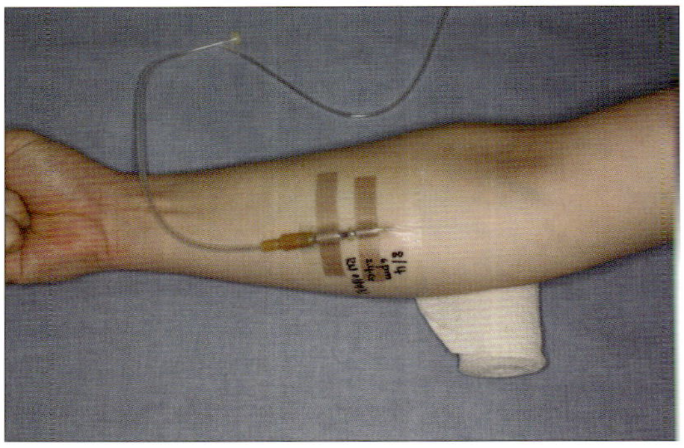

그림 6-15. 날짜와 시간, 사용한 바늘의 크기 및 종류, 고정 시행자의 이름을 적는다.

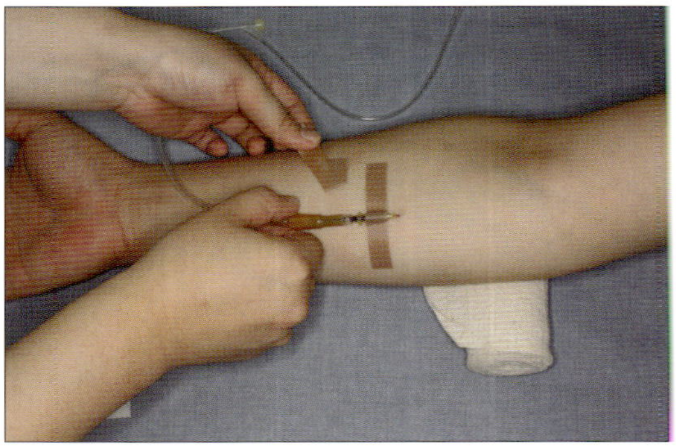

그림 6-16. 치료의 종결 후 정맥천자의 제거. 1-2시간 내외의 치료가 시행되고 환자의 회복을 확인한다.
치료가 종료 되면 약제의 추가 투입 없이 수액을 충분히 투여하여 환자의 의식과 감각의 회복 여부를 확인한다. 환자의 신체적 정신적 반응이 정상으로 확인 되었으면 연결된 정맥로를 제거하도록 한다. 수액을 잠그고 고정에 사용한 테이프를 제거한다.

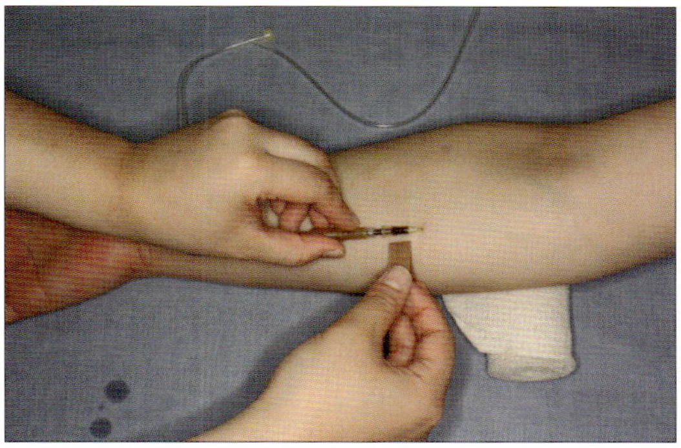

그림 6-17. 테이프 제거시 순한 흔들림은 통증을 유발하므로 조심스럽게 부드럽게 제거한다.

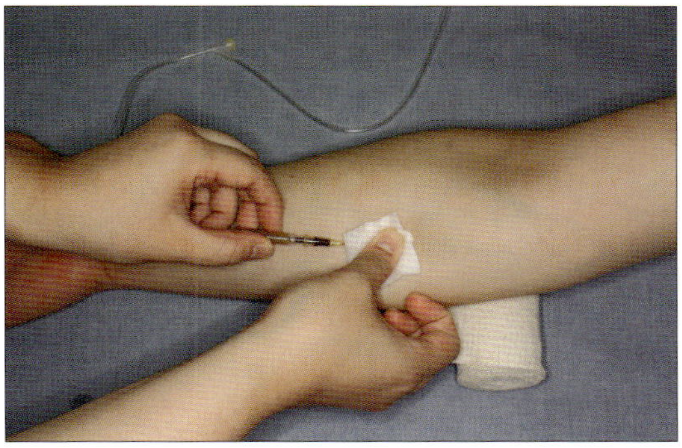

그림 6-18. 감염이 일어나지 않도록 주의하여 서서히 주사침을 제거한다.

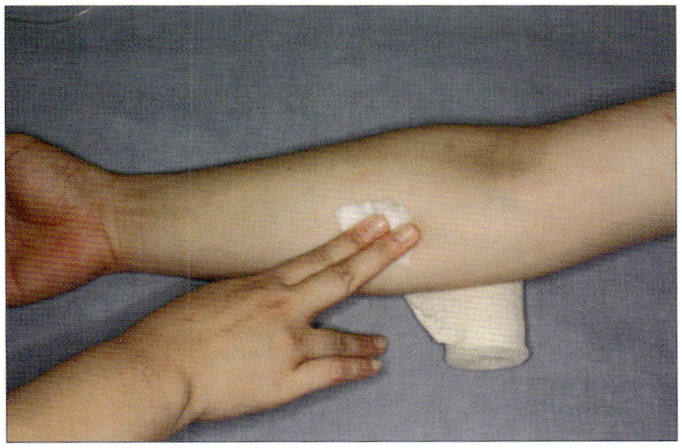

그림 6-19. 천자된 주사침을 제거하면, 출혈이 일어나지 않도록 적절히 압박하여 준다. 대략 30분 내외정도의 압박 시행을 하면 정상적인 지혈이 이루어 지며 절대로 문지르지 않도록 한다.

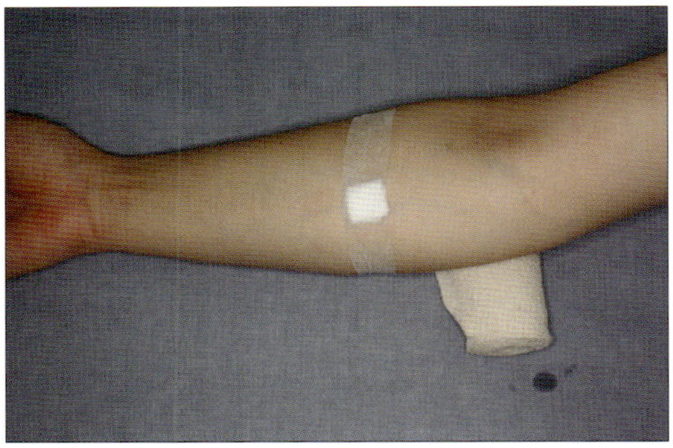

그림 6-20. 충분한 압박 후에 어느 정도 지혈을 확인하고 압력을 가하여 테이프로 고정한다. 천자부를 밴드 등으로 밀봉하고 일정시간 물이나 공기의 침습으로 인한 감염이 발생하지 않도록 주의 시킨다.

## 4. 정맥로 확보를 위한 정맥의 선택

정맥을 이용한 진정시 이론적으로 충분한 크기를 갖는 신체의 모든 표층정맥이 사용 가능하다. 그러나 치과에서 시행하는 진정은 응급 상황이 아니므로 사지의 정맥 혈관을 주로 이용하게 된다. 특히 환자와 의료진의 편의상 외래에서 시술시에는 환자 보행의 불편 때문에 주로 팔의 혈관을 사용하며 유아나 소아 혹은 장애우의 경우 필요에 따라 다리의 정맥을 사용하기도 한다.

## 5. 팔로 분지하는 동맥혈

팔로 분지하는 동맥혈은 심장에서 나와 대동맥궁(aortic arch)과 총경동맥(common carotid artery), 쇄골하동맥(subclavian artery)을 거쳐 액와동맥(axillary artery)을 지난다. 액와동맥은 teres major muscle 하부를 경계로 brachial artery가 되어 손 방향으로 주행하다 antecubital fossa 하방 2~3cm 부위에서 요골동맥(radial artery)와 척골동맥(ulnar artery)로 분지되어 손바닥 부위에서 arterial arch를 형성 한다. radial artery는 손목의 외측연의 심부로 주행하는데 radial pulse와 동맥혈검사를 위한 동맥 채취시에 사용되는 곳이다. Ulnar artery는 심층으로 주행하며 superficial palmar arch를 형성하고 radial artery의 분지와 만나게 된다. 많이 사용하는 정맥천자 부위 중 antecubital fossa 내측에는 median basilic vein이 brachial artery 바로 위로 지나가는데 바늘을 천자시 동맥혈관 brachial artery에 손상이 가지 않도록 주의해야 하며 초심자의 경우에는 이곳을 피하는 것이 좋겠다.

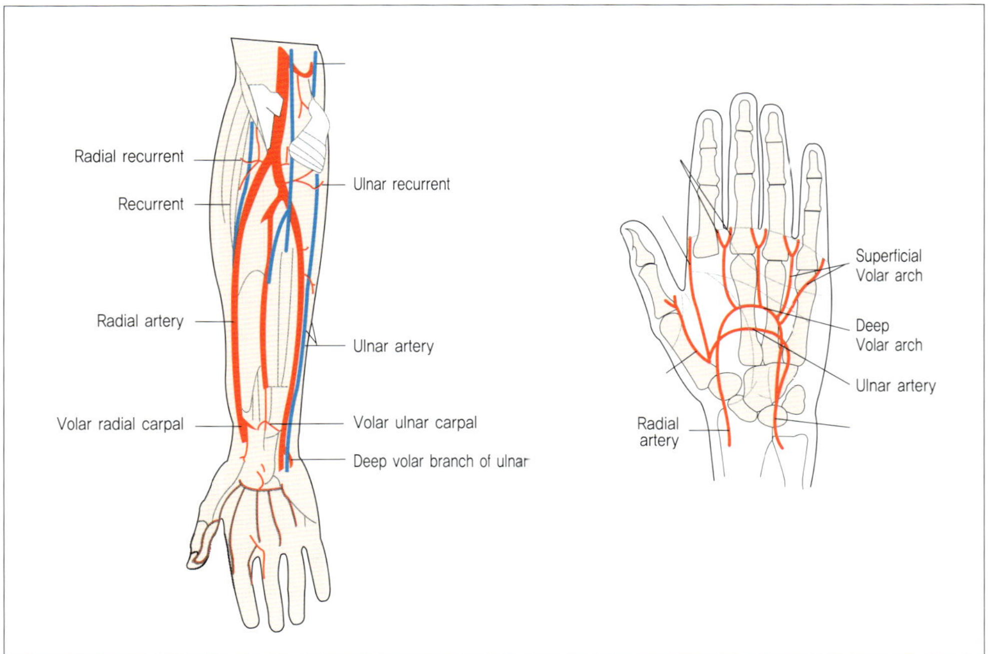


그림 6-21. 손과 팔에 주행하는 동맥. antecubital fossa 내측에는 median basilic vein이 brachial artery 바로 위로 지나가는데 바늘을 천자시 동맥혈관 brachial artery 에 손상이 가지 않도록 주의해야 하며 초심자의 경우에는 이곳을 피하는 것이 좋겠다.

## 6. 팔로 분지하는 정맥혈

- **손등** : 손등에는 동맥이 거의 보이지 않는다. dorsal venous network가 표층에 정맥총을 이루고 있으며 이는 임상적으로 아주 쉽게 찾을 수 있고 주변에 동맥과 신경을 포함한 주요 구조물을 다치게 할 가능성이 매우 적어서 사용하기 용이 하다. 다만 혈관의 크기가 작고 움직임이 심하여 다소 작은 주사바늘을 사용하고 잘 고정해야 한다. 환자가 느끼는 고통이 다른 부위 보다 크다는 것도 단점이다.
- **손목** : 손목의 정맥은 주변 구조물과 가까이 위치하며 환자가 예민하게 느끼고 고정이 어렵기 때문에 잘 사용하지 않는다.
- **전완** : 전완에서서는 정맥이 확연히 보이지 않으나 tourniquet을 사용하면 antecubital fossa 하방에서 basilic vein과 cephalic vein을 찾을 수 있다. 팔의 심부 정맥은 근막아래에서 동맥과 함께 주행하므로 접근하기 쉽지 않으나 표층정맥은 근육 밖 근막의 외측에 주행하므로 확보가 용이하다. 비록 비교적 심부에 있어 부담스러울 수 있으나 정맥의 크기가 손등 보다 굵고 움직임이 적으며 환자가 느끼는 고통이 적으면서 움직임이 적어 고정이 용이한 장점을 가지고 있어서 익숙해지면 많이 사용하게 된다.
- **전주와** : 임상적으로 정맥 천자시 가장 많이 사용되는 곳이 팔 특히 antecubital fossa 부위 이다. 외측에서 부터 내측으로 차례대로 cephalic vein, median cephalic vein, median vein, median basilica vein, basilic vein이 주행하고 있다. cephalic vein, basilic vein이 혈관의 크기는 제일 크겠으나 너무 내외측으로 각각 주행하고 있어 천자 후 고정의 어려움과 깊이 지나가는 단점이 있어 잘 사용하지 않는다. 임상적으로 가장 잘 보이는 것이 내측의 median basilic vein이며 혈관의 크기도 크고 피부 바로 하방으로 두드러지게 주행하고 있어 구분하기가 쉽다 하지만 정맥의 움직임이 심하고 주변에 median cutaneous nerve와 brachial artery가 가까이 있어 초심자의 경우는 피하는 것이 좋고 이곳을 천자 하였다면 확실한 고정과 팔의 움직임이 없도록 미리 조치를 해두어야 혈종과 주변 주요 구조물의 손상을 예방할 수 있다. 가장 무난한 곳은 외측의 median cephalic vein으로 정맥이 어느 정도 크면서도 움직임이 적고 주요 구조물과 가깝지 않아 비교적 안전하며 팔을 심하게 움직이지 않는다면 고정성을 얻기도 용이하다. 특히 초심자의 경우에는 이곳을 사용하는 것이 가장 적합할 것이다.

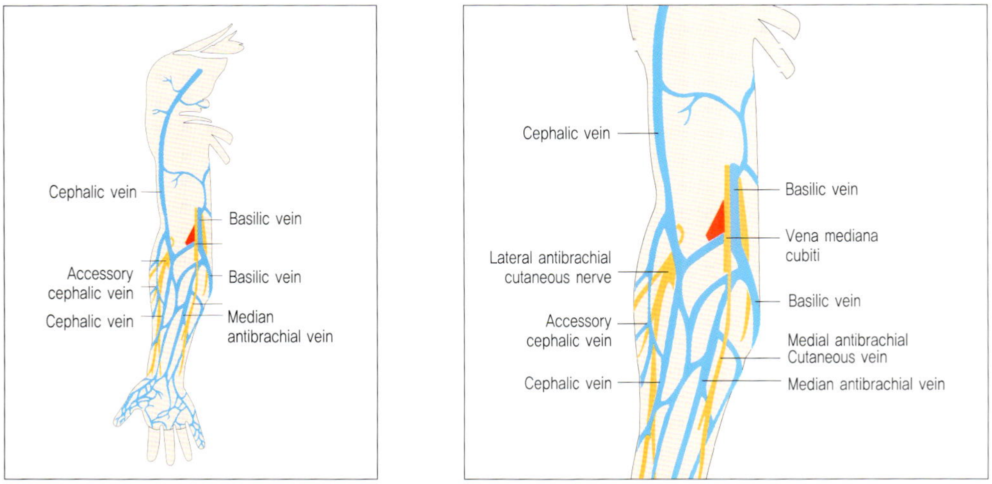


그림 6-22. 팔에 주행하는 정맥. 외측에서 부터 내측으로 차례대로 cephalic vein, median cephalic vein, median vein, median basilic vein, basilic vein이 주행하고 있다. 외측의 median cephalic vein으로 정맥이 어느 정도 크면서도 움직임이 적고 주요 구조물과 가깝지 않아 비교적 안전하며 팔을 심하게 움직이지 않는다면 고정성을 얻기도 용이하다.

팔의 정맥들은 axillary vein으로 들어가게 되고 subclavian vein과 brachiocephalic vein으로 이어져 superior vena cava로 들어가게 된다.

## 7. 하지의 동맥혈관

팔에서 정맥로를 확보하기 힘든 환자에서는 하지의 혈관을 이용하기도 한다. 손등과 비슷하게 dorsal venous network를 많이 사용하는데 상지와 같은 이유로 하지 상부의 great saphenous vein이나 small saphenous vein을 사용 할 수도 있다. 그러나 상지보다 큰 혈관과 고정이 용이한 장점 보다도 보행의 불편함과 바지를 벗어야 하는 번거로움 때문에 일상적으로 치과 외래에서 사용하기에는 적절하지 않고 대부분 입원환자에서 특별한 이유가 있을 때 사용하게 된다.

### • 정맥마취 시행 전 환자 상태 확인

술 전 환자의 전신상태를 확인한다. 환자의 기본적인 생징후를 확인하여 이상이 없는지를 검사하고 기록한다. 사전에 미리 환자의 4시간 금식 시행 여부를 교육하고 술 전에 금식 시행 여부를 확인하여 진정 시행시 오심, 구토 등으로 인한 식도를 통한 역류로 불상사가 생기지 않도록 주의하여야 한다. 마지막으로 환자의 화장실 사용 여부를 확인하여 진정 시행과 시술중 중단이 필요한 상황이 일어나지 않도록 대비 한다.

### • 정맥천자 기구 확인 및 정맥천자 준비

수액세트, 수액, 바늘, 고정장비, 마취기록지를 준비하고 상태를 확인한다.

수액과 수액세트의 piercing pin의 밀봉을 오염되지 않게 제거 한다. 수액에 수액세트의 piercing pin을 삽입하고 세트 rate adjustment knob을 잠가 둔다. 수액을 거꾸로 IV stand에 매달아 놓는다. Drip chamber를 눌러 절반 정도 수액이 차도록 한다. 잠겨 있는 rate adjustment knob를 잠시 풀어서 수액세트 라인의 공기를 모두 빼낸다.

## 8. 정맥로의 확보

- **환자의 치료 위치** : 환자가 지속적인 치료를 받기 편안한 자세를 취하게 하고 정맥로의 고정 및 수액 투여의 장애가 없는 자세를 무리 없이 취할 수 있도록 한다.
- **tourniquet 고정** : 천자할 위치를 정한 후에 동맥혈의 주행은 막지 않으면서 정맥혈의 흐름을 막을 수 있을 정도의 힘으로 tourniquet을 고정한다. 주먹을 쥐었다 폈다 반복 후 주먹을 쥐게 하고, 혈관 위의 피부를 가볍게 때리거나 문지른다. 정맥혈의 흐름이 시각적으로 확연히 보이게 되면 천자를 준비한다.
- **정맥천자 부위 소독** : 알코올솜을 이용하여 천자할 주변부를 충분히 닦아 낸다.

- **주사바늘의 정맥 내 삽입** : 정맥의 위나 옆 방향으로 피부에서 30도의 각도로 바늘을 접근한다. 바늘의 사면 뾰족한 부위가 피부쪽으로 향하도록하여 접근하면 눈으로 확인하면서 피부를 관통하기가 더욱 수월하다. 피부를 통과하면서 저항성이 떨어지면 바늘 즈입각도를 정맥의 흐름과 비슷하도록 눕히면서 정맥을 천자하여 들어간다. 바늘이 혈관내로 1~2mm 정도 더 들어가면 바늘의 내부에 혈액이 비치면서 올라오는 것이 보이게 된다. 이때 catheter hub를 잡고 금속바늘 부분은 움직이지 않은 상태로 plastic catheter만을 저항감 없이 부드럽게 밀어 넣는다. 과도한 압력으로 밀어 넣거나 저항감이 있음에도 불구하고 억지로 밀어 넣게 되면 혈관벽이 찢어지게 되므르 주의 하여야 한다.

## 9. 주사바늘과 정맥세트의 연결

Catheter가 움직이지 않도록 잘 잡은 상태에서 tourniquet을 풀어주면 catheter를 따라 혈액이 역류되는데 공기가 들어가지 않게 준비해둔 정맥세트를 catheter에 연결한다. 연결 후 수액의 흐름이 원활하게 주입되는지 확인하고, 주변 조직의 부종이나 통증이 없는지 확인한다. 이 과정에서 혈액의 역류를 막고자 한다면 catheter 끝 약간 위쪽의 피부를 손가락으로 가볍게 눌러 정맥의 흐름을 잠시 막을 수 있다.

## 10. 주사바늘과 정맥세트의 고정

바늘의 흐름에 방해 되지 않도록 테이프로 잘 고정한다. 최근에는 Tegaderm 같은 재료를 사용하면 수월하고 안정적으로 고정 할 수 있다.

주사바늘과 정맥세트의 상태를 다시 한번 확인한다.

## 11. 정주진정의 시행

약제의 정맥투입로가 확보되고 환자의 생징후 안정을 확인 하였다면 시술을 시작하면서 약제의 투입을 시작한다. 약제의 용법 및 용량은 절대적인 것이 아니다. 기본적인 가이드라인의 용량을 참고하여 투약하지만 반드시 개인의 투약에 대한 반응을 확인하면서 이루어져야 한다. 과량으로 투여하거나 또는 신속하게 단번에 정맥투여시(IV bolus injection) 호흡억제 또는 정지가 유발될 수 있으므로 일정속도로 점적주사(IV infusion)를 시행하여야 한다. 대체로 고령 또는 쇠약환자는 정상인 보다 저용량이 필요하다.

## 12. 정주진정에 사용하는 약제

• Midazolam

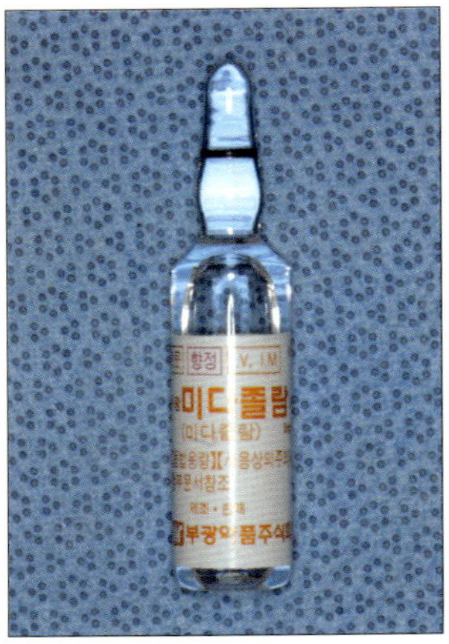

그림 6-23. 1 and 5 mg/ml in 2-and 10-ml vials 형태로 Roche, 부광약품 등 여러 회사에서 Hypnovel, Dormicum, Versed, 미다졸람 이라는 상품명으로 제조, 판매하고 있다.

물에 녹는 benzodiazepine에 대한 연구 결과 midazolam이 개발 되었다. 1975년 Walser와 Fryer에 의해 Hoffmann LaRoche, Inc.에서 합성되어 1980년 대부터 광범위하게 사용되었다 1, 4-benzodiazepine 복합체로 8-chloro-5(2' -fluorophenyl)-1-methyl-4H-imidazo(1,5-$\alpha$)(1, 4) bezodiazepin maleate이다. 무색의 크리스탈이 물에 녹아 있는 상태이며, 1ml에는 pH 3.3로 완충된 1mg 또는 5mg의 midazolam maleate가 포함되어 있다. 생리적 pH(7.4)에서는 benzodiazepine ring고리가 닫혀 임상적으로 효과를 나타내는 화학구조가 된다. 비교적 작용발현이 빠르며, 간에서 hydroxylation에 의해 3가지 주요 대사산물이 생성된다. 주요 대사산물은 약물학적 활성을 갖지 않는다. 짧은 반감기는 외래 진정과정에 적합하고, 비교적 빠르게 불활성화하고 분비되는 특성과 아울러 상대적으로 짧은 작용 시간을 나타낸다. 활동적인 대사산물의 결여와 짧은 반감기 때문에 회복 후 다시 진정이 되는 rebound effect가 없다. 작용기간은 전형적으로 1시간 정도가 소요되는 치과 또는 외과적 술식 과정에 적합하다.

선행성 기억상실(약물 투여 후 일어나는 사실을 기억하지 못한다)을 유발하고, 후행성 기억상실(투여 전의 사실을 기억하지 못한다)은 발생하지 않는다. 치료에 대한 공포와 통증의 기억소실은 계속적인 치료를 위해 긍정적이지만 시술 후 주의 사항이나 귀가 및 술 후 주의사항에 대한 설명에 환자의 반응이 정상적이지 않을 수 있으므로 주의를 요한다. 특히 거즈를 물릴 경우 환자가 정상적으로 대답하고 행동하는 듯 보이나 거즈의 존재를 의식하지 못하거나 삼킬 가능성도 있다. 자극에 대해 정상적인 반응을 보이나, 나중에는 (수술 직후 또는 24시간 후) 그 사실을 기억 할 수 없다

• 용법 및 용량

① 생리식염수 주사액 또는 5% 포도당 주사액에 희석하여 처치 직전에 투여한다.

② 의식하 진정목적으로 사용할 때 이 약을 단번에 정맥주사(IV bolus injection)해서는 안되며. 구강내 처치시에는 적당한 국소마취제를 함께 사용하는 것이 바람직하다.

③ 60세미만의 성인 : 초회량으로 2~2.5mg(0.035mg/kg)을 2~3분 등안 천천히 정맥주입한다. 완전한 진정효과가 나타날 때까지 2분 이상 기다린다. 원하는 효과(예: 언어발현장애)가 나타날 때까지 천천히 증량한다. 환자에 따라서는 1mg으로 충분할 수도 있다. 보다 강한 진정작용이 필요하면 증량한다. 원하는 진정수준에 도달하기 위한 총투여량은 5mg이하이다.

④ 고령자, 쇠약환자 : 고령자 또는 만성질환 환자에서는 저호흡 또는 무호흡이 나타날 위험이 크고, 최대효과가 장시간 지속될 수 있으므로 저용량씩 증량해야 하며 주사속도도 보다 완만해야 한다. 초회량으로 1~1.5mg을 2~3분 동안 정맥주입 한다. 완전한 진정효과가 나타날 때까지 2분 이상 기다린 후 보다 강한 진정작용이 필요하면 증량한다. 원하는 효과(예: 언어발현장애)가 나타날 때까지 천천히 증량한다. 환자에 따라서는 1mg로 충분할 수도 있다. 원하는 진정수준에 도달하기 위한 총투여량은 3.5mg 이하이다.

⑤ 마약성 진통제의 전투약 또는 다른 중추신경억제제와 병용 투여시 건강한 환자는 30%, 60세 이상의 고령자 및 쇠약환자의 경우는 55~60%까지 총 투여량을 감소시킬 수 있다.

⑥ 유지량 : 원하는 진정수준을 유지하기 위해서는 초회량보다 25%를 증가시켜 추가 유지량으로 투여할 수 있다.

• 주의사항

① 반드시 개인별로 용법, 용량을 조절하여 투여해야 한다. 어떤 용량이든 정맥투여 전에 기도 개방 유지 및 호흡보조를 위한 산소와 인공호흡기가 즉시 이용가능한지 확인해야 한다. 또한 효과적인 대응처치가 즉시 실시되지 않는 경우, 저산소증, 심박정지에 이를 수 있는 저호흡 또는 무호흡의 초기증상이 나타나는지를 계속 감시하여야 한다. 이 약의 정맥주사는 심근수축력을 저하시킬 수 있으며 무호흡증을 유발할 수 있다. 중증 심장호흡기계 이상반응이 드물게 발생하였으며 호흡부전, 무호흡증, 호흡정지 또는 심장마비 등을 포함한다. 매우 빠른 속도로 주입한 경우나 고용량을 투여한 경우 이러한 치명적인 반응이 좀 더 빈번하게 발생할 수 있다. 고용량의 정맥주사는 호흡을 억제하며, Opioid 및 다른 진정제가 이 억제작용을 상승할 수 있으므로 기도개방유지 및 호흡조절에 숙련된 사람이 의식하 진정목적으로 투여한다.

② 55세 이상의 환자는 전 투약실시 유무에 관계없이 저용량을 투여하여야 한다. 일반적으로 고령자는 하나 또는 그 이상의 장기에 기능부전이 나타나고, 또한 나이가 들수록 약물필요량이 감소되는 것으로 알려져 있기 때문에 이 약 초회량의 감량이 권장되며, 약효의 증강 또는 지속화가 나타날 수 있다는 사실을 고려하여야 한다.

③ 이 약의 영향으로 졸음, 주의력, 집중력, 반사운동능력 등의 저하가 일어날 수 있으므로 투여 후 환자는 3시간 동안 퇴원해서는 안되며, 환자는 책임있는 성인 보호자와 동행하여 집으로 가야하며, 약 24시간 동안은 알코올 성분을 먹어서는 안되고, 기계를 다루거나, 자동차 운전 등 정신 집중이 필요한 위험한 일을 해서는 안된다

④ 평균동맥압, 심박출량, 1회박출량, 혈관저항 등의 심혈관지표의 변화가 나타날 수 있다. 이러한 변화는 경미하나 심근산소능력에 장애가 있는 환자 또는 저혈량증 환자에게는 위험하므로 특히 주의한다.

⑤ 간기능부전환자, 심박출량이 적은 환자 및 신생아에서 약물배설이 지연될 수 있다.
⑥ 기억상실증 : 이 약은 선행성 기억상실을 일으킬 수 있다. 치료 후 퇴원이 예정된 외래환자에서 기억상실이 지속되는 문제가 발생할 수 있다.
⑦ 역설적반응 : 이 약물 복용시 초조함, 불수의 운동(긴장성 경련 및 근육진전), 과다활동, 적개심, 분노반응, 공격성, 발작흥분, 폭행 등의 역설적 반응이 고용량 또는 빠르게 주사할 경우 발생할 수 있다. 소아 및 고용량으로 투여받은 고령자에서 이러한 반응에 대한 감수성이 드물게 보고되었다.
⑧ 임신중에 벤조디아제핀계 약물의 투여를 받은 환자중에 기형아 등의 장애아를 출산한 예가 대조군과 비교하여 유의하게 많다는 보고가 있으므로 임부 및 가임부에는 투여하지 않는 것이 바람직하다.
⑨ 임신 후기에 다른 벤조디아제핀계 약물(디아제팜, 니트라제팜)을 연용한 환자에서 출생한 신생아에 포유곤란, 근긴장저하, 황달증가 등의 증상이 발현되었다는 보고가 있다. 임신 마지막 3개월 또는 분만기에 고용량을 투여하는 것은 태아의 심박 불규칙성, 근육긴장저하, 포유곤란, 체온저하, 중등도의 호흡억제를 유발할 수 있다.
⑩ 수유부에게는 투여를 피하는 것이 바람직하며 부득이한 경우에는 수유를 중단하는 것이 바람직하다.

### • 과량투여시의 처치

① 과량투여시의 증상은 대개 치료효과 (진정, 근허약, 깊은 수면)의 증강이거나 역설적 흥분이다. 극도의 과량투여에 의한 혼수, 무반사, 심 · 호흡기계 억제, 무호흡, 저혈압이 초래될 수 있다. 혼수가 발생한 경우에는 단 몇 시간 정도만 지속되기도 하지만, 특히 고령자에서는 지속시간이 연장되거나 주기적으로 발생할 수 있다. 호흡억제작용은 호흡기계 질병이 있는 환자에서 좀 더 심각한 영향을 미친다. 알코올 등의 중추신경계 억제제의 영향을 증가시킨다.
② 환자의 vital sign을 모니터하고 환자별 임상상태에 따라 보조적 처치를 실시한다. 특히 심폐 기능 및 중추신경계 영향에 대해서는 대증요법(인공호흡, 심혈관보조)이 요구될 수 있다.
③ 과량투여한 경우 또는 과량투여가 의심되는 경우 벤조디아제핀 수용체 길항제인 플루마제닐 사용을 고려하며, 면밀한 모니터링을 시행하면서 주사한다. 단, 플루마제닐은 발작 역치를 감소시키는 약제(예, 삼환계 항우울제)를 복용하는 환자에서 사용해서는 안되는 등의 사용상의 주의사항(투여금기, 신중투여, 상호작용 등)을 확인한고 사용하도록 한다.
④ 플루마제닐은 짧은 반감기(약 1시간)를 가지므로, 플루마제닐을 복용한 환자는 그 효과가 없어진 이후에도 모니터링이 요구된다.
⑤ 플루마제닐 주사가 없을 경우 호흡수, 맥박수 및 혈압을 측정하며 일반적 보조처치를 실시한다. 기도개방유지 및 호흡보조를 시행하면서 수액제를 충분히 점적주사한다. 저혈압 발생시 정맥내 수액주입, 체위변경, 임상상태에 맞는 혈관수축제의 적절한 사용이 필요하다.

## 13. Benzodiazepine 길항제 Flumazenil

Diazepam, midazolam 같은 Benzodiazepine 계열 약물에 대해 길항 작용을 나타내는 flumazenil은 benzodiazepine의 원치 않는 효과를 없애기 위해 임상적으로 사용된다. 1980년대 후반에 소개되었고, 1992년 12월에 FDA에 의해 승인되었다. Benzodiazepine 정맥투여 후 시술이 끝날 때마다 매번 flumazenil을 투여할 필요는 없다.

benzodiazepine을 정맥 투여 후, 정맥으로 flumazenil을 투여한 경우 진정이 빠르게 반전되어 이해력이 향상되고 명령에 따르게 된다. 벤조디아제핀계 약물중독의 확진 및 해독을 위해 사용하나 치과에서는 주로 단시간 진단 및 치료시에 벤조디아제핀계 약물에 의한 진정작용의 역전을 위해 사용할 수 있다. 수술 또는 검사시에 벤조디아제핀계 제제로 진정된 환자로 각성지연 또는 호흡억제, 벤조디아제핀계 제제를 고용량 또는 장기간에 걸쳐 투여된 환자로 과도의 진정상태가 나타나거나 필요 이상의 진정상태가 지속된 경우, 또는 대량의 벤조디아제핀계 제제를 복용한 중독환자에서 사용된다. Flumazenil은 또한 zolpidem (Ambien)과 eszopiclone (Lunesta)의 진정작용을 길항한다. 정주된 약물은 빠르게 뇌로 들어가서 1, 2분 내 발현하고 최고 농도는 약물 투여량에 따라 주사 후 1-3분에 도달한다. Flumazenil은 midazolam에 의해 나타나는 선행성 기억상실 기간도 단축시킨다. Romazicon(Roche)은 여러 번 사용 할 수 있는 5ml vial인데, 0.1mg/ml 농도의 flumazenil을 함유하고 있다.

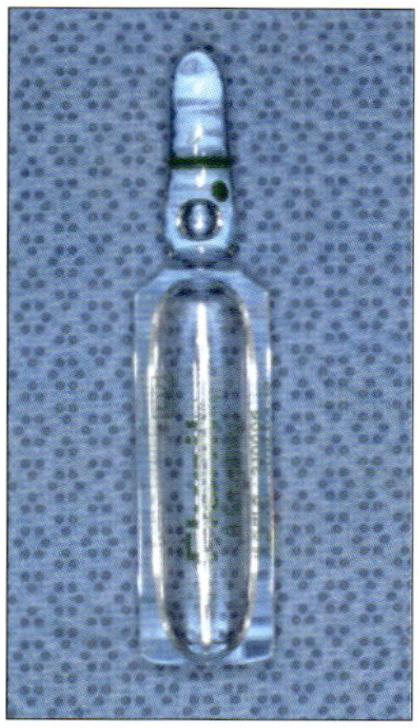

그림 6-24. flumazenil : 여러 번 사용 할 있는 5ml vial인데, 0.1mg/ml 농도의 flumazenil을 함유하고 있다. Roche사의 Romazic on, 부광약품 플루마제닐이 있다.

### • 용량 및 용법

① 5% 포도당주사액, 유당첨가링겔액 또는 생리식염주사액에 희석하여 점적정맥 주입 할 수 있으며 다른 인공소생처치와 동시에 사용될 수 있다.

② **성인** : 처음에는 0.2mg을 정주한다. 만일 만족스런 의식회복의 수준에 도달하지 않으면 45초 후, 1분마다 반복해서 투여하여 최대 4회까지 주사한다(5분에 걸쳐 총 1mg). 만일 재차 진정이 일어나면 20분마다 다시 투여하고 최대 시간당 3mg까지 투여한다.

③ 통상용량은 0.3~0.6mg이다.

④ **청소년과 어린이** : 주사량은 정의되어 있지는 않으나 초기량은 0.01mg/kg을 주사하고 최대 0.2mg이다. 매분마다 0.005~0.01mg/kg까지 주사하여 최대 1mg까지 사용 가능하다.

⑤ 이 약을 반복 투여한 후에도 유의한 의식 및 호흡기능 개선이 나타나지 않을 경우에는 벤조디아제핀계 약물이 아닌 경우를 고려해 보아야 한다.

• 금기

① Flumazenil이나 benzodiazepine에 알레르기나 과민반응

② 삼(사)환계 항우울제의 중증 중독에 의한 자율신경성(항콜린성) 운동이상 또는 심혈관계 증상(부정맥, 심혈관 폐쇄등), 저체온증, 허탈감이 있는 환자에서는 사용을 주의해야 한다. 벤조디아제핀 제제와 삼(사)환계 항우울제의 작용이 서로 혼란스럽기 때문이다. 이 경우에는 일단 항우울제 약물의 증상이 사라질 때까지 산소호흡기 등 보조적 호흡기구를 사용하며 Flumazenil의 투여를 잠시 미룬다.

③ 생명에 지장이 있을 수 있는 상황(예: 머리손상 후 두개내압 이상 또는 간질지속상태)에서 벤조디아제핀을 투여받고 있는 환자

④ 수술 후 아편의 지속적인 호흡억제효과가 있는 경우 및 이미 의식이 명료한 환자

• 주의사항

① 이 약을 투여 하더라도 기도확보 및 호흡유지 등의 보조적 처치가 계속적으로 필요하다.

② 정맥투여 후 환자가 비록 각성되어 있고 의식이 있더라도, 전에 복용 또는 투여한 벤조디아제핀의 효과가 다시 나타날 수 있으므로, 투여 후 첫 24시간 동안에는 위험한 기계작동이나 자동차 운전과 같은 완전한 정신적 경각심이 요구되는 위험한 작업에 종사하지 않도록 한다.

③ 벤조디아제핀의 효과가 가라앉을 때까지 처방하지 않은 다른 약이나 술을 마시지 않도록 한다.

④ 벤조디아제핀계 효과의 역전을 위하여 이 약을 투여하는 경우 재진정, 호흡억제 등 그 외 잔존하는 벤조디아제핀의 효과가 다시 나타날 수 있으므로 투여한 벤조디아제핀의 용량과 작용기간을 고려하여 적절한 기간동안 주의깊게 관찰한다(벤조디아제핀계 제제의 소실반감기가 이 약의 반감기(약 50분)보다 길 수 있다).

⑤ 직전이나 1주 전까지 고용량의 벤조디아제핀을 투여한 환자에게 이 약을 빠르게 주사하면 초조감, 불안, 감정 불안정, 경미한 혼란, 감각이상 등과 같은 금단증상을 초래할 수 있으므로 주의한다.

⑥ 고령자는 약물의 작용에 대하여 감수성이 크다

⑦ 간기능장애 환자는 벤조디아제핀계 제제의 작용소실 시점을 충분히 관찰하여 신중히 투여한다.

⑧ 근신경차단제와 병용할 경우에는 근신경차단제의 효과가 완전히 사라진 후에 이 약을 투여한다.

⑨ 심근경색증, 부정맥 환자의 투여는 주의가 필요하다.

## 14. Diazepam

1959년 Sternbach와 Reeder에 의해 합성되었다. 1963년 Valium으로 사용되기 시작했으며, 얼마 후 서방 세계에서 경구 투여제로 가장 많이 처방되었다. Diazepam은 근육 내(IM)과 정맥내(IV) 투여를 할 수 있는 장관외용으로도 사용 될 수 있다.

정맥 내 투여는 1965년 파리에서 Davidau의 연구에서 시작되었다. 1969년 O' Neil과 Verril은 구강 내 소수술에 diazepam을 이용한 정주진정을 시행하면서 사용되기 시작하였다.

1,4-benzodiazepine복합체로 7-chloro-1,3-dihydro-1-methyl-5-phenyl-2H-1,4-benzodiazepine-2-one이다. 옅은 황백색의 무취 결정체 가루로, chloroform과 aceton에는 상당히 잘 용해되며, ethanol과 ether에도 다소 용해되나, 물에는 잘 녹지 않는다.

정맥 내로 투여시 1, 2분 후 최고 혈중농도에 이르고, 임상적 작용은 빨리 나타난다.

약 45분 동안 환자는 진정상태를 유지하며 항불안 효과와 선행성 기억상실 (약물 투여 후 일어나는 사실을 기억하지 못하는) 효과를 가진다. 자극에 대해 정상적인 반응을 보이나, 나중에는 (수술 직후 또는 24시간 후) 그 사실을 기억 할 수 없다.

지방에 아주 잘 녹고, 지방의 혈류 공급이 적기 때문에 지방에 저장된 diazepam은 보통 남아있다. 담낭과 장벽에 저장되었던 diazepam 때문에 반동효과 (rebound effect)또는 이차 최고 효과 (second peak effect)가 나타난다. 환자가 진료실을 떠나 식사 1시간 후에 졸음이나 진정의 증상이 다시 나타나는 것이다. 대부분의 치료과정을 시작한 지 4~6시간 후에 나타난다. 식사 후에, 특히 지방이 많은 음식을 섭취하면, 담즙을 분비하기 위해 담낭이 수축하며, 이때 대사되지 않은 diazepam이 소장으로 분비된다. 이곳에서 1시간 또는 그 후에 diazepam이 심혈관계로 다시 재흡수 된다. 일부 환자에서는 혈중 diazepam의 농도가 임상적으로 진정 증상과 증후가 나타날 만한 수준까지 오르게 된다. 대부분의 경우 환자들은 아주 피곤함을 느끼며 몇 분간 눕기를 바라게 된다. 따라서 diazepam을 투여받은 환자와 보호자는 치과 진료실에서 나가기에 앞서 이러한 상황이 발생할 수 있다는 것에 대해 설명을 듣는 것이 반드시 필요하다.

Diazepam은 지용성이고 비교적 물에는 용해되지 않기 때문에 수용성 용매가 아닌 propylene glycol과 ethyl alcohol이 포함되어 있다. 정맥염 또는 정맥주사시 작열감(burning sensation)을 포함한 대부분의 합병증과 부작용은 용매 propylene glycol에 의해 나타난다. 약물이 투여 전에 이러한 가능성이 있음을 환자에게 미리 설명하여 주어야 한다.("약물이 들어가면서 혈관을 따라 따뜻한 느낌이 생길 수 있습니다. 정상적인 반응이고 몇 분내에 사라질 것이기 때문에 너무 놀라지 마세요") 약물주입 전에 수액을 빠른 속도로 투여하여 이런 증상의 발생을 줄이도록 한다.

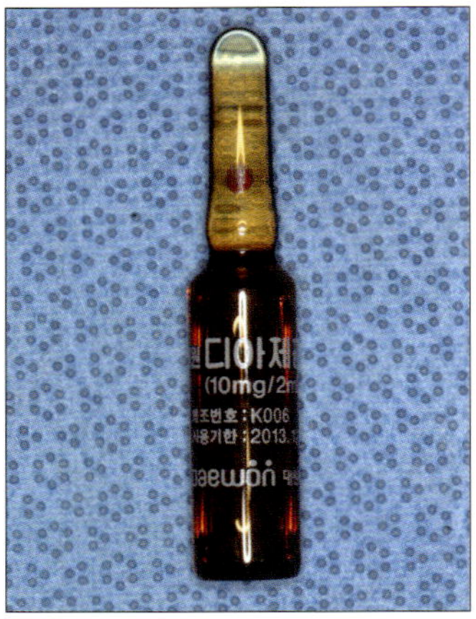


그림 6-25. Roche사의 Valium은 5mg / ml in 2ml ampules, 10ml multiple dose vials, 그리고 2ml preloaded syringe 형태로 공급되고 있다.

• 용법 및 용량

① 60세미만의 성인 : 최대 효과를 위한 용량은 개개인에 맞게 조절되어야 한다. 어린이와 성인에게 일반적으로 추천되는 용량은 정맥 내 투여 시 2~20mg이며, 각 적응증과 심도에 따라 달라진다. 5~10mg, 또는 2~5mg을 정맥 또는 근육주사 한다. 필요에 따라 10~15분 간격으로 추가투여 할 수 있으나, 8시간 이내에 30mg이상을 투여하지 않는다. 최대 30mg까지 천천히 정맥주사 한다. 3~4시간 후 반복 투여할 수 있으나, 잔류하고 있을 활성대사산물을 고려해야 하며 만성 폐질환 환자 또는 불안정한 심혈관 상태의 환자에는 매우 신중히 투여한다.

② 용량은 언제나 빠르게 투여되는 수액 내르 천천히, 약물 용량을 조금씩 증가 투여하여 각 환자들에게 진정을 위한 적절한 용량을 투여하여 과용량이 주입되지 않도록 한다.

③ 고령자, 쇠약환자, 소아 : 원칙적으로 정맥주사하며, 정맥주사가 불가능한 경우에는 근육주사 할 수 있다. 대개 2~5mg으로의 적은 량을 사용한다. 체중 kg당 0.04~0.2mg을 정맥주사 한다. 필요에 따라 반복 투여할 수 있다. 다만, 8시간 이내에 체중 kg당 0.6mg 이상 투여하지 않는다.

④ 손등이나 손목의 배면에 있는 너무 작은 정맥은 사용되어서는 안된다.

⑤ 정맥 주사 시행시 적어도 5mg/분 속도로 천천히 주사한다.

⑥ 주사기나 infusion flask 내에서 다른 용액으로 희석하거나 다른 약물과 혼합하여 사용해서는 안 된다.

⑦ 동맥 내 투여나 정맥 외 투여, 혈관외 유출을 피하기 위해 특별한 주의를 해야 한다.

• 금기증

benzodiazepine에 알레르기가 있거나. 적절한 처치를 받지 않는 급성 폐쇄각 녹내장 (narrow-angle glaucoma)및 개방각 녹내장 (open angle glaucoma)이 있는 환자와 알코올 중독, 중추신경계 억제 및 6개월 이하의 영아에서 사용해서는 안 된다.

• 주의사항

① 노인이나 쇠약한 환자, 정신병(psychosis), 폐기능장애, 신장기능장애, 간기능장애와 환자에게 투여하는 경우, 호흡정지나 심정지가 발생할 수 있으므로 매우 주의해야 한다.
② 다른 Barbiturates 알코올 또는 다른 중추신경계 억제제를 함께 사용하는 경우 호흡정지나 심정지가 발생 할 수 있으므로 매우 주의해야 한다.
③ Diazepam을 아편양 진통제와 함께 사용할 때는 아편제제의 용량을 적어도 1/3까지 감소해야 하며, 용량을 조금씩 증가 투여해야 한다.
④ 태반을 통과하여 태아에 도달 할 수 있으며, 임신 1기 동안에 benzodiazepine을 정맥 내로 투여한 경우 선천적 기형의 증가 가능성이 높으므로 임신 가능한 나이의 여자 환자는 임신 상태일 수 있기 때문에 되도록 사용하지 않도록 한다.
⑤ 모유수유를 통해 아이에게 투여 가능성이 있으므로 수유모에게는 사용하지 않는다.
⑥ 과민반응, 혼동, 오심(아주 드묾), 성욕의 변화, 딸꾹질, 타액분비 감소 (치과치료에는 도움이 됨), 갑자기 흥분한 상태가 되거나, 불안(anxiety), 환각(hallucination), 증가된 근육 강직(muscle spasticity), 격노(rage) 및 자극(stimulation)과 같은 역설적인 반응이 나타날 수 있다.

## 15. Propofol

Propofol(Diprivan)은 Nonbarbiurate 계열의 마취제로 2, 6-diisopropylphenol이다. 인체 내에서 빠르고 완전하게 비활동성 물질로 대사되며, 물에 녹는 sulphate와 glucuronic acid conjugate로 신장을 통해 배설된다.

1989년 10월에 FDA 승인을 받아 최근에 많은 관심을 받고 있다. barbiturate와 비슷하게 빠른 작용 발현을 나타내고, 진정-수면 효과의 회복도 빠르다. 반면 barbiturate와는 대조적으로 수술진정, 피로(hangover), 인지와 정신운동 장애가 적은 것으로 알려져 있다. thiopental 처럼 빠르게 마취를 유도하나 마취상태에서의 각성은 thiopental보다 10배나 빠르고 최소한의 수술 후 혼동(confusion)을 보이며 진토 효과가 있어 매우 낮은 구토 발생률이 보고되었다.

Propofol은 이와 같이 짧은 작용기간, 빠른 회복, 최소의 부작용등 다른 진정-수면제에 비해 많은 장점을 가지고 있어 의식하 진정 영역에서 많은 관심을 받아왔고 유용하게 사용되고 있다. Propofol을 조심스럽게 적정(titration)하여 subhypnotic 상태(0.5~1mg/kg 후 3~4.5 mg/kg/h)가 되면 최소의 호흡 억제와 짧은 회복기간을 나타내는 훌륭한 진정을 유발한다.

Propofol은 (Diprovan; Stuart Pharmaceuticals)은 20ml 앰플과 10mg/ml의 propofol을 함유하는 50ml infusion 병에 담긴 상태로 판매된다. Propofol은 관리 약픔이 아니었으나 최근에는 관리 대상으로 분류되었다.

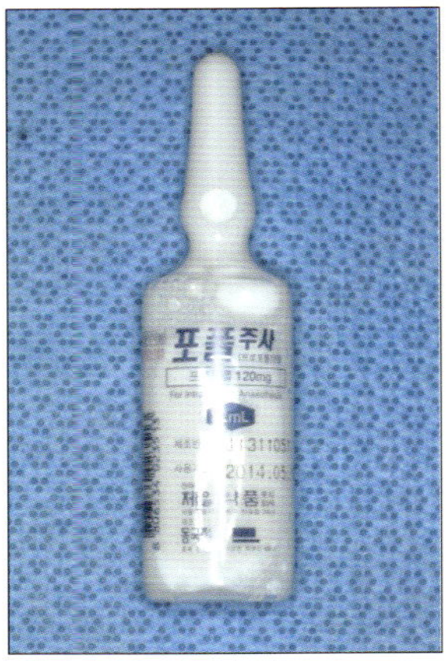

그림 6-26. Stuart사에서 Diprovan 이라는 상품명으로 공급하고 있다. 그 밖에도 제일약품 포폴주사액 등 여러 회사에서 공급하고 있다. 20ml 앰플과 10mg/ml의 propofol을 함유하는 50ml infusion 병에 담긴 상태로 판매된다. 방부제가 첨가되지 않았으므로 이를 다룰 때는 엄격한 무균 방법으로 관리되어야 하므로 투여 직전게 준비되어야 하고, 투여는 개봉 6시간 안에 시행되어야 한다.

### • 용량 및 용법

① 투여량과 투여 속도는 개인마다 다르다. 천천히 주입(infusion)하거나 서서히 주사(injection)하는 것이 bolus로 빠르게 투여하는 것보다 선호된다. 대부분 infusion속도는 100~150ug/kg/min(6~9mg /kg/hr)으로 하거나 3~5mg/kg을 서서히 주사한다.

② 대부분의 노인과 쇠약자 및 ASA Ⅲ이나 Ⅳ환자의 경우 천천히 투여한다. 투여속도는 임상적인 효과가 있을 때까지 적정(titration)되어야 하고, 다양한 속도의 infusion 방법이 간헐적인 투여 방법 보다 좋다. 대부분의 환자는 25~75 ug/kg/min(1.5~4.5mg/kg/hr) 이나 10~20mg을 증가 투여한다.

③ 노인과 쇠약자 및 ASA Ⅲ나 Ⅳ환자는 성인 용량의 20% 감소된 양을 사용한다.

④ Propofol은 정맥 카테터를 이용하여 투여될 때 다음의 수액과 호환된다.
5% dextrose injection, Lactated Ringers injection, Lactated Ringers injection and 5% dextrose injection, 5% dextrose and 0.45% sodium chloride injection, 5% dextrose and 0.2% sodium chloride injection.

⑤ Propofol은 한 번 사용하면 나머지는 버려야 하며, 방부제가 첨가되지 않았으므로 이를 다룰 때는 엄격한 무균(aseptic) 방법으로 관리되어야 한다. 용매는 미생물이 빨리 성장하게 도울 수 있다. 추천되는 관리 방법대로 하지 않는 경우 미생물 오염으로 인해 열, 감염이나 패혈증 혹은 다른 생명을 위협하는 합병증을 유발 할 수 있다.

⑥ Propofol은 투여 직전에 준비되어야 하고 투여는 개봉 시간 안에 시행되어야 한다.

## 16. 치료의 종결 및 정주진정의 제거

1~2시간 내외의 치료가 시행되고 환자의 회복을 확인한다.

치료가 종료 되면 약제의 추가 투입 없이 수액을 충분히 투여하여 환자의 의식과 감각의 회복 여부를 확인한다. 급하게 진료실을 나오게 해서는 안되며 의료진이 환자와 일상적이 대화를 통해 의식과 감각이 시술 전의 수준으로 돌아왔는지 확인한다. 환자의 신체적 정신적이 반응이 정상으로 확인 되었으면 연결된 정맥로를 제거하도록 한다.

수액을 잠그고 천자된 주사침을 제거하며 출혈이 일어나지 않도록 적절히 압박하여 준다.

대략 30분 내외정도의 압박 시행을 하면 정상적인 지혈이 이루어 지며 이때 천자 부위를 문지르지 않도록 주의한다. 천자부위를 밴드 등으로 밀봉하고 일정시간 물이나 공기의 침습으로 인한 감염이 발생하지 않도록 주의 시킨다.

환자가 완전히 회복된 것으로 보일지라도 반드시 보호자와 함께 다시 한번 주의 사항을 설명 듣도록 하고 설명지를 지참한 하고, 보호자를 대동하여 귀가 할 수 있도록 한다.

## 17. 정주진정시 발생할 수 있는 합병증

- 수액 주입 장애

① rate adjustment knob이 잠김 : rate adjustment knob(속도 조절 손잡이)를 열어준다.

② 수액의 높이가 너무 낮은지 확인 : 심장에 비해 높지 않으면 수액의 주입 속도가 느려지고, 심장보다 낮아지면 혈액이 역류 될 수 있다.

③ 환자 팔 상태 확인 : 환자가 팔을 움직이면서 꺽인 혈관 때문에 수액의 주입이 원활하지 않을 수 있다. 환자의 팔이나 손목을 쭉 펴게 하여 수액의 주입 속도 변화를 확인 한다.

④ 주사침의 위치 변화를 확인 : 조심스럽게 주사침을 고정시킨 테이프를 벗겨 내고 주사침을 조금 뺐다가 다시 조절하면서 수액의 주입 속도를 확인하고 주입이 원활 히지면 조심스럽게 재고정 한다.

⑤ 주사침이 정맥에서 빠짐 : 주사침이 정맥에서 빠진 채로 수액이 계속 흐르게 되면 이 부분에 작은 무색의 종창이 나타나고 주사침이 있는 곳의 피부가 주위 조직보다 차게 느껴진다. 혈관 외로 약물이 투여되면 투여된 바로 그 부위에 작열감 발생한다. 이 때는 즉시 수액의 rate adjustment knob을 잠가서 투입을 중단하고 주사침 카테터를 제거하고 새로운 부위에 정맥천자를 시도한다.

⑥ 정맥경련(Venospasm) : 바늘의 자극에 대해 정맥 벽이 경련을 일으키는 반응으로 정맥천자 시나 수액이나 약물 주입 초기에 나타날 수 있다. 잘 보이던 정맥이 사라지는 것을 볼 수 있으며, 작열감이 있을 수도 있다. 정맥이 손상 받지 않았으므로 주사침은 빼지 않는다. 때때로 따뜻하거나 타는 듯한 느낌을 나타내는 경우가 있으나 이런 감각은 약물이 정맥 내를 움직임에 따라 환자의 팔을 타고 올라간다. 두려움이 많은 환자에서 더 자주 나타나는데, 특별한 처치가 필요하지는 않고 서서히 수액을 투입하도록 한다.

⑦ **동맥 내로 약물을 투여** : 일어나기 쉽지 않으나 발생시 가장 심각한 국소합병증으로 즉각적이고도 강력한 처치가 필요하다. 혈관에 주사침 자입시 정맥혈 인지 여부를 확인하여 절대로 동맥혈에 주입하지 않도록 한다. 잘못된 주사침의 삽입으로 동맥혈에 연결하였다면 약물 투여시 작열감이나 동통은 팔을 타고 손가락 쪽으로 내려간다. 혈전증(thrombosis)과 허혈 (ischemia)로 인한 혈관조직의 손상은 혈관이 분포하는 모든 조직의 손상을 일으켜 손가락이나 팔 전체를 잃을 수 있는 가능성 까지도 있다. 아직까지 약물이나 수액이 투입 전이라면 즉시 수액의 rate adjustment knob을 잠가서 투입을 중단하고 주사침 카테터를 제거하고 약 10분 이상 강한 압박을 가한 후 지혈 확인 후 새로운 부위에 정맥천자를 시도한다. 만일 수액이나 투약이 이루어졌다면 즉각 시술을 중단하고 1% procaine 2~10ml를 천천히 동맥 내로 주입하여 동통감소, 혈관확장, pH 조절, 투여 약물의 희석이 일어나도록 하고 빠른 시간 내에 혈관외과의나 마취과의사가 있는 병원 응급실로 이송해야 한다.

⑧ **혈종(Hematoma)** : 가장 흔한 합병증으로, 혈관 주위의 간질 조직으로 혈액이 빠져나가 국소적인 종창과 변색을 일으킨다. 주사침 자입점의 피부 아래에 무통성의 푸른 변색으로 나타난다. 정맥천자를 시도하는 동안 혹은 정맥요법의 결과로 나타난다. 시술 후 혈종이 형성 되는 것은 최소한 5~6분간 꽉 눌러 주어 예방할 수 있다. 특히 나이가 들어 정맥 벽의 탄력이 떨어진 환자는 정맥천자 하는 동안 주사침이 여전히 정맥 내에 있는데도 주사침 주위로 혈액이 누출 될 수도 있다. 만일 혈종 부위 통증이 계속 된다면 수술 후 당일만 수 시간 혈관 수축과 진통을 위해 자입점 부위를 냉찜질한다. 피하의 혈액이 체내로 흡수되는 데 10~14일이 소요되며, 혈종 발생 4시간 이후(보통은 다음날부터) 간헐적인 온찜질을 시행하여 혈종의 흡수를 돕는다.

⑨ **침윤(Infiltration)** : 바늘을 고정할 때나 환자가 팔을 움직여 바늘이 정맥 속에서 움직이게 되어 금속 바늘이 혈관 벽을 뚫어 침윤이 생기게 된다. 5% 포도당이나 생리식염수의 침윤은 크게 문제되지 않으나 약물의 경우에는 조직의 손상과 진정효과 발현 지연 등이 나타나기 쉽다. 수액 주입을 시작할 때 주사침 끝의 주위로 발생하는 무통성의 색 없는 종창이 발생하게 된다. 수액 투여를 즉시 중지하고 주사침을 제거한 후 거즈로 5~6분 꽉 눌러준다.

⑩ **공기 색전증 (Air embolism)** : 정맥을 통해 공기가 주입되어 발생 되는데, 임상적으로 일어나지 않도록 철저히 주의 하여야 한다. 시작 전에 수액 tube및 주사기의 기포를 제거하고 주기적으로 관찰해 비지 않도록 한다. 수액의 주입이 끝났음에도 계속적으로 rate adjustment knob을 열어두지 않도록 주의하여야 한다. 만일 공기가 정맥을 통해 주입되었다면 대뇌 및 폐순환계로 들어가지 않도록 방지하기 위해 환자를 왼쪽으로 돌아눕게 하고(폐순환으로 들어가지 않도록) 머리를 낮게 위치(대뇌순환으로 들어가지 않게 함) 시킨 후 의과 진료를 시행한다.

⑪ **혈전정맥염** : 혈전이 형성되는 정맥 벽의 염증상태로 시술 24~48시간 후 동통, 종창, 그 부위의 발적 및 온열감을 호소한다. 원숙하지 못한 주사침의 자입과 고정, 무딘 주사침의 사용, 큰 주사침의 정맥벽 자극 등 기계적 원인으로 발생한다. 날카로운 멸균 주사침을 사용하고 손상이 적게 주사침을 자입하여 확실하고 정확하게 고정시켜 주고 수액제를 충분히 주입하며 약물을 서서히 주입해 가능한 정맥 투여 약물을 희석시킴으로서 예방하도록 한다. 혈전정맥염 발생시는 팔의 움직임을 제한하고 손상받은 쪽의

팔은 가능하면 항상 들어올리고 있어야 한다. 하루 3~4회 20분간 온습포를 시행하면서 아스피린과 같은 비스테로이드계 소염진통제(NSAIDs)를 4~6시간마다 투여한다. 임상적으로 심하다면 내과의나 혈관외과의에게 진료를 의뢰한다.

⑫ **오심과 구토(nausea and vomiting)** : 혈액을 삼키거나 아편제제 투여, 저산소증으로 인해서 발생한다. 오심이 발생했다면, 환자를 다시 진료의자에 앉히고 산소를 공급한다. 항구토제를 정주 혹은 근주 할 수 있으나 대부분은 충분한 산소의 투여와 심리적 안정으로 진정될 수 있다. 구토가 발생했다면 구토물을 흡인하지 않도록 즉시 자세를 앉히고 모든 치과기구들을 제거 한다. 구토물이 환자의 기도를 막지 않게 suction하여 구토물을 제거한다. 오심과 구토의 증상이 보였던 환자는 반드시 환자가 완전히 자신의 몸을 가눌 수 있을 때 귀가하도록 한다.

⑬ **호흡억제 (respiratory depression)** : 과도한 약물의 작용은 호흡기능의 감소를 가져 올 수 있으므로 조심스런 약물의 투약이 권장 된다. 각각의 개인마다 약물의 반응이 다르므로 통상적인 용량의 사용시에도 호흡 기능의 감소는 일어날 수 있다. 산소 포화드가 90대 후반에서 90대 초반으로 감소시 치료를 멈추고 환자의 기도와 호흡 기능을 평가해야 한다. 호흡기능 감소시에는 즉각 시술을 멈추고 다음과 같이 처치 한다. supine position으로 환자를 눕히고, 환자의 발을 약간 올려 (10~15도) 정맥혈이 심장으로 되돌아 갈 수 있게 도와준다. 머리를 뒤로 젖힌 후 턱을 들어 올려 환자의 기도를 유지시키고 의료진은 환자의 입과 코에서 1인치 정도 떨어지게 위치시키고 환자의 가슴을 보면서 환자의 코와 입으로 내쉬는 숨을 듣고 느끼며, 자발적 환기 징후를 환자 가슴의 움직임을 보면서 확인한다. 자발적 호흡이 원할 한 때는 산소의 보조적 투여만을 시행할 수 있으나 환자의 호흡수가 분당 8회 미만이면 의료진은 환자의 자발적 호흡사이에 호흡수를 증가시키도록 한다. 또한 양압(positive pressure)을 가할 수 있는 $O_2$장비(Robertshaw 혹은 Elder valve) 혹은 self-inflating bag-valve-mask device (Ambu bag)를 사용하여 환자가 자발적 호흡을 시도할 때마다 매번 환자의 호흡을 도와야 한다.

⑭ **각성섬망 (emergence delirium)** : 정맥 내로 투여되는 약물에 의해서 환자가 일시적인 섬망, 환각, 불안, 흥분을 일으키기도 한다. 자세를 유지하고, 환자 상태를 감시하면서 기도를 확보하고 산소 공급을 유지하여 환자의 손상을 예방하면 적절한 시간이 경과하면서 반응이 끝나고 회복 된다. physostigmine을 정맥 내로 투여하면(성인에서 1.0mg, 어린이에서 0.5mg) 빠르게 회복 될 수 있다.

⑮ **후두경련 (larygospam)** : 깊은 진정, 얕은 마취 상태는 후두부에서 이물질이 기도로 들어가지 못하도록 기관을 밀폐시키려는 보호반사를 유발시킨다. 보호반사이긴 하지만 공기가 기관과 폐를 들어왔다 나갔다 하는 공기의 통과 역시 방해하게 된다. 후두경련은 부분적으로 닫힌 성대를 통해 공기가 빠져나오면서 발생하는 천명(비정상적으로 높은 음악적인 호흡음)으로 알 수 있다. 이 때에는 직경이 큰 흡인기나 편도 흡인기를 인두에 넣어 발견되는 이물질들을 제거한 후 양압의 산소 공급을 한다.

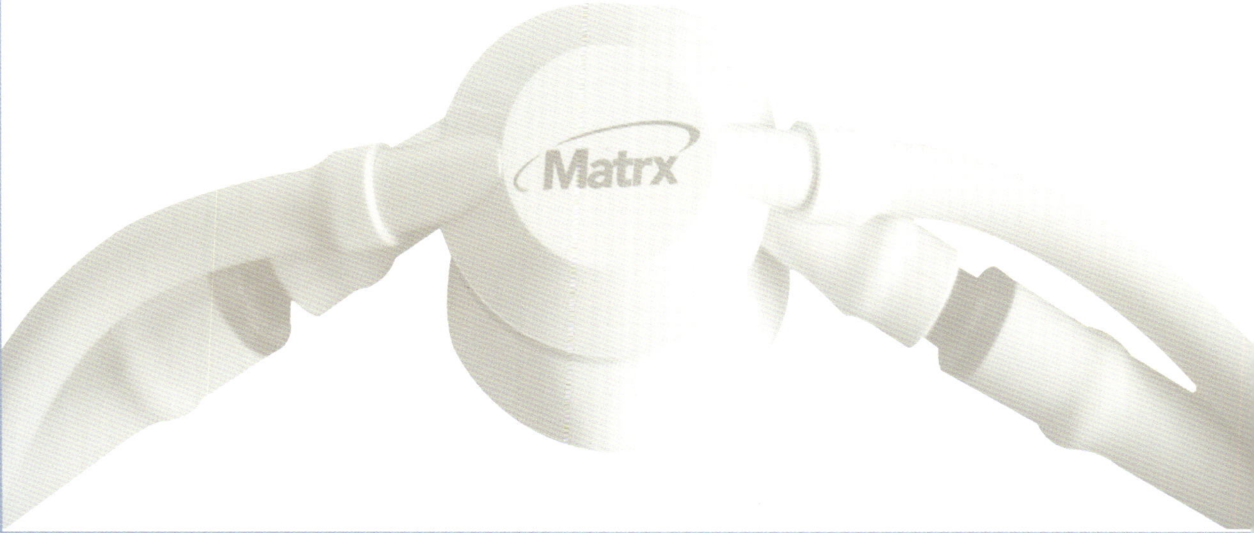


# Chapter 7_
# 응급상황의 준비 및 대처

1. 응급상황을 대비한 준비
2. 응급약물 및 장비
3. 응급처치

진료영역을 떠나 모든 의료행위는 항상 위험한 상황에 노출될 수 있다. 특히 진정법하에서 치과진료시는 술자 및 보조자는 항상 긴장을 늦출 수 없는 상황에서 진정법을 시행하고 환자가 진정된 상태에서 필요한 치과진료를 수행 한 후에 의식의 완전한 회복의 단계를 거치게 된다. 통증과 불안을 진정시키는 데 사용하는 최근의 약물들은 부작용의 빈도가 아주 낮다. 하지만 치과에서 내원하는 환자군에서 통증과 불안을 해소하기 위해 사용하는 약물과 가스, 주사제등은 언제든지 부작용의 발생할 가능성은 갖고 있다고 본다. 진정법 시행을 위한 약물 및 가스는 환자의 치과진료에 대한 공포와 불안을 조절할 목적으로 투여되는 중추신경억제제이기 때문에 약물에 대한 부작용 언제든지 발생할 수 있다. 통상적인 치과진료와 연관되어 나타난 응급상황은의 77% 중 54.9%는 국소마취 직후나 마취제 투여 중에 나타났고, 22.9%는 치료 후에 나타났다. 그 만큼 치과진료는 환자로 하여금 정신적, 육체적인 스트레스가 타 진료에 비해 크다고 볼 수 있다. 진정법을 시행하는 치과에서는 기본적으로 갖추어야 할 약물과 응급장비가 있어야 한다. 기본적으로 필요한 응급약물과 응급장비는 응급약물과 장비편에서 자세히 다루기로 한다.

모든 약물에는 부작용이 존재하므로, 치과의사는 투여할 약물의 내용과 정확한 양으로, 정확한 투여경로를 통해서 적절한 환자에게 정확한 시간에 투여한다면 약물에 대한 부작용을 최소화 할 수 있다. 특히 약물투여에서 가장 중요한 요소는 환자의 안전이다. 따라서 술자는 투여 약물의 지식을 정확히 숙지하고 있어야 하며 약물을 투여하기 전, 후에 발생할 수 있는 응급상황에 대처 할 준비가 되어 있어야 한다.

## 1. 응급상황을 대비한 준비

치과진료시 불안과 공포를 조절하기 위해 내원하는 환자들에게 진정법의 시행 중에 생명을 위협하는 응급상황을 예방하는 것이 매우 중요하다고 볼 수 있다. 진정법을 시행하기 전에 환자의 전신적인 상태를 정확히 평가한 후에, 필요하다면 치료계획을 변경하거나 연기하기도 해야 한다. 통증과 불안을 조절하기 위해 적절한 방법과 약물을 선택하고, 약물을 적절히 투여하면서, 치료과정에서 정확하게 환자의 상태를 감시하게 된다면 응급상황을 충분히 예방 할 수 있다. 그러나 응급상황이 발생하면 진료실에서 응급상황에 대처 할 준비가 되어 있어야 하고, 진료실 직원들이 응급상황에 빠르고 정확하게 대처할 준비와 교육이 되어 있어야 한다. 치과의사와 모든 진료실 직원들은 환자가 갑자기 생명을 위협하는 상황에 놓여 있다면 직원 개개인이 서로 협조하에 신속하게 환자의 응급상태에서 생명을 유지할 수 있는 역할을 수행할 수 있어야 한다. 모든 응급처치는 혼자서 수행하는 것보다 팀워크가 잘 이루어진 진료실내에서 수행하는 것이 매우 효과적이고 안전하다. 병원이나 치과 진료실에서 근무하는 모든 직원들을 대상으로 응급상황에 대처하는 중요한데, 이때 진료에 참여하지 않는 직원까지도 포함시켜야 한다. 여기에는 기본 생명유지술뿐만 아니라, 경련, 흉통, 무의식, 의식수준의 변화, 약물과 관련된 응급상황, 호흡곤란 상황등을 충분히 숙지해야 한다.

## 1) 응급처치 훈련

치과진료실내에서 환자의 생명을 위협하는 상황이 발생하는 빈도는 매우 낮다. 하지만 일반적인 치과 국소 마취하에서 아주 기본적인 치과진료를 수행하는 도중에도 환자의 생명을 위협하는 상황이 발생할 수 있다. 진정법하에서 치과진료실내에서 응급상황의 발현 빈도수는 더욱 더 높을 수밖에 없기 때문에 응급상황에 대비한 준비교육은 철저히 이루어져야 한다. 무엇보다 중요한 요소는 진료실내에서 응급상황에 대처하는 팀워크이다. 치과의사는 응급상황을 가정한 상황의 교육을 진료실 직원들에게 지속적으로 교육을 시행해야 한다. 진료실의 직원들은 각자가 응급상황에 맞게 임무와 교육을 시켜야하며 치과의사는 팀을 이끌고 다른 구성원의 활동을 지시할 책임이 있다. 응급상황이 발생하면 치과의사는 기본적 생명유지술을 수행할 준비가 되어 있어야 하며 환자의 자세-기도유지-호흡-순환, 필요에 따라 환자에게 응급약물을 투여할 책임이 있다. 치과진료실에서 발생하는 응급상황에 효과적으로 대처하기 위해서는 팀으로 구성이 되어있으면 매우 효과적이다. 첫 번째 팀은 환자의 응급상황이 발생하면 환자의 옆에서 진료를 보조하는 직원이 환자의 옆에 있어야 하며, 기본적인 응급처치를 수행하기 위한 다른 직원에게 구조를 요청하고, 만약 필요하다면 바로 기본 생명유지술을 수행해야 한다. 두 번째 팀은 응급약과 장비를 책임진다. 이 구성원은 평소에 응급키트와 장비, 신속한 산소공급장치 및 응급약물을 주기적으로 검사하여 응급상황이 언제 발생하여도 신속히 대처할 수 있는 준비를 갖추어야 한다. 세 번째 팀은 응급상황에 대처하는 직원들을 보조적으로 협조할 준비가 되어 있어야 하며 상황에 따라 응급상황에 대처할 요원으로 참여해야하며 응급전문기관에 협조를 요청할 준비가 되어 있어야 한다.

표 7-1. 응급 팀

| 팀 요원 | 책 임 |
|---|---|
| 구성원 1 | 환자 곁에 위치.<br>큰 소리로 도움을 청한다.<br>필요하면 기본 생명유지술을 시행한다. |
| 구성원 2 | 응급약물 키트와 산소를 가져온다.<br>필요한 약물이나 장비를 가져온다.<br>필요 시 구성원 1을 돕는다. |
| 구성원 3 | 필요 시 구성원 1과 2를 돕는다. |

### 2) 기본 생명유지술

기본적인 응급상황을 대비한 가장 중요한 교육은 심폐소생술이다. 기본적인 응급상황에서 생명을 유지하기 위한 심폐소생술은 추가적인 장비가 필요 없고, 단지 시술자의 입, 팔, 그리고 심폐소생술에 대한 기본적인 지식만 있으면 된다. 약물과 관련된 응급상황인 경우 심폐소생술이 제일 처음에 적용이 되고 처치에 가장 중요한 단계이다. 기본적으로 치과의사 및 진료실 직원들도 기본적인 심폐소생술에 대한 교육과 훈련이 필요하다. 심폐소생술이 정확하게 시행이 되었지만 뇌에 공급하는 산소의 양은 25-33%이므로, 잘못된 심폐소생술은 환자의 응급상황에서 매우 위험 할 수 있다.

### 3) 외부 전문응급인력의 자문과 협조

치과내에서 발생하는 응급상황은 치과내 구성원인 치과의사와 직원들의 응급구조에 대한 충분한 지식과 훈련으로 쉽게 처치가 되지만, 외부의 전문응급구조 전문가 및 마취과 의사의 자문과 협조가 필요한 경우가 있다.

특히 중추신경억제제 투여에 의한 응급상황이 발생하게 되면 전문적으로 수련을 받은 의사의 협조가 필요하다. 때로는 상황에 따라 환자를 급하게 전문적인 응급처치가 가능한 병원으로 이송을 위한 응급구조대의 요청도 필요하다.

## 2. 응급약물 및 장비

응급상황은 항상 예기치 않게 일어나며 발생시 긴급한 처치가 필요하게 된다. 따라서 응급약물과 장비는 항상 쉽게 사용 가능한 곳에 비치되어 있어야 하며 주기적인 정비와 점검이 이루어져햐 한다. 또한 이를 사용하는 의료진은 약물과 장비의 사용을 익혀두어 응급 상황시 재빠르게 대처할 수 있는 준비가 되어 있어야 한다.

치과의사들은 응급의료나 처치에 대한 수련 정도가 개개인마다 많이 차이가 날 수 있지만 기본 생명 유지술(Basic Life Support, BLS)에 대해서는 반드시 익혀두어야 하며 이에 대한 기본적인 장비로 갖추고 있어야 한다. 기본 생명 유지술에 대해서는 보통 각 대학 병원에서 주기적인 교육이 이루어지고 있으며 대한 심폐소생협회에서 주관하는 심폐소생술 교육이 있어 미리 익혀두도록 한다.

### 1) 응급 장비

#### (1) 산소공급을 위한 장비

① 고압 산소통

항상 환자에게 100% 산소가 공급 가능하도록 산소통을 갖추고 있어야 하며 산소 소진시 언제든지 교환할수 있도록 2개 이상을 준비한다.

② 비강캐뉼라, 벤튜리 마스크(venture mask), 백-밸브 마스크(Ambu bag), 얼굴마스크

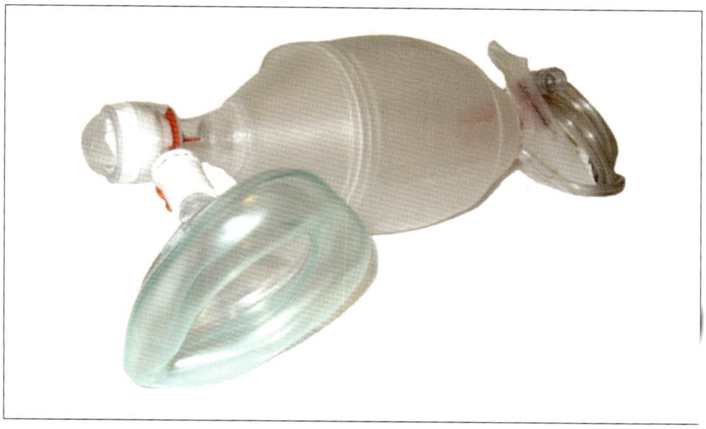

그림 7-1. 백-밸브 마스크(Ambu bag)

③ 구인두 기도 유지기, 비인두 기도 유지기

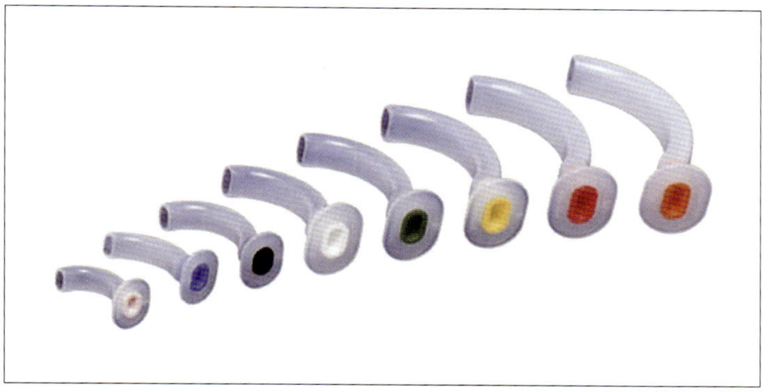

그림 7-2. 다양한 크기의 구인두 유지기

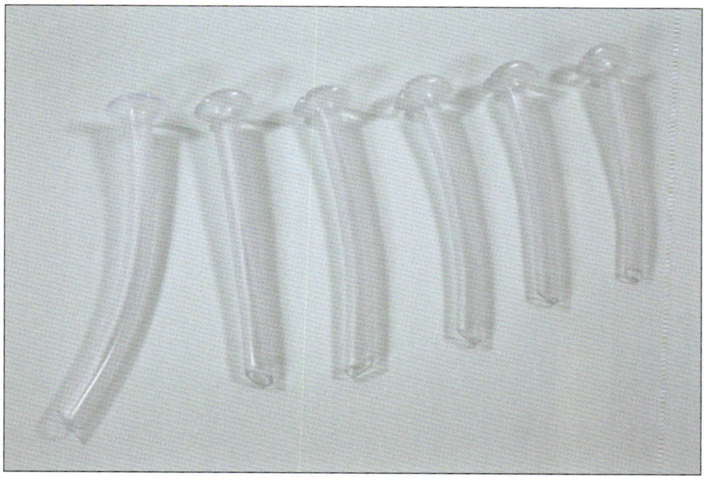

그림 7-3. 다양한 크기의 비인두 유지기

④ 이물질의 제거를 위한 Magill 겸자

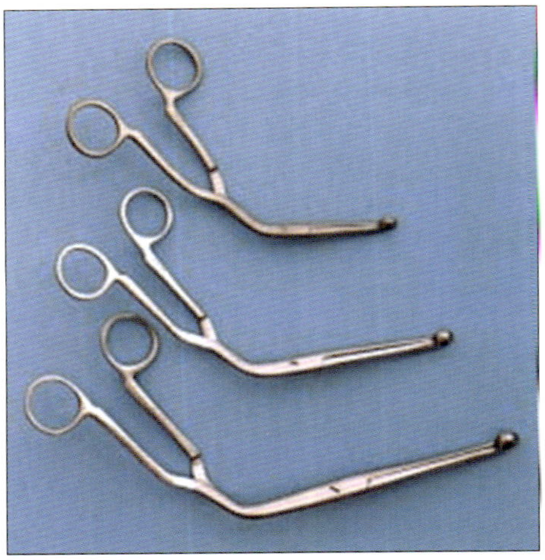

그림 7-4. Magill 겸자

위의 장비들은 반드시 갖추고 있어야 하며 사용 가능하다면 다음과 같은 장비로 전문 기도기(advanced airway)를 삽입할 수 있다.

⑤ 후두경(laryngoscope), 기관튜브 (Endotracheal tube)

⑥ 후두마스크 (laryngeal mask airway) 또는 식도-기관 콤비튜브(esophageal-tracheal Combi-tube)
: 특히 후두마스크의 경우 후두경을 사용한 기관내 튜브 삽관의 대체로 사용할 수 있으며 약간의 훈련만으로도 높은 성공률을 보여 응급 상황시 유용하게 사용할 수 있다.

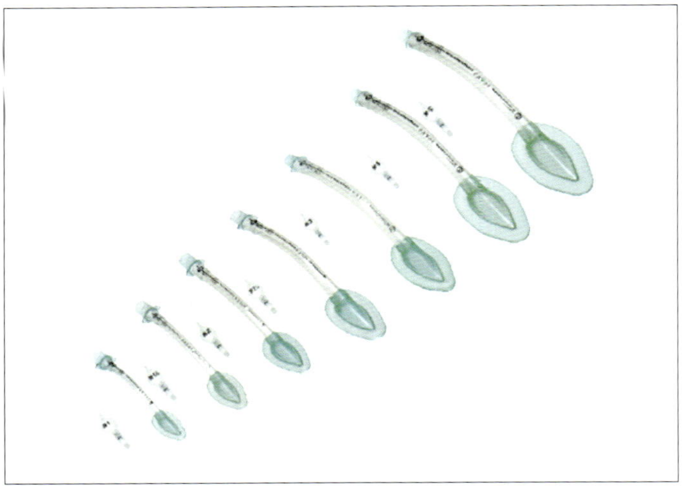

그림 7-5. 다양한 크기의 후두마스크(Laryngeal mask airway, LMA)

⑦ 윤상갑상근 절개술 세트(Cricothyroidotomy set)
: 다른 방법으로 해결되지 않는 응급 상기도 폐쇄시 고려할 수 있다.

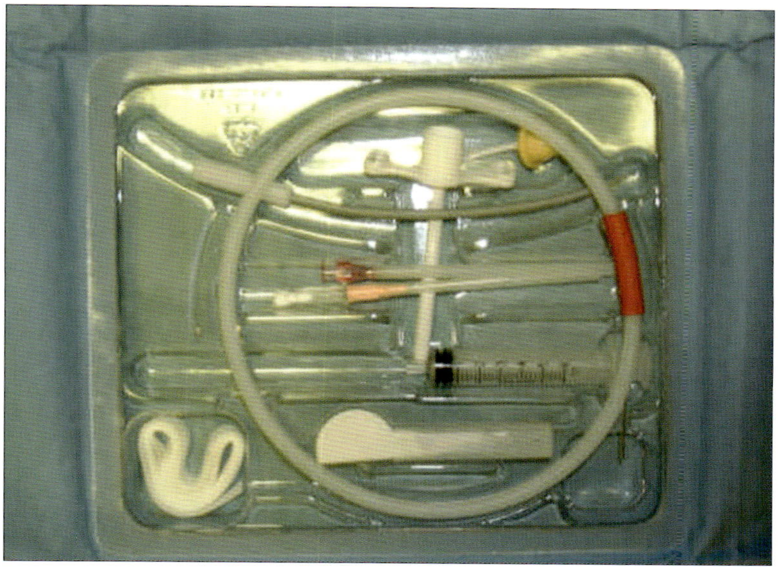

그림 7-6. 윤상갑상근 절개술 세트(Cricothyroidotomy set)

### (2) 활력징후 측정 및 환자 감시를 위한 장비

① 청진기
② 혈압계
③ 맥박산소포화도 측정기
④ 동공반사 측정을 위한 광원

### (3) 정맥로 확보를 위한 장비

① 수액 및 수액세트
② 카테터
③ 압박띠, 알코올솜, 주사기, 반창고

### (4) 자동제세동기(Automated External Defibrillator)

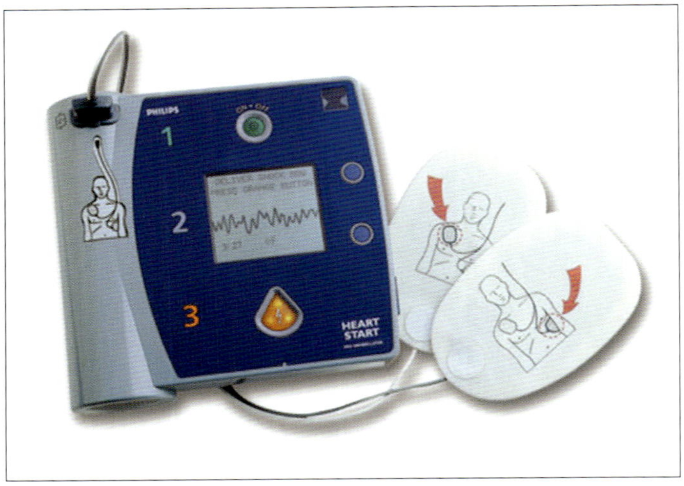


그림 7-7. 자동제세동기(AED)

## 2) 응급약물

치과의사들이 응급 약물의 사용에 있어서 충분히 교육과 훈련이 되어 있지 않은 경우가 많아 응급 약물의 사용에는 제한이 있지만 기본적으로 사용 가능한 응급 약물로는 다음과 같은 약물들이 있다.

### (1) 에피네프린 (epinephrine)

보통 1:1000으로 1 앰플이 1 mg/1ml 로 되어있다. 심정지시 1 mg 씩 정주한다.

아나필락시스 반응시 성인 0.3 mg, 소아 0.15 mg씩 피하 또는 근주한다

### (2) 에페드린 (Ephedrine)

승압제로 혈압이 낮은 경우 사용할 수 있다. 1 앰플이 40mg/1ml로 보통 생리식염수와 희석하여 사용한다. 저혈압시 5~10mg씩 반복해서 정주한다

### (3) 아트로핀 (Atropine)

서맥시 사용 가능하며 1 앰플이 0.5mg/1ml로 서맥시 0.5mg씩 투여한다

### (4) 리도카인 (Lidocaine)

심실성 빈맥시 사용 가능하며 첫 용량은 1~1.5 mg/kg을 정주하고 5~10분 간격으로 최대 3mg /kg까지 투여 가능하다.

### (5) 50% 포도당 용액(dextrose)

저혈당 발생시 정주 가능하다.

### (6) 항고혈압제

### (7) 플루마제닐(Flumazenil)

벤조디아제핀 계 약물의 진정작용을 역전시키기 위해 사용되는 약물로 1 앰플이 0.3mg/3ml로 되어있다. 초회 권장 투여량으로 0.2mg을 15초에 걸쳐 투여하며 1분내에 의식이 적정 수준으로 회복되지 않을 시 0.1 mg을 추가 투여한다. 필요한 경우 1분 간격으로 0.1 mg씩 추가투여 할 수 있으나 총 투여량이 1mg을 넘지 않도록 한다.

## 3. 응급처치

### 1) 호흡기계 관련 응급상황

호흡기계는 해부학적으로 크게 상기도부와 하기도부로 나눌 수 있는데 흔히 일반적으로 구강, 비강, 인후두부까지를 상기도부라 하고 이보다 아래쪽의 기도 및 기관지 부터 폐, 폐포까지를 하기도부라고 분류한다.

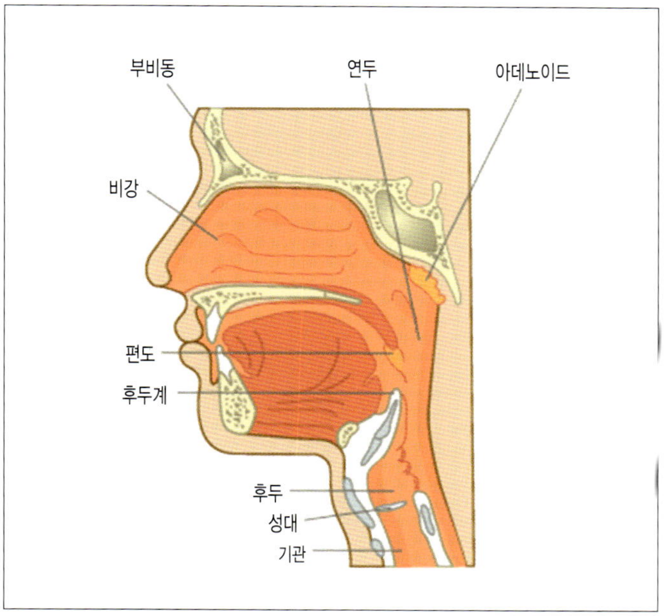


그림 7-8. 상기도부의 해부학적 구조

진정법 시행시 발생할 수 있는 대부분의 호흡기계 관련 응급 상황은 상기도 폐쇄나 호흡 저하에 의해 발생하며 특히 치과 치료시 치료부위가 호흡기계와 겹치게 되므로 환자의 호흡 관리에 특히 주의해야 한다.

### (1) 호흡저하 (Respiratory Depression)

진정법 시행시 사용되는 진정제들 (예, midazolam, propofol 등)이나 마약성 진통제들은 대부분 호흡 억제 효과가 있다. 보통 일시 호흡량과 분당 호흡 수를 감소시키며 심한 경우에는 호흡 소실까지 발생할 수 있다. 이러한 현상은 과용량이 투여되거나 약제를 빨리 투여한 경우 잘 발생하므로 예방을 위해 약제 투여시 항상 환자의 호흡을 감시하면서 천천히 주입하는 것이 중요하다.

제일 먼저 볼수 있는 증상으로 환자의 호흡을 지속적으로 감시하고 있다면 호흡수의 저하를 관찰할 수 있다. 호흡이 유지된다면 일반적으로 맥박 산소 포화도는 변화가 없거나 약간 감소할 수 있으나 혈중 산소포화도가 지속적으로 감소한다면 즉각적인 처치가 필요하다. 저환기에 의해 이차적으로 혈중 이산화탄소가 증가하는데 이경우 정상인에서는 호흡 중추를 자극해 호흡을 증가시키게 되지만 진정제를 투여받은 환자에서는 이러한 기능이 억제된다. 심한경우 이산화탄소 중독(carbon dioxide poisoning)이 발생할 수 있으며, 이경우 두통, 혈압상승, 구토, 실신 등의 증상이 일어날 수 있으며 심한 경우 경련발작이 일어날 수 있다.

### (2) 호흡저하의 처치

제일먼저 진행중인 시술을 중단하고, 환자를 앙아위 (supine position)로 한다. 투여중인 진정제가 있다면 모두 멈춘 다음 경비 캐뉼라나 얼굴 마스크를 통해 산소를 투여한다. 환자를 자극하고 진정상태에서 깨어나게 하는 것만으로도 대부분의 호흡 저하는 회복될 수 있다.

호흡이 지나치게 감소해 있거나 호흡의 회복이 되진 않는 경우, 이산화탄소 중독이 의심될 때에는 백-마스크 기구 등을 통해 보조환기(assisted ventilation)를 시행해야 한다.

약물에 의한 과진정이 원인인 경우 사용한 약제에 따라 길항제의 투여를 고려할 수 있다. Midazolam과 같은 benzodianepine 계통 약물의 길항제로 flumazenil을, 마약성 진통제의 길항제로는 naloxon을 사용한다.

### (3) 기도폐쇄 (Airway Obstruction)

기도폐쇄는 응급상황으로서 빠른 조치가 취해지지 않는다면 심각한 휴유증을 남길 수 있으며 심한 경우 사망에까지 이르게 할 수 있다.

진정법 시행시 기도 폐쇄의 가장 흔한 원인으로는 근 긴장도의 감소로 인해 설기저부(Tongue base)가 인후두부로 내려가 발생하는 것이다.

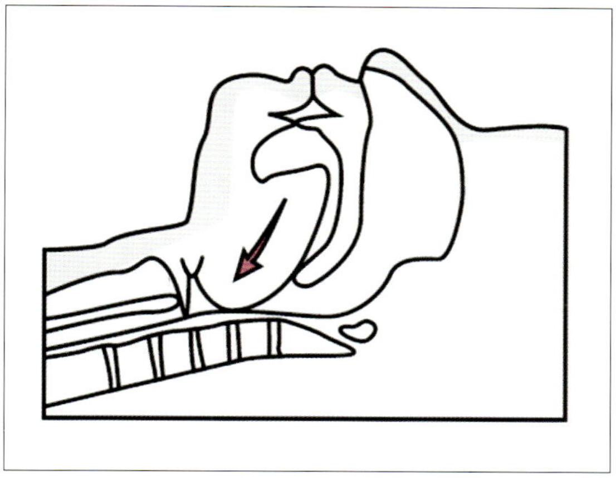

그림 7-9. 설기저부의 후방전위로 인한 상기도 폐쇄

이는 의식이 없는 환자에서 흔히 발생하며 특히 수면 무호흡증이 있는 환자의 경우 보다 잘 생길 수 있다.

이물질에 의한 기도폐쇄도 발생할 수 있는데 특히 치과시술시 크라운이나 치아등이 기도로 들어가 발생할 수 있다.

다른 기도 폐쇄의 원인으로 후두경련(laryngospasm)에 의한 기도 폐쇄가 발생할 수 있는데 특히 진정 치료 시작시나 진정에서 회복 시에 잘 발생한다. 이 후두경련은 일반적으로 이물질이나 분비물이 후두 점막을 자극시 이물질의 기도 흡인을 막기위해 반사적으로 후두가 좁아지고 성대가 폐쇄되는데 이러한 반사가 이상적으로 항진되어 지속되는 상태를 말한다. 이로인해 상기도 폐쇄로 인한 호흡정지, 청색증, 의식 상실 등이 발생 가능하며 이차적으로 음압성 폐부종(negative pressure pulmonary edema) 이 발생할 수 있다.

지금까지 설명한 요인들 이외에 하악이나 경부에 발생한 혈종이나 염증, 부종 등으로 인해 상기도부가 좁아진 경우도 심하면 기도 폐쇄를 일으킬 수 있다.

기도폐쇄는 응급상황으로서 발생후 수분내 청색증 및 심정지까지 이를 수 있어 즉각적인 처치가 필요하다. 환자가 갑자기 숨쉬거나 말하기 힘들어하고 기침을 하거나 청색증, 숨소리의 이상, 목을 움켜잡는 등의 징후를 보이면 기도 폐쇄를 의심하여야 한다. 의식이 없는 환자의 경우에는 코나 입에서 호흡이 느껴지지 않고, 청색증, 맥박산소포화도의 저하등이 나타날 수 있다. 완전 기도 폐쇄의 경우 가슴과 배의 움직임이 반대로 나타나는 역설적 호흡(paradoxical respiration)이 나타날 수도 있다.

### (4) 기도 폐쇄의 치료

1단계 – 우선적으로 진행중인 시술을 중단하고 환자를 앙아위(supine position)으로 눕힌다.

2단계 – 투여중인 진정제가 있다면 모두 중단한다.

3단계 – 경비 캐뉼라나 얼굴 마스크를 통해 100% 산소를 공급한다.

4단계 – 우선 머리젖히고 턱들기 (head tilt/chin lift) 방법으로 기도를 유지한다. 설 기저부의 후방전위로 인한 상기도 폐쇄의 경우 이 방법만으로도 회복될 수 있다. 필요시 구인두 유지기(Oral airway)나 비인두 유지기(Nasal airway)를 삽입하는 것이 환자의 호흡 회복에 도움이 될 수 있다.

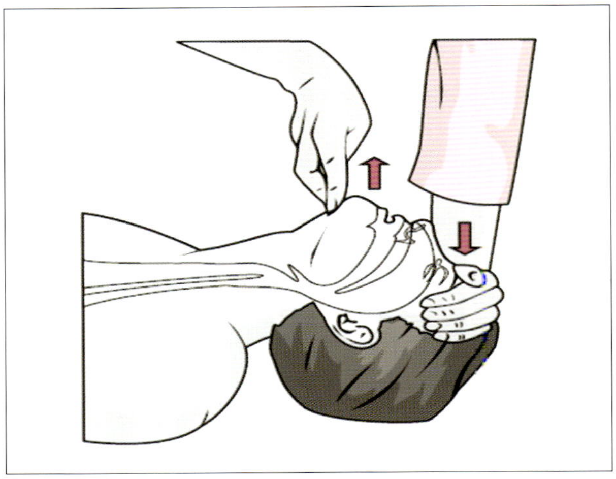

그림 7-10. 머리젖히고 턱들기(head tilt/chin lift) 방법

5단계 – 이 방법으로 환자의 자발호흡이 회복되지 않는다면 즉시 인공호흡을 시작한다. 백-마스크 기구등이 갖춰져 있다면 기구를 사용하여 하면 되지만 만약 여의치 않은 경우 입-입 인공호흡을 시작한다.

### 후두 경련에 의한 기도 폐쇄시에는 다음과 같은 처치를 시행한다.

1단계 – 환자를 앙아위로 취한다

2단계 – 투여중인 진정제가 있다면 모두 중단한후 환자에게 경비 캐뉼라나 얼굴 마스크를 통해 100% 산소를 공급한다

3단계 – 환자의 구강 내에 이물질이나 혈액, 침 등이 있는지 확인한다. 침이나 혈액등이 있는 경우 석션을 사용해 부드럽게 제거한다. 이때, 환자를 과도하게 자극하게 되면 후두 경련이 심해질 수 있으므로 주의한다.

4단계 – 머리젖히고 턱들기 (head tilt/chin lift) 방법으로 기도를 유지하면서 호흡을 확인한다.

5단계 – 만약 자발호흡이 유지되지 않는 경우 백-마스크 기구 등을 사용해 양압환기를 시행한다.

6단계 – 해소되지 않는 경우에는 근이완제의 투여나 기관삽관, 기관절개 등의 전문 기도기(advanced airway)의 사용을 고려할 수 있지만 이는 충분한 훈련과 경험이 있는 의료 종사자들에게만 허용된다.

### 만약 이물질에 의한 기도폐쇄가 의심된다면 다음과 같은 처치를 시행한다.

1단계 – 우선적으로 진행중인 시술을 중단하고 환자를 앙아위(supine position)로 눕힌다.

2단계 – 투여중인 진정제가 있다면 모두 중단한다.

3단계 – 완전 기도 폐쇄의 경우 심각한 상황으로 진행하는 경우가 흔해 즉시 119에 연락한다.

4단계 – 구강내 보이는 이물이 있다면 손이나 마질 겸자(Magill forcep)등을 사용해 제거한다. 맹목적인 손가락 쓸기(finger swap)방법은 소아에서 이물질을 더 깊게 밀어넣을 수 있지만 이물질이 눈에 보인다면 사용할 수 있다. 이 방법은 의식이 없는 환자에서만 쓸 수 있다.

5단계 – 일반적인 이물질에 의한 기도 폐쇄의 경우 복부 밀어내기나 가슴 밀어내기 방법으로 흉부 내압을 증가시켜 이물질의 제거를 시도한다.

의식이 있는 경우 복부 밀어내기 법은 다음과 같이 시행한다.

1단계 – 환자의 뒤에서 서서 팔 아래 허리를 구조자의 두 팔로 감싼다.
2단계 – 한손은 주먹을 쥐고 다른 한손은 주먹쥔 손을 감싼후 손을 겸상돌기 아래 복부 중앙에 위치시킨다.
3단계 – 이물질이 나오거나 의식을 잃을때까지 내측 상방으로 반복해서 강하게 잡아당긴다.

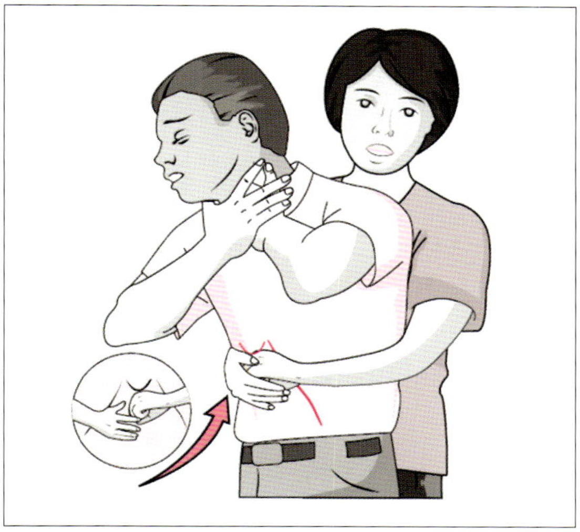

그림 7-11. 복부 밀어내기법

여러 연구결과에서 복부 밀어내기보다 가슴 밀어내기 법이 의식이 없는 경우 보다 기도 내압을 높게 유지할 수 있어 의식이 없는 경우 가슴 밀어내기 법이 권장된다. 시행 방법은 다음과 같다.

1단계 – 환자를 앙아위로 위치시킨다
2단계 – 머리젖히고 턱들기 방법을 이용해 환자의 기도를 연다
3단계 – 환자의 옆에 서거나 대퇴 부위에 걸터앉는다.
4단계 – 흉골의 아래쪽 1/2 부위에 한손의 뒤꿈치를 놓고 다른 한 손을 그 위에 위치시킨 후 5번 연속해서 하방으로 흉곽을 누르면서 민다.
5단계 – 환자의 입을 열고 이물질을 확인한다.
6단계 – 기도폐쇄가 해결 될때까지 반복한다.

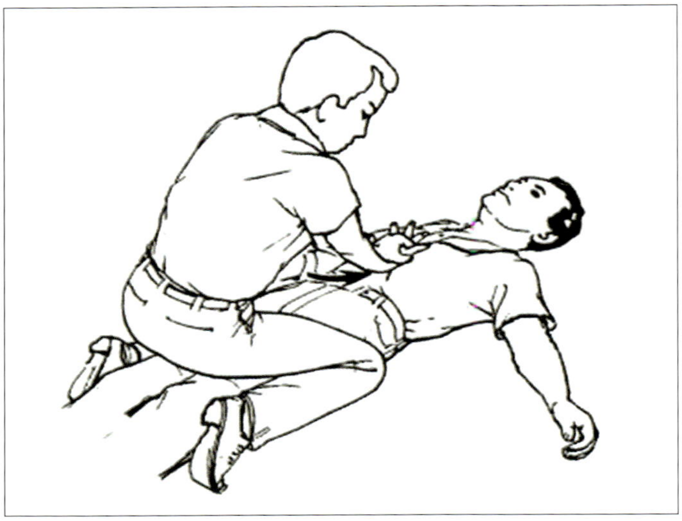

그림 7-12. 가슴 밀어내기법

### (5) 이물질 흡입

이물질의 흡입은 보통 구토에 의한 토사물이나 출혈에 의한 혈액, 침등이 잘 일어나는데 정상인에서는 보통 보호작용으로 구역반사(gag reflex)나 기침반사(cough reflex)가 유지되어 잘 발생되지 않으나 진정치료를 받는 환자에서는 이러한 반사 작용이 억제되어 발생할 수 있다.

특히 구토물의 경우 위산의 낮은 pH때문에 흡입된 경우 즉각적인 치료를 하지 않는 경우 심각한 결과를 가져올 수 있다.

### (6) 이물질 흡입의 치료

1단계 – 환자를 우선 앙아위를 취한 후 15도 이상 머리를 아래쪽으로 하는 Trendelenburg 자세를 취한다.
2단계 – 119에 연락한다
3단계 – 투여중인 진정제가 있다면 모두 중단한다.
4단계 – 구강내나 인 후두부에 이물질이 있는지 확인하고 석션등으로 흡인해 제거한다.
5단계 – 환자의 호흡을 확인하고 100% 산소를 투여한다.
6단계 – 흡인성 폐렴의 경우 서서히 진행가능하므로 반드시 치료 가능한 병원으로 이송해 검사와 치료를 받도록 한다.

## 2) 심혈관계

### (1) 고혈압

치과진료와 관련된 혈압 상승은 환자의 통증이나, 불안이 적절하게 조절이 되지 못하면 일시적인 혈압상승이 올 수 있다. 일시적이고 경미한 혈압상승은 원인이 해결되면 쉽게 조절이 가능하지만, 지속적이고 과도한 혈압상승은 반드시 치료가 되어야한다. 치과진료 및 기타 외과적 수술 및 마취 시에 발생하는 혈압상승의 원인은 다음과 같다.

① 불완전한 국소마취와 진정
② 환자가 감내하기 힘든 통증이 존재
③ 저산소증
④ 수액 과다 공급
⑤ 과탄산혈증
⑥ 고열

특히 치과진료와 관련된 혈압상승의 가장 큰 원인은 불완전한 마취와 진정으로 발생하는 통증의 존재 유무이다. 이에 대한 처치는 마취의 정도가 개선이 되면 혈압은 정상으로 회복되어진다. 과탄산혈증과 저산소증으로 야기되는 혈압상승도 빈번히 발생하는데, 이는 카티콜라민(catecholamine)분비를 증가시키는데 그 원인이 있다. 수술 후에 발생하는 환자의 통증호소, 과탄산혈증도 혈압 상승의 원인이 될 수 있으며 적절한 기도 확보와 충분한 산소를 투여를 통해 저산소증이나 과탄산혈증을 피할 수 있다. 수액의 과다 투여도 치과진료시에 환자의 혈압을 상승시키는 원인이 될 수 있고, 심부전을 가지고 있는 환자에게 과량의 수액은 급성 폐부종의 원인이 될 수 있다. 체온의 증가는 환자의 기초대사율이 증가 맥박상승, 혈압상승을 유발하는 원인이 될 수 있다.

#### • 고혈압의 처치

치과진료시에 중증의 고혈압상태는 수축기 혈압이 250mmHg, 이완기 혈압이 130mmHg 이상인 경우를 의미 한다. 중증의 고혈압상태가 지속되면 이에 대한 대처가 반드시 필요하며, 특히 뇌혈류에 손상을 줄 수 있는 급격한 변화를 야기되는 상황이 발생되어서는 안된다. 진료 도중에 환자의 상태가 지속적인 고혈압의 위험상황에 놓여있다고 판단되면 이에 대한 대처를 시행해야한다. 고혈압의 위험이 판단되면, 원인이 심장에 이상 징후의 원인인지 다른 요인에 의한 원인인지 구분하는 것이 매우 중요하다. 고혈압에 대한 대처는 다음과 같다.

1단계 – 치과진료를 중단하고 환자의 자세를 조정한다. 환자를 직립 자세로 취하게 한다.
2단계 – 환자의 정상적인 기도를 확보하고 원활한 호흡과 순환이 이루어 질 수 있도록 한다.

3단계 – 환자의 혈압, 심박 수, 리듬을 5분마다 관찰하고 산소를 투여한다. 또한 위험상황에 대비한 정맥로를 확보하면서 수액을 투여한다. 니트로글리세린 50mg을 정주하고 이후에 10–20mg/min의 속도로 투여한다. 반면 고혈압의 원인이 환자의 불안에서 야기된 원인이라면 미다졸람(midozolam) 혹은 다이아제팜(diazepam)을 정맥내로 투여한다.

4단계 – 기본적인 처치를 시행 후에 응급의료진을 호출하고, 환자의 안전한 이송을 준비한다.

### (2) 저혈압

의식하 진정시에 환자의 혈압이 약간 감소하는 것은 크게 염려할 문제는 아니다. 조직에 혈액공급을 적절히 유지하기 위해서 필요한 동맥압의 심각한 감소가 매우 중요한 상황이다. 저혈압의 원인은 진정마취제의 과용량, 국소마취제의 혈관으로 흡수, 환자의 자세변화, 저산소증과 과산화 혈증, 대사장애, 순환기계의 이상으로 오는 경우가 많다. 저혈압의 치료는 조직에 적절한 혈액공급을 하기위한 순환계의 원활한 기능이 매우 중요하다. 통상적으로 수축기 혈압이 90mmHg 이하인 경우에 진료시에 저혈압에 대한 평가가 제대로 이루어져야한다. 진료중에 정상적인 의식이 있는 환자에서 저혈압이 발생하는 경우에 부수적으로 대뇌혈액의 공급량이 감소되어 얼굴이 갑자기 창백하고, 체온이 떨어지고, 동공이 확장되는 증상이 나타난다. 치과 진정치료 중에 저혈압의 진단은

① 치료 도중에 환자의 혈압을 체크하고
② 환자를 관찰하고 환자와 대화를 하면서 진료를 시행하며
③ 수술 시에 정상적으로 수술 부위에서 출혈이 이루어지는지 관찰을 하면서 저혈압의 진단을 평가해야 한다.

#### • 저혈압의 처치

저혈압의 처치는 저혈압의 원인을 찾아내고 해결하는데 그 목적이 있다고 볼 수 있다. 진료시에 저혈압이 발생하면 다음과 같은 순서로 처치를 시행한다.

1단계 – 치료를 중단하고 환자의 자세를 다리는 하반신은 높이고, 상반신은 내려오도록 자세를 취한다. 이는 뇌의 혈류량을 증가시키기 위함이다.

2단계 – 기도확보, 호흡, 순환의 적절하게 유지되도록 하며, 산소를 계속적으로 공급한다.

3단계 – 아산화질소 흡입 마취제를 사용하는 경우에는 그 농도를 줄이면서 산소의 공급량을 서서히 증가시킨다. 정주진정을 시행하는 경우에는 적절한 길항제를 투여한다. 수액 투여에 의한 정주 진정시에 저혈압이 발생한다면 비교적 정맥로가 확보되어 있는 상태이므로 쉽게 저혈압에 대한 처치가 가능하다. 5% 포도당, 생리식염수를 빠른 속도로 주입하는 경우, 심혈관계에 여분의 수액이 공급되어 혈압이 상승하게 된다.
심각한 저혈압의 상태가 확인되면 Vasopressor 투여를 고려할 수 있다. 이는 Vasoppressor 투여시에 심근수축력을 증가시키기 때문에 갑자기 저하된 혈압을 상승시킬 수 있다. 국소마취나 전신

마취 시, 진정요법을 시행하는 도중에 원인불명으로 발생하는 저혈압에 대한 안전한 처치 방법으로 사용 할 수 있다.

4단계 – 기본적인 처치를 시행 후에 응급의료진을 호출하고, 환자의 안전한 이송을 준비한다.

### (3) 부정맥

부정맥은 심장 리듬이 정상의 범주에서 벗어난 경우를 의미한다. 전신마취, 진정법 시행 전후에 부정맥의 발생빈도는 4-60% 정도로 알려져 있다. 전신마취나 진정법 시행 시에 발성하는 부정맥은 특이한 문제를 일으키지는 않는다. 그러나 부정맥이 발생은 환자로 하여금 생리학적, 약리학적인 문제가 노출된 것이란 위험도 내포하고 있다. 일반적으로 부정맥의 발생요인은

① 마취약제,
② 이산화탄소의 농도의 과포화,
③ 미주신경 반사,
④ 산소결핍증,
⑤ 전신 마취시 기관내 삽관,
⑥ 치료기간등으로 요약 할 수 있다.

마취약제중 흔히 사용되는 enflurane, isoflurane, desflurane, halothane등이 부정맥을 발생하는 마취약제이다. 이산화탄소의 과포화는 혈중 이산화탄소의 분압을 증가하면 catecholamine을 분비시켜 부정맥을 유발하는 요인이 되기도 한다. 미주신경 반사는 심장의 리듬을 지연시켜는 심실성 기외수축을 유발하여 서맥, 심정지등이 나타날 수 있다. 전신마취 시 기관내 삽관은 환자가 얕은 전신마취 시에 심장의 율동부전을 유발할 가능성이 높다. 전신마취나 진정법 시행 시에 발생하는 무산소증 혹은 과탄산 혈증은 부정맥을 발생하는 원인이 되는데 그 치료는 적절한 환기이다.

#### • 부정맥의 처치

심장의 부정맥은 심근전도 시스템에 기능부전을 나타내는 것이므로 매우 중요하다. 전신마취, 진정법 시행 도중에 부정맥의 발현으로 심박출량이 감소하게 되면 심근전도 시스템의 기능부전으로 인해 대뇌, 심근, 신장에 허혈이 초래될 수 있고, 울혈성 심부전과 폐부종, 심근경색 혹은 심실세동, 심정지가 유발될 수 있다. 일반적으로 전신마취나 진정법 시행 시에 발생하는 대부분의 부정맥은 특징적으로 일과성이고, 비교적 양성이며 이에 대한 특별한 약물처치가 필요 없다. 이에 대한 처치는 적절한 환기, 마취나 진정 깊이를 조절하거나, 적절한 통증을 조절하는 방법이 효과적이다. 깊은 진정단계 하에서 장시간의 시술이 진행되는 경우에는 환자에 대한 심전도 모니터가 지속적으로 필요하다. 일반적으로 의식하 진정법 시행 시에 환자의 심전도 모니터링이 반드시 필요한 것은 아니다. 그러나 심혈관계 질환의 병력이 있는 환자의 경우에는 가능하면 심전도 모니터를 사용해야 한다.

### (4) 협심증

협심증의 일반적인 특징은 흉통의 증상이 나타나는 징후이다. 흉통은 흉골 하에 통증이 유발되며, 운동이나 감정 혹은 과식에 의해 촉진되며, 일반적으로 충분한 휴식과 혈관 이완제의 투여에 의해 증상이 감소되기도 한다. 급성 협심증이 나타나는 경우에 환자는 "가슴이 답답하다" 또는 "가슴이 꽉 죄어온다"라는 느낌을 호소한다. 전형적인 협심증은 약물치료 시에 수분 내에 완화되지만 때로는 1시간 이상 지속되기도 한다. 흉통이 장시간 지속되는 경우에는 이는 협심증이라기보다는 심근경색증을 의심해 볼 수 있다. 협심증과 관련되어 나타나는 또 다른 징후나 증상에는 심계항진, 현기증, 어지러움, 호흡곤란과 소화불량 등이 나타날 수 있다. 협심증에 의한 통증은 니트로글리세린 약물의 투여로 빠르게 해소되며 다시 발현되지 않는 점이 중요하다.

• 협심증의 처치

1단계 – 환자가 협심증 증상을 호소하면 치과진료를 중단하고 환자를 편안한 자세로 유지시킨다.

2단계 – 환자의 기도를 유지하고, 호흡과 순환계가 적절하게 유지되도록 조치한다.

3단계 – 협심증 병력이 있는 경우 혈관 확장제를 3회까지 투여하며, 지속적인 산소를 공급한다. 협심증 병력이 없는 경우 산소를 투여하고 니트로글리세린을 투여한다. 환자의 생징후를 관찰하면서 증상이 경감이 되었을 때 치과진료를 연기하거나 협심증에 대한 내과적인 진료를 의뢰한다.

4단계 – 흉통이 계속 지속이 되면 사전 호출을 시행한 응급구조팀에 의한 환자의 안전한 이송을 준비한다.

### (5) 심근경색증

심근경색은 1개 혹은 그 이상의 관상동맥 혈류가 부분적으로 또는 완전히 차단이 되었을 때 나타나는 심장의 질환으로, 발병초기에는 협심증과 유사한 증상이 나타난다. 심근경색은 관상동맥 혈류의 흐름에 문제를 일으키므로 심근의 허혈이 지속되는 경우에는 심근이 괴사를 초래할 수 있으며, 격렬한 흉통과 부정맥이 나타나며 때로는 심정지를 유발하기도 한다. 협심증과 심근경색의 차이점은 심근경색은 환자의 대부분이 휴식상태에 나타나는 반면, 협심증은 심근의 활동이 증가된 상태와 연관이 되어 나타나게 된다. 발현 초기에는 협심증에서 이는 흉통이 나타나지만, 흉통의 양상이 지속적이고 심해진다는 것이 협심증과의 차이점이다. 환자는 점점 불안감을 느끼고 전신쇠약, 발한, 저혈압 및 부정맥의 증상을 보이게 된다.

• 심근경색의 처치

1단계 – 환자가 심근경색의 징후를 호소하면 치과진료를 바로 중단하고 환자의 자세를 편안하게 위치시킨다. 환자의 기도유지와 호흡 및 순환계가 적절히 유지되도록 조치를 취한다.

2단계 – 심근경색의 초기에는 징후가 협심증과 비슷한 양상을 나타내므로 협심증과의 감별진단을 시행하며, 환자의 협심증의 과거 병력을 관찰한다.

3단계 – 협심증의 과거 병력이 없는 경우에 심금경색으로 잠정적인 진단을 내리고, 바로 응급구조팀을 호출한다. 산소를 지속적으로 투여하면서 니트로글리세린, 아스피린의 투여를 고려한다. 지속적으로 환자의 생징후를 관찰하면서 급성 심장마비에 대비한 급대처를 준비한다.

4단계 – 응급구조팀이 도착하면 환자를 안정시키고 안전하게 이송되도록 협조를 한다.

## 3) 과용량 알러지

• 과용량

과용량을 유발할 가능성이 가장 높은 약물이 barbiturater 계열의 약물이다. Babiturate는 환자의 불안과 공포를 약리학적으로 조절하는 데에 매우 유용하게 사용되어 왔지만 그에 따른 부작용-과용량, 알러지, 중독도 많이 보고되어 왔다. Barbiturate가 부작용을 나타낼 가능성이 매우 높지만 아편양진통제는 임상적으로 심각한 과용량과 호흡억제와 관련되어진다고 보고 있다. 아편제제는 소아환자의 진정 시에 자주 사용하는 약물이다. 성인 환자에서는 진정과 통증을 조절하기 위한 목적으로 항불안제와 함께 정맥 투여되기도 한다. Barbiturater계와 아편제제는 치료 전의 환자의 불안과 공포를 해소하기 위한 치료에 사용되어지며 경구투여나 근주투여경로로 투여된다. 약물의 임상적 효과는 대부분의 심혈관계로 흡수되어 그에 따른 혈중농도에 의해 이루어진다. 다양한 투여경로에 의해 약물의 임상적인 반응은 다양하게 나타날 수 있다. 흡입이나 정주내 투여는 비교적 적정이 가능하나 경구, 비강 내, 근주내로 투여된 약물의 발현은 불규칙한 범주를 보이기도 한다. 이런 경우에는 약물투여의 정규분포곡선이 매우 중요하다. 예를들어 diazepam 5mg을 경구투여 시에 어떤 환자는 원하는 진정의 효과를 볼 수 있지만, 일부의 환자군에서는 전혀 진정의 효과가 없어서 이런 환자군에게 원하는 진정의 효과를 얻기 위해서는 더 많은 양을 투여해야 한다. 이런 경우에 약물의 과용량에 대한 부작용이 나타날 수 있다. 공포와 불안을 해소하기위한 barbiturate나 아편제제 약물투여는 치과의사나 의사로 하여금 환자의 진정의 목표설정에 매우 민감하게된다. 임상에서 barbiturate를 환자에게 투여하여 원하는 진정을 얻기도 하지만 투여 후에도 진정의 효과가 미약하거나 반응이 없는 경우에 투여량을 증대하게 되는데 다량의 barbiturate를 투여하게 되면 의식소실과 호흡억제의 가능성과 함께 과도한 중추신경 억제가 발생하게 된다. 어떠한 중추신경 억제제라 할지라도 깊은 진정을 얻기위해 적정이 불가능한 방법을 통해 투여하는 것은 심각한 과용량의 부작용을 일으키게 된다. 깊은 진정의 효과를 얻기 위해서는 약물의 적정을 허용하는 한계이상으로 투여하지 말아야 한다. 의료진은 반드시 투여 방법과 투여하는 약물에 대한 정확한 숙지가 되어야하고 이 과정에서 발생할 수 있는 합병증에 대한 대처능력도 배양해야 한다.

표 7-2. 약물 투여 경로 조절의 요약

| 투여 경로 | 적정 진정도 | 빠른회복 | 진정 등급 |
|---|---|---|---|
| 구내 | 불가 | 불가 | 최소진정 |
| 직장 | 불가 | 불가 | 최소진정 |
| 비강 | 불가 | 불가 | 최소진정-중등도 진정 |
| 근주 | 불가 | 불가 | 성인 : 최소진정-중등도 진정<br>소아 : 최소진정-중등도 진정 |
| 정맥 | 가능 | 가능(아편제제 벤조다이아제팜제) | 성인 · 소아 : 중등도-고도진정 |
| 흡입 | 가능 | 가능 | 최소진정-중등도 진정 |

### (1) Barbiturate에 의한 진정

Barbiturate는 신경조직, 호흡, 골격근, 평활근, 심근을 포함하여 여러 생리학적 기능을 억제한다. 약물의 임상발현은 대뇌피질에 자극의 전달을 감소시키는 작용을 한다. 혈중 barbiturate 농도를 증가시키면 심각한 대뇌피질 억제, 운동기능 억제, 연수까지 억제하는 등 중추신경계에 영향을 직접적으로 미친다. 낮은 혈중농도에서는 환자는 편안하고 협조적인 상태로 변하게 된다. 중추신경 억제제의 대뇌 혈중농도가 증가함에 따라 환자는 얕은 수면상태에 빠지게 된다. 치과진료시에 환자는 치과의사의 구두반응에 반응이 전혀 않되거나 매우 느릴 수 있다. 혈중 barbiturate 농도가 지속적으로 증가하게 되면 경미한 정도의 호흡억제와 함께 최면효과가 나타나게 된다. 이러한 경우에 중추신경이 억제된 경우에는 심혈관계에 미치는 부작용은 거의 없고, 정상 수면 시에 나타나는 정도와 유사하게 혈압과 맥박 수가 조금 감소하게 된다. 이런 수준으로 중추신경이 억제된 경우에는 치과진료의 협조도가 매우 떨어지게 된다. 적절한 치과진료의 수행을 위해 환자가 깊은 진정에서 보통수준의 진정으로 돌아오도록 적절한 조치가 필요하다. 혈중의 barbiturate 농도가 계속 증가하는 경우에 이전 단계에서 적절한 치료를 받지 못하면 호흡정지가 발생한다. 호흡정지는 환기를 조절함으로써 쉽게 조절이 되며, 환기를 적절히 시행하지 못하면 심정지가 발생 할 수 있다. 이런 과용량의 가능성은 약물마다 다양하게 나타나며, 모든 진정-수면제들이 이런 과용량의 부작용에 노출되어 있다.

### (2) 아편제에 의한 진정

메페드린, 몰핀, 펜타닐, 알페타닝등이 가장 많아 사용되는 아편제제이고 이중 메페드린과 펜타닐이 가장 많이 사용된다. 대부분의 아편양 작용제처럼 메페드린의 주된 약리작용은 중추신경계에 작용하게 된다. 메페드린은 진통, 진정, 행복감과 약간의 호흡억제를 유발한다. 이중 호흡억제가 아편양 작용제의 호흡억제 기능이다. 호흡억제의 작용은 연수의 호흡억제를 직접 억제한다. 인간에서 아편제제에 의한 호흡억제는 의식수준을 변화시키지 않는 용량에서도 나타나고, 투여량에 많으면 호흡억제의 정도가 심하게 나타나게 된다. 아편제제의 과량투여에 의한 사망은 대부분 호흡정지에 의한 것이다. 모든 호흡상태가 억제된다. 즉 호흡률, 분시호흡량, 일회 호흡량이 감소하면서 호흳중추 반응의 억제 및 연수중추의 억제의 원인이 된다. 메페드린이 적절한 한계용량 내에서 투여된 경우에는 심혈관계에 미치는 효과는 임상적으로 유의할 사항은 아니다. 진정수면제나 아편양 작용제의 과용량에 대한 반응은 중추신경계의 점진적 억제를 유발하여 의식수준의 변화를 초래하고, 호흡을 억제하여 결국 호흡정지를 유도한다. 이런 약물은 전신마취 시에 1차 약물로서 자주 사용하게 되는데 의식하 진정이 목적인 경우라면 의도하지 않은 의식소실과 호흡억제와 호흡정지가 약물 투여의 합병증으로 반드시 고려해야 한다.

• 과용량에 대한 처치

진정 수면제의 과용량으로 인한 부작용에 대한 처치는 중추신경 억제로 인한 나타나는 증상이므로 의도한 진정의 효과를 얻기 위해 과도하게 투여된 약물은 심각한 중추신경의 억제 상태로 빠져드는 환자를 회복시킬 수 있는 조치를 취하는 것이 매우 중요하다. 가장 중요한 것은 기본생명구조술을 시행하는 동안 호흡억제 인자를 제거하는 것이다.

1단계 – 과용량의 임상적 증상과 징후가 발견되면 치료를 중지한다. 이는 환자의 의식수준의 하강, 호흡억제, 운동능력의 소실, 불분명한 발음등으로 진단을 결정한다.
2단계 – 환자의 자세를 하지를 상방으로 상지를 하방으로 위치시키어 대뇌의 혈류량을 적절하게 유지시킨다. 기도확보, 호흡과 순환계가 적절하게 유지되도록 조치한다.
3단계 – 산소를 투여하고, 정맥로를 확보한다. 환자의 생징후를 모니터링 해야한다. 필요에 따라 과용량으로 투여된 약물의 길항제를 확보된 정맥 내로 투여한다. Barbiturate 계의 약물에 대한 길항제는 존재하지 않으므로 혈압이 갑자기 저하되는 것을 방지하기 위한 조치를 취해야 하며, 환자가 서서히 회복 될 수 있도록 적절한 기도 확보와 환기를 유지하는 것이 매우 중요하다.
4단계 – 환자의 회복이 지연되면 응급 구조팀을 호출하여 안전하게 이송 할 준비를 해야한다.

## 4) 알러지

약물에 대한 알러지는 특정항원에 노출로 생긴 신체내의 과반응 상태에서 다시 같은 항원에 노출되는 경우에 강도 높은 신체내의 반응이 나타나는 것으로 정의한다. 알러지 반응은 노출 후 최소 48시간이 지나서 나타나는 지연반응이 나타나는 미약한 것에서부터, 수초 내에 생명을 위협하는 반응을 나타나는 것에 이르기까지 다양한 임상증상을 나타낸다. 알러지 반응은 반응을 촉진시키는 특정 항원에 관계없이 비슷한 양상을 보이는 면역학적 기전에 의해 발생한다. 알러지 반응은 정상적인 약리학적 특성이 확장되어 나타나는 과용량 혹은 독성 반응과 반드시 구분이 되어야한다. 일반적으로 약물에 대한 과용량의 부작용이 알러지 반응보다 흔하게 나타난다. 환자의 불안과 통증을 조절하기 위해 사용되는 진정약물 중 알러지 반응을 심하게 유발하는 약은 없지만 알러지 반응을 나타 낼 수 있다. 치과에서 진정요법으로 사용되는 산소와 아산화질소의 흡입은 거의 알러지를 일으키지 않는다는 보고가 있다. 현재 사용되고 있는 많은 종류의 항불안제 중에서 barbiturate계 약물이 알러지를 일으킬 가능성이 가장 많다. 비록 페니실린이나 아스피린에서 야기되는 알러지처럼 흔하지 않지만, barbiturate에 대한 알러지는 피부에 발진과 두드러기같은 증상을 야기 할 수 있다. 드물지만 혈액 성분에 장애를 가져오기도 한다. Barbiturate에 대한 알러지 반응은 천식 두드러기에 대한 병력이 있는 환자들에게 더 흔하게 나타나고, 이런 환자군에서는 이와 연관된 어떤 약제의 사용도 금기한다. 아편제제 중에서 메페드린은 국소적으로 히스타민을 방출하게 되는데 메페드린을 정맥 투여하는 경우 약물의 운반경로인 정맥을 따라서 국소적인 히스타민 방출이 일어난다. 이 반응은 알러지 반응이 아니고 치료를 필요로 하지도 않는다. 대부분의 경우에 시간이 지나면 그 반응은 소실이 된다. 천식환자인 경우에는 약물이 폐순환계에 들어갈 때 방출되는 히스타민에 의해 기관지경련을 유발할 가능성이 있으므로 상대적인 금기가 된다.

• 알러지의 예방

치과의료진은 환자에게 어떤 약물이든 투여를 하기 전에 반드시 그 약물이나 그와 유사한 약물에 대한 과거 병력을 물어봐야 한다. 그에 대한 기본적인 질문은 다음과 같다.

① 어떤 약물을 사용했습니까?
② 약물을 투여 했을 때 무슨 일이 있었습니까?(신체의 변화에 대한 느낌과 증상)
③ 알러지가 발생했다면 어떤 치료를 했습니까? 에피네프린이나 히스타민 차단제를 투여했습니까? 산소공급을 시행하였습니까?
④ 내과의사의 처치가 있었습니까? 입원을 하였습니까?
⑤ 그 당시에 치료한 의사의 이름과 연락처를 알 수 있습니까?

반응의 징후와 증상에 대한 지식과 치료했던 의사를 통해서 치과의사는 알러지를 진단하는데 큰 도움을 받을 수 있다. 철저한 문답과 병력 청취가 이루어진다면 환자의 알러지에 대한 반응의 특성에 대한 정보를 알 수 있다. 만일 치과의사가 알러지 반응이 발생했다고 확신하는 경우에는 알러지를 유발하는 약제와 구조적으로 다른약물을 선택해서 투여해야 한다.

• 알러지의 반응

환자가 항원에 노출 된 후에 알러지의 임상징후와 증상이 나타날 때까지의 기간이 매우 중요하다. 중요한 것은 일단 반응이 나타난 후의 징후와 증상이 진행속도이다. 반응이 급격하게 빨리 진행된다면 진행이 더디거나 전혀 진행되지 않는 반응에 비하여 환자의 생명이 매우 위급한 상태에 놓이게 된다.

(1) 피부반응

약물투여 시 피부에 대한 반응이 가장 흔하게 나타난다. 여러 형태의 피부반응이 나타날 수 있지만 가장 중요한 두 형태는 국소적인 아나필락시스와 약물의 국소적 발진이다. 약물의 국소적 발진은 알러지의 가장 흔한 증상이며 두드러기, 발적, 국소적인 부종을 들 수 있다. 알러지의 피부반응 발현만 존재하는 경우에는 보통 생명에 위협하는 상태는 아니다. 그러나 피부반응이 약물 투여 후에 급속히 진행된다면 이는 곧 전신적으로 알러지 반응이 나타날 수 있다는 지표이다.

### (2) 호흡기계 반응

알러지의 징후와 증상이 호흡기계에서만 나타 날 수도 있지만, 다른 전신적인 반응과 함께 나타날 수 있다. 천천히 진행되는 전신적인 알러지 반응에서 호흡기계의 반응은 보통 피부반응 다음에 나타나지만, 심혈관계 징후와 증상보다는 먼저 나타난다. 기관지경련은 전형적인 호흡기계의 알러지 증상으로 기관지 평활근의 수축에 의해 발생한다. 징후와 증상으로는 호흡시 통증, 호흡곤란, 천명, 홍조, 청색증이 동반될 수 있다. 심한경우에는 증상발현이 후두까지 퍼져 후부두종으로 인한 기도폐쇄를 야기하는 경우이다. 급성기도 폐쇄는 적절한 처치가 즉시 이루어 지지 않으면 환자의 사망을 초래하기도 한다.

### (3) 전신적 아나필락시스

전신적 아나필락시스는 가장 위험한 알러지의 반응으로 환자의 생명에 매우 위협적인 반응이다. 수분 내에 임상적으로 사망을 야기 할 수 있다. 어떠한 경로를 통해 항원을 투여하더라도 전신적 아나필락시스는 발생할 수 있으나 장관 외 투여 시에 가장 흔하게 발생한다. 항원에 대한 노출로부터 반응이 시작되기까지의 시간은 매우 다양하게 나타나지만 전형적으로 이 반응은 빠르게 진행되고 최대 효과를 나타내는 시간은 5~30분이다. 전신적인 아나필락시스의 징후와 증상은 매우 다양하다. 피부반응, 호흡기계, 심혈관계같은 증상이 나타날 수 있다. 피부반응은 심한 가려움증과 홍조가 안면과 가슴에 나타나며 구역질과 구토가 발생할 수 있다. 피부증상의 발현과 연관되어 나타나는 것은 위장관, 비뇨생식기계의 평활근 경련으로 인한 장애이다. 이때는 심한 복통, 구역질과 구토, 설사와 대소변의 실금이 동반된다. 호흡기계의 증상은 흉골 하부가 죄어오는 듯한 느낌이 들면서, 가슴의 통증에서 시작되며, 호흡곤란과 더불어 기침이 발생 할 수 있다. 만일 호흡장애가 심한 경우에는 청색증이 뒤이어 발생할 수 있는데 초기에 점막과 손톱 기저부에서 두드러진다. 부종후두 또한 발생할 수 있으며 이는 급격한 기도 폐쇄를 야기 할 수 있다. 마지막으로 심혈관계 장애의 징후와 증상은 다음과 같은 증상을 동반한다. 창백함, 어지러움, 심계항진, 빈맥, 저혈압과 심장의 율동부전 등이 있으며 의식소실과 심정지가 발생한다. 의식소실이 동반되면 아아필락시스 반응은 아나필락시스 쇼크로 표현하는 것이 적절하다.

• 알러지에 대한 처치

피부반응

약물의 알러지에 대한 피부에만 발현하는 피부반응은 크게 염려할 필요는 없다. 경구투여나, 근주 후에 발생하는 경미한 피부반응은 생명에 위협을 주지 않는다고 볼 수 있다. 장관 외 투여에 의한 진정 시에 피부반응이 나타나면 히스타민차단제를 투여하는 것이 도움이 된다. 그 후에 환자는 히스타민 차단제를 3~5일간 경구복용하도록 시행한 후에 알러지의 특성과 원인을 찾기 위해 알러지 전문의에게 진료의뢰를 하는 것이 좋다.

• 호흡기계의 반응

1단계 – 약물에 의한 호흡기계의 알러지 반응이 확인되면 치과진료를 즉시 중단한다.

2단계 – 환자를 편안한 자세로 위치시키면서 기도유지, 호흡과 순환계가 적절하게 유지 되도록 조치를 취한다.

3단계 – 환자의 호흡부전을 야기 할 수 있는 구강 내의 치과도구를 제거한다. 그리고 환자로 하여금 두려움과 공포로부터 안심시키는 과정을 시행한다.

4단계 – 천명이나 청색증같은 증상이 확인되면 즉시 응급구조팀을 호출하며 위급한 상황에서는 기관지 이완제를 투여하고, 에피네프린을 근주 또는 정맥내로 투여 할 수 있다. 응급구조팀이 도착하는 즉시 환자의 안전한 이송을 준비한다.

• 전신적 아나필락시스

1단계 – 환자가 전신적 아나필락시스의 증상이 발현되면 즉각 치과진료를 중단한다.

2단계 – 환자의 기도유지, 호흡과 순환계의 적절한 조치가 시행되어야 하며 응급상황에서는 기본 생명유지술을 시행한다.

3단계 – 응급구조팀을 호출하고 에피네프린을 투여한다. 치과내에서 준비된 응급키트에서 즉시 시행한다. 더불어 산소를 충분히 투여하면서 환자의 생징후를 모니터링 한다.

4단계 – 응급구조팀이 도착하는대로 환자의 신속한 이동을 준비한다.

## 5) 뇌신경계 관련 응급상황

### (1) 경련(seizure)

경련은 치과 치료시 흔히 발생하는 상황은 아니지만 경련 발작의 과거력이 있는 환자나 lidocaine과 같은 국소 마취제가 과용량으로 투여시 발생할 수 있다. 경련 발작 시 호흡 정지가 일어날 수 있고 이로 인해 저산소증, 산성혈증, 고 탄산혈증등이 발생할 수 있으며 구토에 의해 흡인성 폐렴이 발생 할 수 있다.

흔히 간질 발작이라 말하는 경련성 질환은 여러가지 형태로 나타날 수 있다. 의식은 유지되면서 한쪽 손이나 팔을 까닥까닥하거나 한쪽 손이나 얼굴등에 감각 이상이 나타나는 단순부분발작에서부터 의식소실과 함께 호흡곤란 청색증등이 나타나면서 전신이 뻣뻣해지고 눈동자와 고개가 한쪽으로 돌아가는 대발작까지 다양한 형태로 나타날 수 있다.

### (2) 경련의 치료

1단계 – 경련 발생이 의심되면 우선 진행중인 시술을 중단한 후 입 안에 기구등이 있다면 제거한다.

2단계 – 환자를 앙아위로 눕히도록 한다.

3단계 – 환자의 기도(airway), 호흡 (breathing), 순환(circulation)을 체크한다.

4단계 – 환자가 대경련을 일으키는 경우 치료 의자에서 떨어질 수 있으므로 주의한다.

5단계 – 119에 연락한다

6단계 – 대개 경련 발작은 2~5분 내에 자발적으로 멈추지만 국소마취제 과용량으로 발생한 경우 이보다 오래 지속될 수 있다.

7단계 – 치료 가능한 병원으로 환자를 이송한다.

8단계 – Midazolam 이나 propofol과 같은 진정제들은 모두 항 경련 작용이 있어 경련이 지속되는 경우 투여를 고려할 수 있다

### (3) 실신(syncope)

① 혈관미주신경 실신(Vasovagal syncope)

치과 치료시 가장 흔히 일어나는 실신의 원인으로 혈관미주신경실신이 있다. 보통 치료에 대한 공포나 스트레스등의 원인으로 발생하거나 급격한 체위변화로 뇌혈류량이 감소해 발생한다

보통 환자는 식은땀을 흘리거나 열감을 호소하고 혈압저하에 따른 구역, 두근거림 등의 증상이 나타나다 현기증과 함께 의식을 소실할 수 있다. 의식 소실시 호흡이 불규칙해지거나 얕아지고 손발이 차가워지며 심한 경우에는 심정지까지 일어날 수 있다.

• 치료

1단계 – 환자의 의식을 확인한다

2단계 – 환자를 앙아위로 눕힌후 다리를 높게 유지한다.

3단계 – 환자의 기도(airway), 호흡 (breathing), 순환(circulation)을 체크한다

4단계 – 환자를 자극하면서 환자의 활력 징후를 확인한다. 분당 45회 이하의 서맥이 있는 경우 아트로핀 (atropine)의 투여를 고려할 수 있다.

5단계 – 환자의 의식 회복 후 원인에 대한 평가를 시행한다.

② 체위성 저혈압

앉아있다 일어나는 등의 급격한 체위변화가 원인으로 급작스런 저혈압이 발생하고 이에 따라 이차적으로 뇌혈류량이 감소해 의식저하가 발생한다.

보통 항고혈압제를 투여중인 환자나, 당뇨성 신경병증 환자등에서 잘 발생한다.

예방을 위해서는 자세한 병력청취가 필수적이며 과거력상 앉아있거나 누워있다 일어날때 심한 현기증이나 실신한 경험이 있는 경우가 많다. 이러한 환자에서는 치료후 자세의 변화를 천천히 시행하도록 하며 일어난 후 어지럼증을 일으키며 쓰러질 위험성이 있으므로 옆에서 넘어지지 않도록 보조한다.

증상이나 치료는 혈관미주신경 실신과 같다.

## 6) 과환기증 (hyperventilation)

과환기증은 보통 스트레스성 반응의 결과로 나타나는데 과도한 불안에 의해 발생하지만 기타 약물 중독이나 통증, 중추신경계 이상등의 원인으로도 발생 가능하다.

일반적인 증상으로 환자는 가슴이 답답하다거나 조인다는 증상을 호소하며 숨을 빨리 깊게 쉬게 된다. 심혈관계 증상으로 빈백이나 가슴통증등이 나타날 수 있고 과환기에 의한 저탄산혈증의 발생으로 손발이 차가워지면서 손끝, 발끝의 이상 감각등을 호소할 수 있다. 과환기가 지속되면 팔, 다리에 경련이 일어나게 되고 심하면 경련발작이나 의식 소실도 나타날 수 있다.

• 치료

1단계 – 진행중인 치료나 시술을 중단한 후 환자를 편안한 자세로 유지한다.

2단계 – 대개는 필요하지 않지만 필요하다면 환자의 기도(airway), 호흡 (breathing), 순환(circulation)등을 체크한다.

3단계 – 환자를 진정시킨다. 환자에게 천천히 숨쉬도록 설명한다. 대개는 천천히 규칙적으로 숨쉬게만 하면 회복된다. 해결이 안되는 경우 비닐봉지나 종이봉투를 코와 입에 대고 환자가 내쉰 이산화탄소를 다시 호흡하도록 할 수 있다.

4단계 – 환자의 불안이 심한 경우 midazolam과 같은 진정제의 투여를 고려한다.

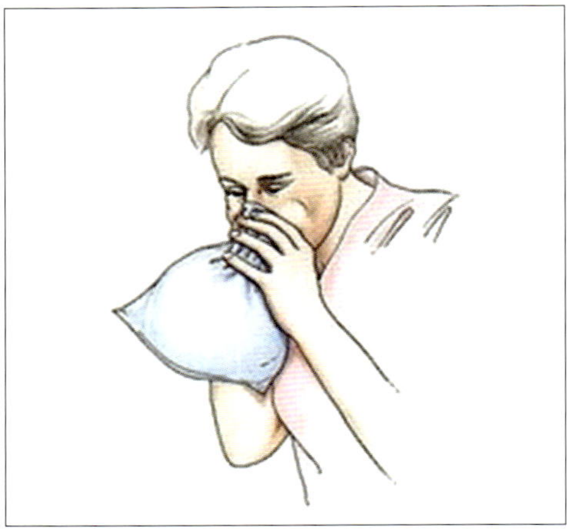

그림 7-13. 과호흡 증후군 치료

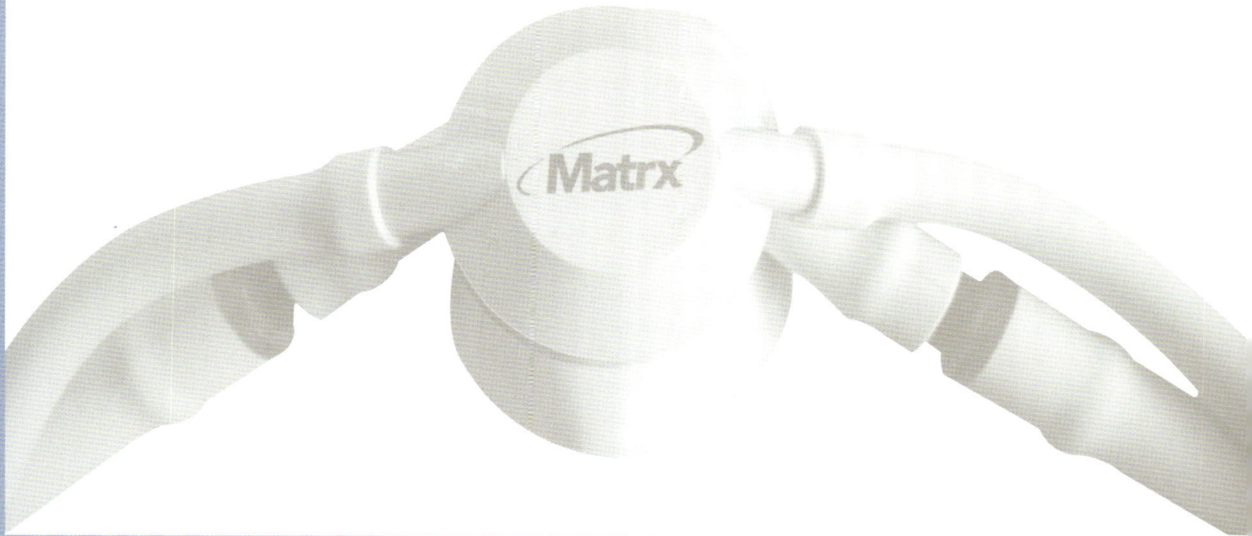


# 부록

【 부록 1. 병력 질문지(안) 】

# 진정법 시행을 위한 의과적 질병 문진표

이 문진표는 효과적인 치과치료와 진정법 시행을 위해 치료 전에 작성하는 설문지입니다.
잘 읽고 구체적으로 대답해 주십시오.

| | | | |
|---|---|---|---|
| 작성 날짜: | 환자 성명: | | |
| 작성자 성명: | 체중: (kg) | 신장: (cm) | |
| 직업: | 생년월일: | 성별: | |

1. 현재 치과 외에 질병으로 치료받는 병원이 있습니까? (예, 아니오)
   "예"라면 병원이름과 병명, 주치의 성함을 적어 주십시오. (예, 아니오)
   병원명 ( ), 병명 ( ), 주치의 ( )
2. 지난 3년간 입원한 적이 있습니까? (예, 아니오)
3. 과거에 장기간 병원 치료를 받은 적이 있습니까? (예, 아니오)
4. 지난 3년 동안 장기간 복용한 약제가 있습니까? (예, 아니오)
5. 약물 알레르기가 있습니까? (예, 아니오)
6. 발치 후 지혈이 되지 않은 경우가 있습니까? (예, 아니오)
7. 현재 치료중이거나 경험한 질병이 있으면 동그라미를 표시하시오.

| | | | | |
|---|---|---|---|---|
| • 심부전 | • 심장수술 | • 협심증 | • 고혈압 | • 부정액 |
| • 뇌졸증(중풍) | • 당뇨병 | • 간염(B형, C형) | • 결핵 | • 루마티스 관절염 |
| • 알레르기나 발진 | • 빈혈 | • 신장병 | • 황달 | • 간질 |
| • 암 (악성 종양) | • 매독 | • 갑상선 질환 | • 폐렴 | • 폐기종 |
| • 정신과 치료 | • 황달 | • 혈우병 | • 성병 | • AIDS |

8. 계단을 오르거나 걸을 때 흉통, 숨이 참, 고도한 피로감이 있어 걸음을 멈춘 적이 있습니까? (예, 아니오)
9. 자다가 숨이 차서 깬 적이 있습니까? (예, 아니오)
10. 최근 갑자기 심한 체중감소나 증가가 있었습니까? (예, 아니오)
11. (여성) 당신은 지금 임신 중입니까? (예, 아니오)
12. 마취나 수술적 치료에 문제가 있었던 적이 있습니까? (예, 아니오)

상기의 답변들은 진실되고 정확합니다. 만약 건강에 어떤 변화가 있거나 복용하는 약제가 바뀌게 되면 나는 다음 약속 때에 치과의사에게 반드시 그 사실을 전달하겠습니다.

환자 ______________ (서명)

부모나 보호자 ______________ (서명)

○ ○ 치과병원

【 부록 2. 의식하 진정법 동의서(안) 】

# 의식하 진정법 시술 동의서(안)

환자의 편안하고 안전한 치과치료를 위하여(경구, 흡입, 정주) 의식하진정법 하에(치과치료 내용을 기술) 시술할 예정입니다.

진정법은 진정제, 진통제 등의 약물을 투여하여 환자의 불안과 통증을 감소시켜 보다 편안한 치과치료를 가능하게 해주는 방법입니다. 특히 고혈압, 관상동맥질환 등의 전신질환이 있는 환자에서 심혈관계가 안정되고, 환자모니터링 하에 치료가 이루어지므로 더욱 안전하게 치과치료를 받을 수 있습니다.

의식하진정법은 매우 안전한 방법으로 알려져 있지만, 드물게 다음과 같은 합병증이 발생할 수 있습니다.

1. 기도폐쇄 : 기도가 막힌 상태
2. 호흡저하 및 정지 : 뇌나 심장 등의 중요장기의 허혈성 손상으로 인한 심각한 기능장애 및 사망
3. 흡인성 폐렴 : 구토물이나 입안의 이물질로 인해 폐내 흡인이 일어나 흡인성 폐렴 발생
4. 약물의 알레르기 : 몸에 두드러기, 호흡곤란, 저혈압, 쇼크
5. 진정법의 실패 : 진정법으로 불안과 통증을 조절할 수 없는 경우

또한 기존에 고혈압, 당뇨, 심장질환, 뇌혈관 질환, 폐질환, 간질환, 내분비 질환 그리고 마취와 관련된 합병증의 과거력이 있는 경우는 주의가 필요하며, 반드시 알려 주어야 합니다.

본인은 이상의 진정법 내용, 합병증, 후유증에 대하여 담당의로부터 설명을 들었습니다. 또한 진정법 중 발생하는 불가항력인 합병증과 환자의 특이체질로 인하여 우발적인 사고가 일어날 수도 있음을 충분히 이해하였으며, 이 경우 의학적 치료를 의료진에 위임하고 진정법 시행에 적극 협력할 것을 서약하고 동의합니다.

서명일 :　　　　년　　월　　일

환자(혹은 보호자 성명): ______________ (서명 또는 인)

치과의사 성명: ______________ (서명 또는 인)

## 【 부록 3. 국문 진정기록지(안) 】

### 진 정 기 록 지(SEDATION RECORD)

| 병록번호 | 성별 □남 □여 | 나이 세 개월 일 | 몸무게 (kg) | 키 (cm) | 금식 시간 |
|---|---|---|---|---|---|
| 성명 | 진단명 | | | ASA 신체상태분류 1 2 3 4 5 E | |
| 진료과 | 전투약 (약제명, 용량, 시간, 효과정도) | | | 마취 과거력 | |
| 날짜 | 특기사항 | | | 마취 및 진정법 종류<br>□ 경구진정 □ 아산화질소 흡입진정<br>□ 정주진정 □ 국소마취<br>□ MAC □ 전신마취 | |
| 기록지 장수 / 동의서 여부 | | | | | |
| □보험 □일반 □보호 | | | | | |

| | | | | | | | |
|---|---|---|---|---|---|---|---|
| $O_2$ (L/min) | | | | | | | |
| $N_2O$ (L/min) | | | | | | | |
| MIDAZOLAM (mg) | | | | | | | |
| 진정 점수 | | | | | | | |
| BIS | | | | | | | |
| 맥박산소포화도 (%) | | | | | | | |
| ETCO $_2$(mmHg) | | | | | | | |
| 호흡수 | | | | | | | |
| 시각 (TIME) | | | | | | | |

기도 유지 방법
□ 쉬움 □ 어려움
□ 경비 캐뉼라 □ 코후드 □ 안면마스크
□ 후두마스크 (LMA) □ 기관내 삽관

기록 번호 상세

| 기호 | ℃ | |
|---|---|---|
| | 40 | 250 |
| × 진정법 시작 | | |
| 진정법 종료 | 35 | 200 |
| ⊙ 수술 | 30 | 150 |
| △ 체온 | | |
| · 맥박수 | 25 | 100 |
| ∨ 수축기혈압 | | |
| ∧ 이완기혈압 | 20 | 50 |
| | | 40 |
| × 평균혈압 | 10 | 30 |
| ○∅⊗ 호흡 | | 20 |
| | | 10 |

기록 (Remarks)

진정 약제

수술명

치과의사

마취과의사

| 수술 체위 | 진정 시작 | 수술 시작 | 수술 종료 | 진정 종료 | 총 진정 시간 hr min |
|---|---|---|---|---|---|

| 환자 모니터링 | 정맥로 | |
|---|---|---|
| □ 심전도 (ECG) □ 맥박산소포화도<br>□ 자동혈압계 □ 이산화탄소분압<br>□ 흉부청진기 □ 체온<br>□ 기타________ | 1)위치 ________ (좌) (우) 게이지<br>2)위치 ________ (좌) (우) 게이지 | □ 주사기 펌프<br>□ 목표농도주입펌프 (TCI)<br>□ 흡입진정장비<br>□ 기타 |

출혈 및 소변량

| | |
|---|---|
| 출혈량 | ML |
| 소변량 | ML |

투입 수액제제

| | |
|---|---|
| 수액 | ML<br>ML |
| 수혈 | |
| 총 투입량 | ML |

○○ 치과병원

【 부록 4. 진정법 후 퇴원 시 의료진이 확인해야 할 사항 】

# 진정법 후 퇴원 시 의료진이 확인해야 할 사항

1. 환자의 퇴원 승낙은 진정법을 시행한 치과의사의 결정에 의해 이루어져야 합니다.

2. 환자의 편안과 안전을 위해 의식이 완전히 회복된 후 귀가가 결정되어야 합니다.

3. 정신, 운동 능력이 정상화되고 호흡기계, 순환기계의 상태가 진정법 시행 전과 동일한 수준으로 돌아와야 합니다.

4. 그 이외에도 아래와 같은 진정법 및 치료에 따른 합병증이 없을 때 귀가를 하게 됩니다.
   ① 수술 부위의 출혈 및 통증이 없을 것
   ② 스스로 걷는 등 운동기능이 진정법 전과 동일한 상태로 돌아올 것
   ③ 경구 섭취가 가능하고 섭취 후에도 구토 등의 이상이 없을 것
   ④ 활력징후가 안정되어 있을 것
   ⑤ 배뇨가 가능할 것

5. 처방된 약제의 종류와 복용 방법, 그리고 상용약에 대한 복용을 설명해야 합니다.

6. 귀가 시 환자가 머물 곳과 연락번호를 확인해야 합니다.

7. 반드시 책임있는 성인 보호자와 함께 귀가하도록 해야 합니다. 절대로 환자 스스로 운전을 하거나, 보행 시 도로의 횡단, 신호기의 확인 등 중요한 판단을 요하는 행위를 하게 해서는 안됩니다.

8. 진정법 후 주의사항에 대하여 구두로 잘 설명하고, 반드시 서면으로 주의사항을 교부하여야 합니다.

9. 귀가 시 또는 귀가 후 응급 상황 발생 시 찾아갈 수 있는 의료기관을 미리 확인하고, 처치법을 잘 설명해야 합니다.

【 부록 5. 진정법 후 환자의 귀가 시 주의 사항 예시 】

# 진정법 후 주의 사항(예)

날짜 : 환자 성명 :

환자는 (경구, 흡입, 정주) 진정법 하에 치과치료를 받고 (  )시 (  )분에 퇴원하였습니다. 진정법 후 환자의 안전과 합병증 예방을 위해 다음 사항을 잘 지켜주십시오.

## 일반적인 주의사항

- 퇴원 후 약간의 어지럼증과 무기력함이 나타날 수 있으나, 안정 후 대부분이 회복되므로 크게 걱정하실 필요는 없습니다.
- 진정법 후에 판단력의 장애가 있을 수 있으므로, 반드시 책임 있는 성인 보호자와 함께 귀가하여야 합니다.
- 절대로 환자 스스로 운전을 하거나, 보행 시 도로의 횡단, 신호기의 확인 등 중요한 판단을 요하는 행위를 해서는 안됩니다.
- 진정법 후 위험한 기계의 조작이나 중대한 판단을 해야 하는 회의 등에 출석하는 것을 삼가십시오.
- 귀가 시 알려준 머물 곳과 연락번호가 바뀌는 경우 의료진에게 미리 알려 주셔야 합니다.
- 귀가하기 전에 응급 상황이 발생하였을 때 치료받을 가까운 의료기관을 미리 확인해 둡니다.
- 진정법 후 먼저 물부터 먹어보고 오심, 구트가 없을 때 음식을 잘 소화하면 정상적인 식사를 하면 됩니다.
- 퇴원 시 처방 받은 진통제 또는 항생제는 약사의 지시 대로 복용하면 되고, 평소에 드시던 약도 드시면 됩니다.

## 합병증 발생 시 지시 사항

- 귀가 중에 음식물을 섭취하거나, 차량으로 이동 중에는 구토 가능성이 있으므로 음식물 섭취는 가능한 한 귀가 후에 하십시오. 구토가 심한 경우 바로 아래의 연락처로 연락하십시오.
- 발열이나 심한 통증, 호흡장애, 심한 두통, 또는 의식상실 등 조금이라도 이상 증상이 있으면 아래의 연락처로 즉시 연락 주십시오.

연락처 : 치과진료실 담당자 (  )

## 【 부록 6. 미국심장학회(AHA) 심폐소생술 2010 가이드라인 】

현대적인 의미의 심폐소생술의 표준가이드라인은 1966년에 처음 National Academy of Science(NAS)-National Research Council(Nrc)회의에서 합의되었다. 이후 효과적인 심폐소생술을 위하여 계속적으로 새로운 실험연구와 임상연구를 검토하여 이전의 표준가이드라인 메뉴얼을 개선하여 왔으며 지금까지 7차례에 걸쳐 표준가이드라인 메뉴얼을 수정하였다(1970, 1974, 1980, 1986, 1992, 2000, 2005년). 초기에는 주로 미국심장협회(American Heart Association, AHA)가 주관을 하였으나 2000년 이후에는 AHA와 International Liaison Committee on Resuscitation(ILCOR)이 공동으로 단일화된 심폐소생술의 가이드라인 메뉴얼을 마련하였다.

2010년 10월 심폐소생술 및 응급처치에 관한 심폐소생술이 개정되어 발표되었다. 그 내용을 살펴보면 다음과 같다.

### 1) 모든 구조자에게 영향을 미치는 주요 쟁점

#### (1) 능숙한 심폐소생술에 대한 지속적인 강조

- 흉부압박의 속도는 분당 최소 100회 이상 (분당 '약' 100회에서 변경)
- 흉부압박의 깊이는 성인의 경우 최소 5cm, 유아 또는 아동의 경우 흉브전후직경의 최소 1/3(유아는 약 4cm, 아동은 약 5cm).
- 흉부압박 후 완전히 원래 압박 전 위치로 흉부가 돌아와야 함
- 흉부압박 시 중단을 최소화함
- 과도한 인공호흡은 피함

단일 구조자가 성인, 아동 및 유아(신생아 제외)에 실시하는 흉부압박 대 인공호흡 비가 30:2인 점에는 변화가 없다. 일단 기도가 기관내삽관 등과 같이 확실하게 확보된 경우, 흉부압박을 계속하되 더 이상 인공호흡과 병행하지 않아도 되며, 인공호흡은 6~8초마다 한 번씩 시행한다(분당 약 8~10회 호흡). 그러나 과도한 인공호흡은 피해야 한다.

#### (2) A-B-C에서 C-A-B로 변경

기존의 성인, 아동 및 유아(신생아 제외)에서 기본소생술 시행 순서를 'A-B-C(기도, 호흡, 흉부압박)' 에서 'C-A-B(흉부압박, 기도, 호흡)' 로 변경할 것을 권고한다. 이렇게 변경한 이유는 다음과 같다.

- 심정지로부터 가장 높은 생존율을 보이는 집단은 심정지 목격자가 있고 심실세동의 초기 리듬 또는 무맥성심실 빈맥을 보이는 모든 연령대의 환자들이다. 이들 환자들에서 기본소생술의 핵심적인 초기 요소는 흉부압박 및 초기 제세동이다. A-B-C순서에서 흉부압박은 반응자가 구강 대 구강 호흡을 하기 위해 기도를 열거나 보호 기구를 찾거나, 환기 장비를 모아 조립하느라 지체되는 경우가 많았다. 이 순서를 C-A-B 순서로 바꾸어 줌으로써 심폐소생술에서 중요한 흉부압박을 더 일찍 시작할 수 있고 인공호흡 지체를 최소화할 수 있다.
- 병원에 도착하기 전 심정지 발병 환자의 대부분은 목격자로부터 심폐소생술을 받지 못한다. 여기에는 많은 이유가 있을 수 있지만, A-B-C 순서가 한 가지 사유가 될 수 있다. 이 순서에서는 구조자가 어렵게 느끼는 기도를 열고 인공호흡을 하는 과정을 먼저 시작한다. 흉부압박을 먼저 시행하는 것은 대다수 구조자들이 심폐소생술을 보다 적극적으로 실시할 수 있도록 하기 위함이다.

미국심장협회 2010 가이드라인에 새로 추가된 분야는 심정지 발병 후 처치와 교육, 적용 및 구조 팀 분야이다. 심정지 발병 후 처치의 중요성은 미국심장협회의 심혈관 응급처치 성인 생존의 고리 절에 새로운 다섯 번째 링크를 추가하여 강조되었다.(그림1)

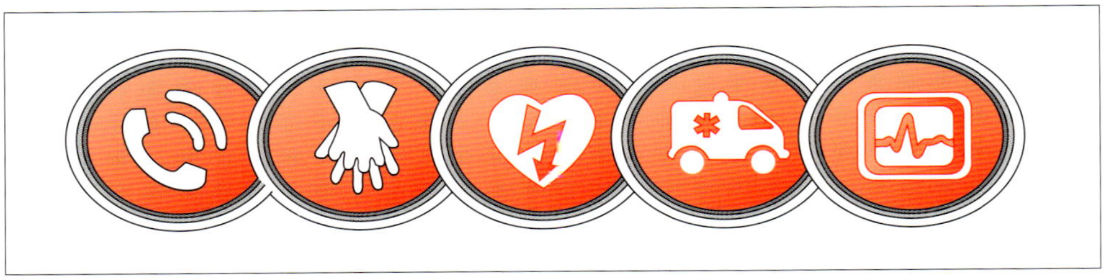

그림1. AHA ECC 성인 생존의 고리
새로운 AHA ECC 성인 생존의 고리에서 링크는 다음의 역할을 수행한다.
1. 심정지의 신속한 파악 및 응급 구조 체계 가동
2. 흉부압박을 강조하는 조기 심폐소생술
3. 신속한 제세동
4. 효과적인 전문 심폐소생술
5. 심정지 후 처치 통합

#### (3) '호흡확인 과정'의 생략

'호흡 상태 확인 과정'이 심폐소생술 순서에서 제외되었다. 변경된 이유는 흉부압박을 먼저 시행하는 변경된 순서에서, 환자가 반응이 없으며 호흡이 없거나 비정상적일 때 심폐소생술을 실행하는 것으로 바뀌었기 때문이다. 심폐소생술 시행 순서는 흉부압박부터 시작한다(C-A-B 순서). 따라서, 호흡은 심정지 상태에 대한 확인 과정의 일부로 간략히 확인하며, 첫 번째 흉부압박 시행 후 기도를 갱방하고 인공호흡을 2회 시행한다.

### 2) 의료진에 의한 기본소생술

의료진에 의한 기본소생술에서는 순환확인 과정인 "만약 의료진이 10초 이내에 맥박을 확인하지 못한다면 심폐소생술을 시행하거나 준비된 체외자동제세동기(AED)를 사용한다"를 추가하였다. 그 외 강조 및 변경 사항은 다음과 같다.

- 심정지 환자는 구조자를 혼란케하는 단기 경련성 행위 또는 빈사호흡을 보이는 경우가 있으므로 심정지 파악 능력을 향상시키도록 함.
- 의료진이 호흡이 정지되었거나 비정상적인 호흡 상태의 환자를 발견할 경우 응급구조의 즉각적인 인식 및 가동에 대한 권고 사항을 세분화함
- 의료진이 호나자의 반응을 확인할 경우 호흡의 유무 또는 비정상적인 호흡의 유무를 간략히 확인
- 의료진이 맥박을 확인하는데 10초 이상 걸려서는 안 되며, 10초 이내에 맥박을 확인하지 못하면 심폐소생술을 시행하거나 준비된 체외자동제세동기 사용
- 능숙한 흉부압박 시행의 중요성(충분한 속도 및 깊이로 압박하고, 압박 후 완전히 흉부가 제자리로 돌아오게 이완하며, 흉부압박 중단을 최소화하고 과도한 인공호흡을 피함)을 더욱 강조함

- 일반적으로 인공호흡 동안 윤상연골을 압박하는 방법은 권장되지 않음
- 마지막 흉부압박과 제세동 간의 시간 차이, 제세동 후 즉각적인 흉부압박 재개 간의 시간 차이를 줄여야 할 필요성을 계속 강조함
- 심폐소생술 동안 팀으로 움직여야 함 : 일반적으로 기본소생술 알고리듬의 순서는 단일 구조자의 구조 활동을 돕기 위한 순서로 제시되었으나 의료기관에서의 소생술은 여러 명의 구조자가 팀으로 구성되어 각기 다른 활동을 동시에 시행하기 때문에 팀으로 소생술을 시행하는 것에 보다 중점을 두게 되었다. 예를 들어, 한 팀원이 응급구조 체계를 가동하는 동안 다른 팀원은 흉부압박을 시행하고 세 번째 팀원은 인공호흡을 시행하거나 인공호흡을 위한 백마스크를 준비하며, 네 번째 팀원은 체외자동제세동기를 찾아 준비한다.

### (1) 성인, 아동 및 유아 심폐소생술의 핵심 내용 비교

2010 치과진정법 가이드라인 메뉴얼에서는 성인, 아동 및 유아 심폐소생술의 핵심 내용 비교를 표 1에 제시하였다.

표1. 성인, 아동 및 유아 기본소생술의 핵심내용

| 구성내역 | 권장사항 | | |
|---|---|---|---|
| | 성인 | 아동 | 신생아 |
| 식별 | 의식없음(모든연령) | | |
| | 호흡없음 또는<br>비정상적인 호흡(가쁜 호흡) | 호흡 없음 또는 가쁜 호흡 | |
| | 모든 연령에서 10초 이내에 맥박 촉진 안 됨(의료진에만 해당) | | |
| 심폐소생술 시행순서 | C-A-B | | |
| 압박속도 | 분당 최소 100회 | | |
| 압박깊이 | 최소 5cm(2인치) | 흉부전후 직경의 최소 1/3<br>약 5cm(2인치) | 흉부전후 직경의 최소 1/3<br>약 4cm(1.5인치) |
| 흉벽반동 | 흉부압박 간 완전한 반동이 가능하게 함<br>의료진은 2분마다 흉부압박을 재시행함 | | |
| 압박중단 | 흉부압박 시 중단을 최소화함<br>중단 시간이 10초 미만이 되도록 함 | | |
| 기도 | 이마는 젖히고 턱은 들어올리는 자세(의료진에 의해 외상 의심: 하악견인법) | | |
| 흉부압박 대 인공호흡비<br>(전문기도유지 장비가 삽입될 때까지) | 30:2<br>1~2인 구조자 | 30:2 - 단일구조자<br>15:2-2인 의료진 구조자 | |
| 인공호흡 | 흉부압박만 | | |
| 전문 기도유지 장비로 환기<br>(의료진) | 6~8초마다 인공호흡 1회(분당 호흡 8~10회)<br>비동시성 흉부압박<br>호흡당 약 1초<br>가시적인 흉부-상승 | | |
| 재세동 | 가능한 빨리 자동제세동기 부착 및 사용, 전기충격 전후 흉부압박 중단을 최소화하고<br>각 전기충격 직후 흉부압박으로 심폐소생술 재개 | | |

* 약어: AED - 나동제세동기, AP - 전후방, CPR - 심폐소생술, HCP - 의료진
* 심정지 병인이 거의 항상 진식성인 신생아 제외

### 3) 제세동

미국 심장협회 2010 가이드라인은 심박 장애에 대한 제세동 및 심율동 전환과 서맥에서의 심박조절기 사용에 관한 새로운 데이터를 반영하도록 업데이트되었다. 이들 데이터는 대개 심폐소생술 및 심혈관 응급처치에 관한 미국심장협회 2005 가이드라인의 권장 사항을 계속 뒷받침하므로, 제세동, 심율동전환 및 심박조절에 관한 가이드라인 메뉴얼에는 큰 변화가 없다.

이전부터 중요하게 강조된 핵심사항과 이번에 변경된 주요 내용은 아래와 같다.

- 공공장소에서 체외자동제세동기를 생존의 고리 시스템에 포함
- 병원에서 체외자동제세동기 사용 고려
- 수동제세동기를 사용할 수 없는 경우 영아에 체외자동제세동기 사용 가능
- 제세동과 심폐소생술 중 먼저 시행해야 하는 것
- 심실세동시 1회 전기충격
- 이상형(biphasic) 대 일상형 파형(monophasic wave)
- 두 번째 및 그 이후의 전기충격 증가량 대 고정량
- 전극배치
- 이식형 제세동기에 의한 제세동
- 동시동 심율동 전환

#### (1) 체외자동제세동기(AED)

① 지역 사회 일반구조자 체외자동제세동기 프로그램

우리나라에서도 지역사회에서의 급성 심정지의 생존을 향상시키기 위해 공공장소에서의 심폐소생술 시행 및 체외자동제세동기 사용이 권장된다.

② 병원 내 체외자동제세동기 사용

미국 심장협회 2005 가이드라인에서도 권장되었듯이 제한된 증거에도 불구하고 체외자동제세동기는 조기 제세동을 촉진하는 방법(심정지 발병 후 3분 이내에 제세동을 해야 함)으로써, 특히 의료진이 리듬을 인식하지 못하거나 제세동기가 아주 가끔씩 사용되는 지역에서 병원 내 설치를 고려할수 있다. 병원은 심정지부터 첫 번째 제세동까지 걸린 시간과 소생술 결과를 모니터링해야 한다.

③ 아동에서 체외자동제세동기 사용에 유아포함

체외자동제세동기를 사용하여 1~8세 사이의 아동에서 제세동을 시도할 경우 구조자는 가능한 경우 아동용 충격량 감쇄 시스템을 사용해야 한다. 구조자가 심정지 상태의 아동에게 심폐소생술을 시행하려고 할 때 아동용 충격량 감쇄 시스템을 부착한 체외자동제세동기가 없으면 표준 체외자동제세동기를 사용해야 한다. 1세 미만의 영아의 경우, 수동제세동기를 사용하는 것이 좋다. 수동제세동기를 사용하지 못할 경우, 아동용 충격량 감쇄 시스템이 부착된 체외자동세세동기를 사용해야 한다. 어느 것도 사용 가능하지 않을 경우 충격량 감쇄가가 부착되어 있지 않은 제세동기를 사용할 수 있다.

### (2) 제세동과 심폐소생술 중 먼저 시행해야 하는 것

미국심장협회 2005 가이드라인에서도 권장되었듯이 구조자가 심정지를 목격하고 현장에서 체외자동제세동기를 사용할 수 있는 경우 구조자는 흉부압박 심폐소생술을 시행하고 가능한 한 빨리 체외자동제세동기를 사용해야 한다. 병원이나 다른 시설에서 바로 체외자동제세동기를 이용하여 제세동이 가능한 심정지 환자를 처치하는 의료진은 즉시 심폐소생술을 시행하며 가능한 한 빨리 제세동기를 사용해야 한다. 이러한 권장 사항은 조기 심폐소생술 및 조기 제세동을 지원하기 위함이며, 특히 급성 심정지 발병 시 체외자동제세동기나 제세동기를 사용할 수 있는 경우에 해당한다. 구조자가 두 명 이상인 경우 심폐소생술이 시행되는 동안 제세동기가 준비되어야 한다.

병원 내 급성 심정지의 겨우 제세동 전의 심폐소생술 시행적부를 설명할 데이터가 충분하지 않다. 그러나, 모니터랑된 환자의 경우 심실세동에서 제세동까지 걸린 시간은 3분 이하가 되어야 하며 심폐소생술은 제세동이 준비되는 동안 시행되어야 한다.

심실세동이 수 분간 지속될 경우 심근에서 산소와 에너지가 고갈된다. 짧은 시간 동안의 흉부압박은 심장에 산소와 에너지를 공급하여 제세동 효과와 자발순환 회복이 이어질 수 있는 가능성을 증가시킨다.

심폐소생술 및 심혈관 응급처치에 관한 미국심장협회 2005 가이드라인 발표 전에 두 연구에서 심폐소생술을 먼저 시행하는 것이 전기충격을 먼저 시행하는 것보다 더 이롭다는 점을 제시하였다. 두 연구 모두에서 전기충격 전에 1.5~3분간 심폐소생술을 시행하는 것이 심실세동에서 전체 생존율을 향상시키지는 못했지만 EMS 구조인력이 현장에 도착할 때까지 4~5분 이상 걸린 경우 심폐소생술을 먼저 시행하는 전략이 심실세동이 있는 환자의 생존율을 향상 시켰다는 것을 제시하였다.

### (3) 1회 전기충격

미국심장협회 2005 가이드라인에서도 권장되었듯이 1회 전기충격 제세동 방식이 3회 전기충격 방식보다 현저한 생존을 향상을 보인다고 보고한 연구에 따라 1회 전기충격 및 즉각적인 심폐소생술을 권장한다.

### (4) 제세동 파형 및 에너지

미국심장협회 2005 가이드라인에서도 권장되었듯이 200J의 일상형 전기충격과 같거나 낮은 에너지 설정에서 이상파형 전기충격이 심실세동 종료에서 비슷한 성공률 또는 더 높은 성공률을 보여주었다. 하지만, 첫 번째 전기충격의 이상파형 제세동의 최적 에너지는 아직 결정되지 않았다. 이상형 제세동기가 없을 경우 일상형 제세동기를 사용할 수 있다.

소아환자의 경우 최적의 제세동 전기충격량은 알려지지 않은 상태이다. 2~4J/kg의 에너지량이 초기 제세동 에너지로 사용될 수 있지만 교육의 편의를 위해 2J/kg을 사용하는 것이 좋다. 후속 전기충격의 경우, 에너지 레벨은 최소 4J/kg이 되어야 하며, 그 이상도 고려할 수 있지만 10J/kg 또는 성인 최대 에너지량을 초과해서는 안 된다.

### (5) 전극배치

교육의 편의를 고려하면 전면 측방에 패드르 위치시키는 것이 가장 적합한 기본 전극배치가 된다. 개별 환자의 특성에 맞게 세 가지 다른 패트 위치(전후방, 전방 좌측 견갑하부 및 전방 우측 견갑하부)를 고려해 볼 수 있다. 상기 언급한 네 가지 패드 위치에서 환자의 흉부에 체외자동세동기 전극 패드를 위치시키는 것이 제세동 시행에 적합하다.

미국심장협회 2005 가이드라인의 내용은 다음과 같다. "구조자는 흉골 - 심처(전측방) 위치에서 환자의 흉부에 체외자동제세동기 전극패드를 부착한다. 우측(흉골) 흉부 패드는 환자의 우측 전상방 쇄골 아래 흉부에 부착하고 심첨(과측) 패드는 환자의 측하방(좌측 흉부의 측면) 흉부에 부착한다. 허용 가능한 다른 패드 위치로 좌우측(양측)에서 측면 흉벽에 부착하거나 표준 심첨 위치에서 좌측 패드 또는 좌우측 등상부에 다른 패드를 부착할 수 있다."

이렇게 변경된 사유는 새로운 연구 데이터에 따르면, 네 가지 패드 위치(전측방, 전후방, 전방 좌측 견갑하부 및 전방 우측 견갑하부)는 심방성 및 심실성 부정맥을 처치하는데 똑같이 효화적이었다. 교육 편의성을 고려하여 미국심장협회 교육 과정에서 다루는 기본 위치는 2005 가이드라인과 차이가 없음을 다시 한 번 강조한다.

### (6) 이식형 제세동기에 의한 제세동

일반적으로 전후방 및 전측방 위치는 이식형 심박조절기 및 제세동기를 부착한 환자에서 허용된다. 심박조절기 또는 이식형 제세동기를 부착한 환자에서 패드 또는 패들을 배치하는 것으로 인해 제세동을 지체해서는 안 된다 이식형 장비에 직접적으로 패드나 패들을 부착하는 것은 가급적 피해야 한다.

## 참고문헌 _영문


1. Stanley F. Malamed: Sedation, 5th Edition-A Guide to Patient Management, 2009.
2. American Dental Association: Guideline for Use of Sedation anc General Anesthesia by Dentist, 2007.
3. American Dental Association: Guideline for Teaching Pain Control and Sedation to Dentist and Dental Student, 2007.
4. Milgrom P, Weinstein P: Treating fearful dental patient, seattle, 1996, University of Washington in Seattle.
5. House of Delegates American Dental Association: Guidelines for the use of sedation and general anesthesia by dentists, Adopted Oct 2007.
6. Roberts K: Hypnosis in dentistry, Dent Update 33(5): 312-314, 2006.
7. Stewart RD: Nitrous oxide sedation/analgesia in emergency medicine, Ann Emerg Med 14:139, 1985.
8. Clark M, Brunick A: Handbook of nitrous and oxygen sedation, St Louis, 2008, Mosby.
9. Chanarin I: The effects of nitrous oxide on cobalamins, folates, and on related events, Crit Rev Toxicol 10:179, 1982.
10. Schumann D: Nitrous oxide anaesthesia: risks to health personnel, Int Nurs Rev 37:214, 1991.
11. Dorsch JA, Dorsch SE: Understanding anesthesia equipment, ed 2, Baltimore, 1984, Williams & Wilkins.
12. ADA Council on Scientific Affairs: Nitrous oxide in the dental office, J Am Dent Assoc 128:364, 1997.
13. Jastak JT, Donaldson D: Nitrous oxide. In Dionne RA, Phero JC, eds: Management of pain and anxiety in dental practice, New York,1991, Elsevier.
14. Papageorge MB, Noonan LW Jr, Rosenberg M: Diffusion hypoxia: another view, Anesth pain Control Dent 2: 143, 1993.
15. American Association of Dental Sahools: Curricular guidelines for comprehensive control of pain and anxiety in dentistry, special report, J Dent Educ 44: 279, 1980.
16. Ono SJ: Molecular genetics of allergic diseases, Annu Rev Immunol 18: 347-366, 2000.
17. Mahmoudian T, Zadeh MM: Comparison of intranasal midazolam with intravenous diazepam for treating acute seizures in children, Epilepsy Behav. 2004.
18. James W. little: Dental Management of the Mecically Compromised Patient, The C. V. Mosby Company, 1988.
19. Ronald D. Miller: Miller's Anesthesia, 7th edition, New York: Churchill Livingstone 2009
20. G. Edward Morgan, Jr., Maged S. Mikhail, Michaer J. Murray: Clinical Anesthesiology, 4th edition: McGraw-Hill 2006

## 참고문헌 _국문


1. 치과진정법 가이드라인 매뉴얼, 대한치의학회, 군자출판사, 2010.
2. 치과국소마취학, 대한치과마취과학회역, 대한나래출판사, 2005.
3. 정성창, 이승우, 김영구: 구강내과학, 고문사 1987.
4. 대한마취과학회: 마취과학, 2nd edition: Elsevier korea 2010
5. 양홍석: 당일수술에서 마취와 진통, 2nd edition: 군자출판사 2010
6. 대한치과마취과학회: 치과마취과학, 2nd edition: 군자출판사 2010

# INDEX _영문

# INDEX _국문

# 저 자 소 개

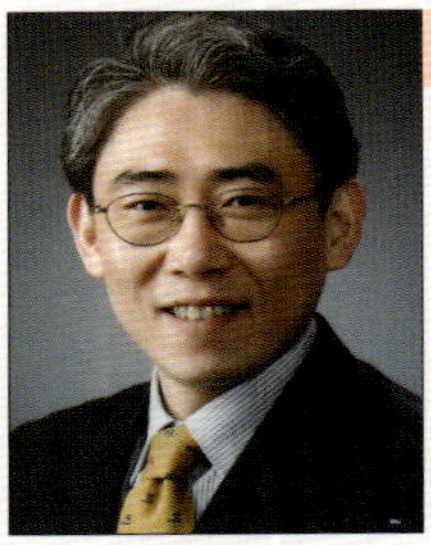

## 정 학

경희대학교 치과대학 졸업
국립의료원 치과 인턴, 레지던트 수료
미국 메릴랜드 치과대학 AGD 레지던트 수료
(현) 파미유치과 원장

• 저 서
심미치과 가이드(2000년)
Color Atlas Laminate veneer의 임상(2001년)
그외 다수의 임상증례 발표 및 기고

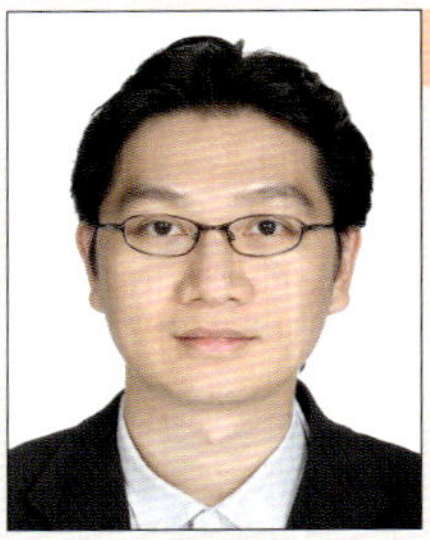

## 정 준 영

경희대학교 의과대학 졸업
경희대학교 의학 박사
대한 마취과학회 정회원
대한 마취약리학회 평회원
대한 마취과학회지 논문 심사위원
경희의료원 마취통증의학과 레지던트 수료
강동경희대학교 병원 임상조교수
강동경희대학교 병원 전임강사(현)

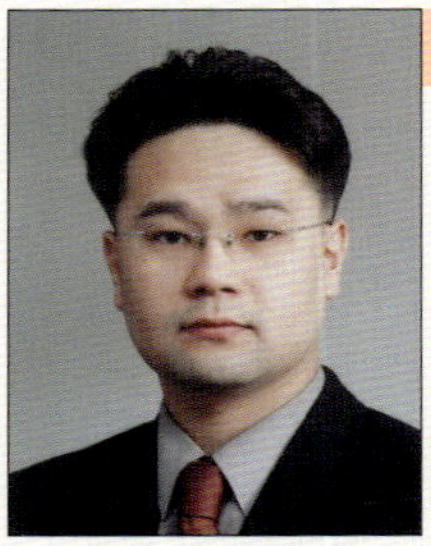

## 이 덕 원

경희대학교 치과대학 치의학학사, 치의학석사, 치의학박사
경희대학교 부속치과대학병원 구강악안면외과 인턴, 레지던트
경희대학교 동서신의학병원 치과병원 전임의
(현) 경희대학교 강동경희대학교치과병원 구강악안면외과 조교수
(현) 경희대학교 강동경희대학교치과병원 구강악안면외과 과장

## 개원의가 알아야 할 치과 진정법

| | |
|---|---|
| 인 쇄 | 2011년 8월 20일 |
| 발 행 | 2011년 9월 1일 |
| 저 자 | 정 학 · 정준영 · 이덕원 |
| 발행인 | 안 영 택 |
| 편 집 | 한 혜 숙 |
| 발행처 | **명 문 출 판 사** |
| 등 록 | 제6-0212호 |

서울특별시 동대문구 장안동 121-18호
TEL : 02)2248-7586 FAX: 02)2248-0598
http://www.teethbook.co.kr



ISBN 978-89-87037-93-6 **정가 : 75,000원**